Herbert Kappauf / Walter M. Gallmeier

Nach der Diagnose Krebs – Leben ist eine Alternative

HERDER spektrum

Band 4857

Das Buch

Zwei renommierte und erfahrene Ärzte informieren über den neuesten Stand von Behandlungsmöglichkeiten, machen Mut zu eigener Initiative und zu neuer Lebensorientierung. Sie informieren über die unterschiedlichen therapeutischen Möglichkeiten und Anwendungsgebiete, zeigen Möglichkeiten und Grenzen sogenannter alternativen Behandlungsweisen, zeigen, was psychologische Methoden leisten können und was man über Spontanremissionen weiß. Ein Buch, das hilft, Krankheit als Weg neu zu sehen. Ein verläßlicher Ratgeber für alle Menschen, für die sich das Leben durch die Diagnose „Krebs" plötzlich verändert hat – sowohl für Betroffenen selbst wie auch für Angehörige.

Die Autoren

Herbert Kappauf, Dr. med., Krebsspezialist und Psychotherapeut, Oberarzt an der 5. Medizinischen Klinik und des Instituts für Medizinische Onkologie und Hämatologie am Klinikum der Stadt Nürnberg.
Walter Michael Gallmeier, Prof., Dr. med., Präsident der Bayerischen Krebsgesellschaft.
Mitglied des Medizinischen Beirats der Deutschen Krebshilfe, Ärztlicher Direktor des Nürnberger Klinikums.

Herbert Kappauf /
Walter M. Gallmeier

Nach der Diagnose Krebs – Leben ist eine Alternative

Herausgegeben von der Deutschen Krebshilfe

Herder
Freiburg · Basel · Wien

Für
Brigitte, Anna
und Leonie

Die unabhängige Arbeit der Deutschen Krebshilfe wird ermöglicht durch die Unterstützung und die Spenden aus der Bevölkerung:
Konto Nr. 90 90 93,
BLZ 380 500 00, Sparkasse Bonn.

Gedruckt auf umweltfreundlichem, chlorfrei gebleichtem Papier

Überarbeitete Neuausgabe (6. Auflage)

Herstellung Freiburger Graphische Betriebe
Umschlaggestaltung und Konzeption:
R·M·E München / Roland Eschlbeck, Liana Tuchel
Umschlagbild: © R·M·E, Liana Tuchel
ISBN 3-451-04857-4

Inhalt

Diagnostik in der Krebsmedizin

Krebstherapie in der Praxis

Krankheitsbewältigung und Leben mit der Krankheit

Dank und Vorwort zur überarbeiteten Neuausgabe

Wir danken dem Verlag Herder und der Deutschen Krebshilfe für die ermutigende Unterstützung und angenehme Zusammenarbeit.

Danken möchten wir besonders all den an Krebs erkrankten Menschen, deren Erfahrungen und Krankheitsgeschichten wir in den letzten Jahrzehnten teilen und begleiten durften. Soweit Ausschnitte davon in dieses Buch eingeflossen sind, haben wir in der Wiedergabe natürlich unsere ärztliche Schweigepflicht beachtet. Falls kein ausdrückliches Einverständnis der Patienten vorlag, ist somit bei Patientenaussagen ein Rückschluß auf bestimmte Personen und deren namentliche Identifizierung nicht möglich.

Die vielen positiven Rückmeldungen, die wir seit Erscheinen des Buches von Patienten, Angehörigen, Ärzten und Journalisten bekamen, haben uns gefreut und in der Zielsetzung des Buches bestätigt. Manche Äußerungen wie „Das Buch hat mir das Leben gerettet!" haben uns tief gerührt – und erneut vor Augen geführt, mit welch großer Unsicherheit und innerer Not viele Mitmenschen nach einer Krebsdiagnose ihr Leben bewältigen müssen. Wir möchten deshalb ausdrücklich den Millionen Menschen danken, die mit ihren kleinen und großen Spenden in den 25 Jahren ihres Bestehens die Deutsche Krebshilfe zur größten Bürgerbewegung für Krebsbetroffene und gegen Krebs aufgebaut haben. Das Qualitätsmerkmal dieses Buches ist verläßliche Information auf dem aktuellen Stand der Heilkunst. Die Aussagen des Buches haben nichts an Gültigkeit verloren. Nach fünf Jahren erschien uns trotzdem eine kritische Überarbeitung sinnvoll, damit die Leser, die in diesem Buch Orientierung und Hilfe suchen, auch Informationen über zwischenzeitliche neue Erkenntnisse und Therapiefortschritte finden. Ingo Fischer und Almuth Mezgolich, denen wir bei der Erstauflage namentlich gedankt haben, sind inzwischen an ihrer Krebserkrankung verstorben. Wir haben von ihrem Mut im Leben mit ihrer Krankheit gelernt und erinnern sie dankbar.

Nürnberg, im Januar 2000
Dr. Herbert Kappauf — Prof. Dr. Walter M. Gallmaier

Zum Geleit

Der bisherige große Zuspruch bestätigt dieses Buch als verläßlichen Ratgeber für Menschen, die sich mit Krebskrankheiten auseinandersetzen, sei es unmittelbar als Patientin oder Patient, als Angehörige von Erkrankten, als Teilnehmer von Selbsthilfegruppen, oder als professionelle Helfer in einem Heilberuf. Seit ihrer Gründung durch Dr. Mildred Scheel im Jahr 1974 hat die Deutsche Krebshilfe unermeßlich zur verbesserten Diagnostik und Therapie von Krebserkrankungen beigetragen. Bundespräsident Johannes Rau hat uns beim Festakt zum 25jährigen Bestehen der Deutschen Krebshilfe angespornt: „Wer weiß, wie viele Menschen noch die Mitteilung der Diagnose für ein Todesurteil halten, und wer weiß, wie viele davonkommen, nicht nur mit dem Leben, sondern mit neuem Leben, der kann nur herzlich bitten, hören Sie nicht auf, sich einzusetzen."

Die entscheidende Richtschnur bei allen Handlungen der Deutschen Krebshilfe ist das Wohl der krebskranken Menschen. Dieser Leitlinie folgend, haben wir auch dieses Buch zu unserer Sache gemacht. Ich danke den Autoren, Herrn Dr. Herbert Kappauf und Herrn Professor Walter M. Gallmeier dafür, daß sie sich der Mühe unterzogen haben, Antworten auf die vielen Fragen zu finden, die Krebskranke bewegen. Mit Förderprojekten der Deutschen Krebshilfe wurde am Klinikum Nürnberg unter der Leitung von Professor Gallmeier ein wichtiges Tumorzentrum einschließlich einer Einheit für Knochenmarktransplantationen aufgebaut und unterstützt. Aus ihrer ärztlichen Tätigkeit und der guten Kenntnis aller Aspekte der Krebsbehandlung heraus konnten die Autoren sich dem Thema dieses Buches mit einem reichen Erfahrungsschatz widmen.

Ich wünsche allen Lesern, daß ihnen die Lektüre beim Umgang mit der Krankheit helfen möge. Das Gespräch mit dem Arzt ihres Vertrauens oder den Angehörigen wird ein Buch nie ersetzen können. Es wird aber helfen, in diesen Gesprächen wichtige Fragen zu stellen, Unklarheiten mindern, damit Ängste abbauen und realistische Hoffnung stärken.

Prof. Dr. Robert Fischer — Vorsitzender des Medizinischen Beirats und Mitglied des Vorstands der Deutschen Krebshilfe

„Nicht die Dinge beunruhigen uns,
sondern die Meinungen,
die wir von den Dingen haben."

Epiktet (griech.-röm. Philosoph, 55–135 n. Chr.)

Einleitung

Angst ißt Seelen auf

Dieses Buch richtet sich an all die Menschen und ihre Angehörigen, für die sich ihr Leben durch eine Diagnose „Krebs" plötzlich verändert hat, durch eine Diagnose, die sich zwischen sie und ihr weiteres Leben stellt. In den Jahren der gemeinsamen Arbeit mit dem Versuch einer integrativen Medizin[1] haben wir mit Tausenden dieser Menschen über ihre Diagnose gesprochen, in der Sprechstunde, bei Untersuchungen und am Krankenbett. Angst war in diesen Gesprächen stets zu spüren, manchmal mehr bei den Angehörigen als bei den Patienten selbst, manchmal sehr verborgen in Bemerkungen wie „Angst muß ich aber nicht haben?" Diese Angst zeigte sich genauso als Ratlosigkeit: „Geht es weiter? Was soll ich tun?" Deutlich wurde uns immer wieder: Verläßliche Information über ihre Krankheit ist für Patienten entscheidend, damit sie in einer Lebenssituation, in der ihnen der Boden unter den Füßen zu entschwinden droht, wieder fest stehen und auch verstehen lernen. Andererseits fließen auf krebskranke Menschen über Zeitungen, Illustrierte, Bücher und Fernsehberichte ständig medizinische Informationen ein. Ihre Angehörigen, Bekannten und Freunde warten zudem besorgt und wohlmeinend mit weiteren Hinweisen und mit verschiedensten, oft unvereinbaren Empfehlungen auf. Derartige wahllose und widersprüchliche Informationen erleben Patienten oft eher als ungezielte Schläge, nicht als Ratschläge, die eine Neuorientierung erleichtern. Die inzwischen weit verbreitete Anbindung an das Inter-

[1] Kappauf HW, Gallmeier WM. Schwerpunkt Onkologie an der 5. Medizinischen Klinik Nürnberg. In: Uexküll Th v. u. a. (Hrsg.). Integrierte Psychosomatische Medizin in Klinik und Praxis. Stuttgart, 2. Aufl., 1992: 191–210. Schattauer.

net macht Krebsbetroffenen ein doppelt überwältigendes Informationsangebot vom Wohnzimmersessel aus zugänglich. Für sie verstärkt sich jedoch das Dilemma, zuerst zwischen marktschreierischem Informationsmüll und fundiertem Expertenwissen zu unterscheiden und dann aus letzterem die für die eigene Krankheitssituation zutreffende und hilfreiche Information auszuwählen. Mittlerweile schieben nicht selten Krebskranke ratlos oder mißtrauisch ihren Arzt in der Sprechstunde oder am Krankenbett einen Stapel Internet-Ausdrucke zu und wünschen dazu Erklärungen, Stellungnahmen und Gewichtungen. Informationen, die nicht zugeordnet oder in einem Zusammenhang gesehen werden können, gleichen einer Landkarte, auf der alle Ortsverbindungen gleichartig eingezeichnet sind, ob es sich nun um Wanderwege, Autobahnen, Klettersteige oder Eisenbahnverbindungen handelt. Diese Schwierigkeiten möchte dieses Buch überwinden helfen: Es möchte einerseits ohne enzyklopädische Vollständigkeit Krankheitsinformationen geben und Behandlungsrichtungen beschreiben. Darüber hinaus möchte es Krebsbetroffene ermutigen, ihren eigenen Weg im Kranksein zu finden, der sie möglichst lange und möglichst gut am Leben und genauso im Leben hält. Hier möchte dieses Buch ansetzen, nicht nur mit Information über Krankheiten, sondern noch mehr über Kranksein und *im* Leben bleiben.

Als ich eben angefangen hatte, dieses Buch zu planen, erschreckt mich eines Abends meine Frau mit der Mitteilung: „Ich habe einen Knoten in meiner linken Brust." Tatsächlich ist das Drüsengewebe der Brust an einer Stelle knotig verdichtet, etwas schmerzhaft. „Es ist eine Mastopathie." – „Eine was?" – „Eine gutartige Veränderung des Brustdrüsengewebes, die manchmal schmerzhaft ist, besonders vor der Regelblutung." – „Ich erwarte meine Regel noch gar nicht, außerdem hätte ich dies dann schon früher spüren müssen. Bei meiner letzten Vorsorgeuntersuchung war auch noch nichts Auffälliges. Bist du dir sicher!? – „Ja, jedenfalls kann man diesen Befund beobachten." Eine Woche später: „Dieser komische Knoten ist größer geworden, er tut mir immer noch weh." Die knotige Struktur ist schlecht abzugrenzen, aber doch deutlicher zu tasten. Mir wird mein Wunsch bewußt, daß an dieser Brust nichts Krankes, nichts Bedrohliches sein *soll.* In meinen Kopf steigen unwillkürlich Bilder auf von Patientinnen aus meinem Arbeitsalltag, deren Brustkrebsdiagnose verschleppt worden war, obwohl sie ihren Arzt auf einen Knoten in der Brust hingewiesen hatten. Einige waren jünger als meine Frau. „Du solltest eine Mammographie machen lassen. Eine solche Röntgenuntersuchung der Brust gibt noch weitere Informationen, vielleicht solltest du den Befund auch noch von deiner Frauenärztin kontrollieren lassen." – „Glaubst du also, daß der Knoten doch bösartig sein könnte?" – „Nein, aber der Tastbefund gibt nie eine hundertprozentige Sicherheit!" – „Und die Mammographie?" – „Natürlich auch eine Mammographie nicht, aber wenn sie keine verdächtigen Veränderungen ergibt, kann man weiter beobachten." – „Und wenn man verdächtige Veränderungen feststellen sollte?" – „Dann sollte man den Knoten herausschneiden, eventuell wäre auch eine Gewebsprobe durch eine Feinnadelpunktion sinnvoll." – „Ich will nicht, daß jemand an meiner Brust rumschneidet!" – „Ich auch nicht. Ich mag deine Brüste! Aber – ich möchte auch nicht, daß du medizinisch schlampig behandelt wirst." Eine Mammographie ist fünf Tage später möglich. Unser Alltag ist weiter ausgefüllt wie immer: Berufstätigkeit, Kinder, Haushalt. Spätabends bei einem Glas Wein wird das Nichtalltägliche wieder Thema: „Ich weiß, es ist Unsinn, ich kriege keinen Krebs, aber wenn doch, was wäre dann? Ich möchte es wissen, es hilft mir." – „Dann ist eine Operation notwendig." – „Ich lasse mir meine Brust nicht abschneiden!" – „Habe ich auch nicht gesagt; warten wir doch zuerst die Untersuchung ab. Sollte sie wirklich ein Tumorverdacht ergeben, so würde es genügen, allein den Knoten zu entfernen und die erhaltene Brust nachzubestrahlen." – „Bestrahlung! – und dann vielleicht noch Chemotherapie?" – „Eine Chemotherapie wäre nützlich, wenn das Tumorstadium für ein gewisses Risiko einer Streuung von Tumorzellen im Körper sprechen würde, Tumorzellen, die noch nicht nachgewiesen werden, aber später zu Metastasen wachsen können." – „Würdest du mir auch alle schlechten Befunde ehrlich sagen?" – „Ja – es würde mir vielleicht manchmal schwerfallen, obwohl ich mit meinen Krebspatienten und ihren Angehörigen jeden Tag ehrlich spreche." Wir umarmen uns. „Ich weiß, du haßt solche Fragen, aber sag mir bitte trotzdem: Angenommen, es wäre Krebs, und angenommen, Metastasen wären bereits vorhanden, wie lange würde ich dann wohl noch leben?" Ich spüre meine Befangenheit, bin aber in diesem Moment auch für meine Berufserfahrung dankbar. „Gerade bei Brustkrebs gibt es keinen durchschnittlichen Krankheitsverlauf. Ich kenne Patienten, die leben mit Metastasen schon zehn Jahre, und es gibt natürlich auch sehr aggressive Tumore." – „Ja, das hast du mir schon erzählt. Was wäre schlimmstenfalls? Könnte ich auch nach einer Operation innerhalb eines Jahres sterben? Kennst du solche Verläufe? Sag einfach ja oder nein!" – „Ja." – „Gut, ich rechne nicht damit, aber diese Informationen waren mir sehr wichtig. Prost, auf unser Leben!" Am nächsten Tag, als ich beiläufig auf den Mammographietermin hinweise, horchen die entfernt daneben spielenden Kinder auf. „Was redet ihr da? Was wird da gemacht? Ich möchte nicht, daß *meiner* Brust was getan wird!" Beide drängen sich an „ihre" Brust. Meine Frau und ich sind überrascht und schmunzeln über die Fähigkeit der Kinder, bedrohliche Themen beiläufig genau wahrzunehmen, wo wir uns doch äußerlich „vernünftig" zu verhalten versuchen. Wir vereinbaren, mit den Kindern offen zu reden, falls die Mammographie einen verdächtigen Befund ergeben sollte. Und wieder meine Frau: „Wie geht es dir, wenn *ich* dich über Krebs ausfrage? Von deinen Patienten kennst du das ja den ganzen Tag?" – „Da ist auch Angst, auch wenn ich sie sachlich nicht begründen kann. Mir gehen Krebspatienten durch den Kopf. Ich muß an unsere Kinder denken, die brauchen dich – ich Dich auch." – „Ich brauche mich selber! Ich habe jetzt einfach noch keine Lust zu sterben!" Die Mammographie am nächsten Tag sprach ausschließlich für eine Mastopathie, der Knoten bildete sich innerhalb von weiteren drei Wochen zurück.

Viele Leser dieses Buches konnten nach der durchgeführten ärztlichen Diagnostik nicht aufatmen. Eine bösartige Erkrankung wurde vielmehr bestätigt. Diese persönliche Episode verdeutlicht aber: Eine bedrohliche Krankheit, selbst bereits der Verdacht, betrifft nicht nur den Patienten allein, sondern auch seine Bezugspersonen. Befinden und Befund stimmen bei Krankheiten keineswegs überein. Das Befinden hängt nicht nur von körperlichen Beschwerden ab, die sich durch die Krankheitsbefunde erklären lassen, sondern oft noch mehr von den Vorstellungen, die Kranke mit ihren Befunden verbinden. Diese Vorstellungen sind individuelle Deutungsmodelle, die der eigenen Krankheitssituation oft nicht gerecht werden, weil sie sich zumeist auf Erfahrungen und Berichte von Krankheiten anderer Menschen beziehen. So verschieden wie die Vorerfahrungen und Vorinformationen der Menschen sind auch ihre Vorstellungen. Sie stimmen selbst bei Ehepaaren nicht unbedingt überein. Falsche Vorstellungen lähmen, sie lassen sich nur im Gespräch „entgiften". Ungewißheit macht Angst, und „Angst ißt Seelen auf". Diese Angst läßt sich nicht zerreden, aber bereden, das heißt aussprechen und besprechen.

Deshalb ist dieses Buch aus der „Sprechstundenperspektive" geschrieben, nicht als Almanach der Krebsforschung. Wir möchten mit Patienten und ihren Angehörigen offen sprechen, mit unserer Kompetenz als Kreisexperten erklären, informieren und die Erfahrungen von vielen Krebspatienten weitergeben. Überblättern Sie beim Lesen ruhig die Abschnitte, die für Ihre derzeitige Situation als Patient oder mitbetroffener Angehöriger wenig von Belang sind. Andere für Sie wichtige Kapitel werden Sie vielleicht zweimal lesen wollen. Manche Zusammenhänge sind nämlich wirklich sehr komplex, wenn sie nicht ideologisch vereinfacht, sondern ehrlich und sachlich fundiert dargestellt werden. Zudem ist, besonders wenn Angst im Spiel ist, bei manchen Informationen, genauso wie im persönlichen Gespräch mit dem Arzt, eine wiederholte Erläuterung notwendig, um sie wirklich aufzunehmen. Einige ergänzende Anmerkungen im Fußnotentext sollen dem Verständnis dienen, ohne das Lesen des Haupttextes zu erschweren. Die reichlichen Literaturhinweise wenden sich vor allem an Ihre „medizinischen Helfer": Ärzte, Krankenschwestern, Pfleger, Medizinstudenten, Psychologen, Klinikseelsorger, Sozialarbeiter. Viele von ihnen werden dieses Buch ebenfalls lesen und einige Gesichtspunkte mit Artikeln aus Fachbüchern und Fachzeitschriften für sich kritisch vertiefen wollen.

In diesem Buch plädieren wir für eine fundierte, aber individuelle Sichtweise von Krebskrankheiten[2]. Kranke Menschen sind nicht nur Patienten, sondern jeweils Frauen oder Männer. Wir sprechen trotzdem in diesem Buch nur von Patienten – nicht jeweils von Patientinnen und Patienten – wenn wir uns allgemein auf kranke Menschen beziehen.

Danken wollen wir den vielen Patienten, die uns in ihrer Krankheit und mit ihrer jeweiligen Art des Krankseins gelehrt haben, daß

[2] Pflanz E. Krankheit als Störung einer vertrauten Wirklichkeit. Deutsches Ärzteblatt 1993, 90: B-1023.

Sprechen mit Zuhören beginnt, bei Krebs mit der Heilung nicht auch sofort die Angst verschwindet und daß auch todkranke Menschen „unheilbar lebendig" sein können.

Die Gedanken dieses Buches sind in gemeinsamen Diskussionen beider Autoren entwickelt und vom Erstautor (H. K.) niedergeschrieben worden. Wenn in vielen Abschnitten die Ich-Form erscheint, so kann sie sich auf beide Autoren beziehen. Diese Schreibform soll auch verdeutlichen, daß die therapeutische Begleitung von Kranken in der Sprechstunde und am Krankenbett nicht in Reagenzgläsern und Krankenblättern, sondern stets auf der Ebene einer persönlichen Beziehung zwischen Patient und verantwortlichem Arzt geschieht[3]. Auf diese banale Tatsache muß immer wieder hingewiesen werden, obwohl bereits vor nahezu 2500 Jahren der griechische Arzt Hippokrates formulierte: „Die ärztliche Kunst spielt sich zwischen drei Größen ab, der Krankheit, dem Kranken und dem Arzt. Der Arzt ist der Diener seiner Kunst. Es ist aber unerläßlich, daß der Kranke mit der Hilfe des Arztes gegen seine Krankheit ankämpft." Professor Thure von Uexküll, der wie kein anderer Arzt der Gegenwart in der Medizin erinnert hat, daß alle Krankheiten „Psychosomatik" sind[4], eben nicht nur das Leben, sondern untrennbar verbunden auch das Erleben betreffen[5], drückt es noch prägnanter aus: „Medizin ist Umgang von Menschen mit Menschen."

---

[3] Gallmeier WM. Braucht die Medizin eine Ergänzung oder Erweiterung? Münch med Wschr 1989, 131: 499–502.

[4] Uexküll Th v, Wesiak W. Theorie der Humanmedizin. (2. Aufl.). München 1991, Urban und Schwarzenberg.

[5] Weiner H. Der Organismus als leib-seelische Funktionseinheit – Folgerungen für eine psychosomatische Medizin. Psychother Psychosom med Psychol 1991; 41: 465–481.

Wesen, Ursachen und Entstehung von Krebs

Qu'est-ce que c'est le cancer? Was ist der Krebs?

(Preisfrage der Akademie der Wissenschaften zu Lyon 1765)

„Krebs ist die Diktatur von Zellen"
(Focus 10/93)

„Krebs ist im nachhinein das Beste, was mir damals in meinem Leben passiert ist"

(25jähriger Mann, einige Jahre nach erfolgreicher Behandlung seiner Krebserkrankung)

Ist es dann Krebs?

Wenn Namen nicht benennen sollen

„Herr Doktor, bitte sagen Sie meiner Mutter nicht, daß sie Krebs hat!" So ähnlich lauten immer wieder heimlich zugeflüsterte oder bereits vorher bei der telefonischen Anmeldung vorgebrachte bitten von Angehörigen, die Patienten in die Ambulanzsprechstunde begleiten. Wenn bereits vom Hausarzt, von niedergelassenen Fachärzten oder in anderen Krankenhäusern eine bösartige Erkrankung diagnostiziert worden ist und jetzt von Spezialistenseite die Behandlung festgelegt werden soll, fragen wir in der Regel diese Patienten nach ihrer Krankheit. Die Antworten sind vielfältiger: „Mein Arzt hat gesagt, es handelt sich um einen Tumor, aber eher gutartig." Oder: „Ein Lymphom, Krebs sei es aber nicht." – „Ich habe ein Karzinom, mehr weiß ich auch nicht." – „Ich weiß es ist Krebs, aber nicht der schlimme." – „Eine Entzündung, die an der Grenze zum Krebs ist." – „Da hat sich ein Gewächs gebildet, maligne Neoplasie habe ich auf der Überweisung gelesen." – „Ein Basaliom!" – „Kein Krebs, sondern ein Sarkom!" – „Ich habe verstanden, ein Malignom, mehr könne man erst in der Klinik sagen." – „Eine Bluterkrankung, die kann bösartig werden." – „Eine Geschwulst, die entartet ist, oder hat der Arzt Geschwür gesagt?" – „Ein Fremdgewebe wurde festgestellt." – „Ein Adenokarzinom, aber Krebs ist es doch noch nicht?"

„Aber Krebs ist es doch noch nicht?“ lautet immer wieder die Schlüsselfrage auf die vielen gängigen Bezeichnungen. Selbst Ärzte, die mit ihren Patienten sehr ehrlich und offen sprechen, zögern manchmal mit ihrer Antwort, weil sich das wissenschaftliche Verständnis von „Krebs“ keineswegs einheitlich mit „dem Krebs“ im alltäglichen Sprachgebrauch deckt. Wir fragen häufig zurück: „Was stellen Sie sich denn unter Krebs vor?“ – „Krebs, das ist doch das Schlimmste, da kann man nichts mehr machen, daran stirbt man früher oder später qualvoll, ich hab' es vor zwei Jahren bei meinem Arbeitskollegen erlebt.“ Oder aber auch: „Krebs kenne ich von meiner Tante, die wurde operiert und bestrahlt, schon vor 25 Jahren, der geht es gut.“ Also selbst in der Alltagssprache gibt jeder Mensch „dem Krebs“ aufgrund seiner jeweils unterschiedlichen Erfahrungs- und Lebensgeschichte verschiedene Bedeutungen. Genauso hat die Medizin als „Heilkunst“ eine Geschichte, die den Begriff Krebs geprägt hat.

Hippokrates ist schuld

Wie bekommen Krankheiten ihren Namen? Anfang der achtziger Jahre fielen in den USA erstmals bei Erwachsenen schwere Krankheitsbilder auf, die durch lebensbedrohliche, ungewöhnliche Infektionen gekennzeichnet waren. Solche Infektionen hatten Ärzte bisher nur bei Kindern mit angeborener Abwehrschwäche und bei Patienten beobachtet, deren Immunsystem durch chemische Stoffe oder radioaktive Bestrahlung schwer geschädigt worden war. Die amerikanischen Ärzte nannten diese bisher nicht bekannte Krankheit in der kühlen Wissenschaftssprache unserer Zeit schlicht „Krankheitsbild der erworbenen Abwehrschwäche“ (englisch: *A*quired *I*mmune *D*eficiency *S*yndrome, abgekürzt AIDS). Diese sachlichen vier Buchstaben AIDS sind im Erleben der Menschen zum medizinischen Schreckgespenst des ausgehenden zwanzigsten Jahrhunderts geworden.

Die Wissenschaftler früherer Zeiten verfügten über mehr Phantasie, wenn sie ihre Beobachtungen benannten. Schauen Sie in einer klaren Nacht doch einfach hoch zum Sternenhimmel, und wundern Sie sich, welch ein Zoo von Tieren und Fabelwesen von den Alten dort gesehen wurde: Löwe, Steinbock, Stier, Wassermann, Bär und auch Krebs. Haben also gar die harmlosen Flußkrebslein, die ich in meiner Kindheit aus noch nicht flurbereinigten Bächen fischen konnte, mit ihren Namen für die „Geißel der Menschheit" Krebs herhalten müssen? – Ja, es ist so. Die Schuld trifft Hippokrates, diesen begnadeten griechischen Arzt aus dem fünften und vierten vorchristlichen Jahrhundert, der als der „göttliche Alte" die Medizin bis in unsere Zeit beeinflußt hat. Hippokrates lebte und wirkte die meiste Zeit seines Lebens auf der Griechenlandtouristen gut bekannten Insel Kos. Da er in seiner Praxis und Medizinschule weder über EKG, Ultraschall, Mikroskop, Labor noch Röntgen verfügte, beruhte seine meisterliche ärztliche Kunst vorrangig auf genauem Beobachten. Gewisse nichtheilende Knoten- oder Geschwürbildungen mit umgebenden erweiterten Hautvenen erinnerten ihn an Krebse mit ihren Füßen und Fangscheren, wie er sie täglich bei den Fischern im Hafen oder auch beim Essen seiner Meeresfrüchteplatte sah: mit *Karzinos,* dem griechischen Wort für Krebs, bezeichnete Hippokrates diese nicht abheilenden Geschwüre, mit *Karzinoma* solche Formen, die sich durch weitere Geschwulstbildung im Körper ausbreiteten und rasch zum Tod führten. Er unterschied auch schon einen unheilbaren, „versteckten" Krebs und mit *Szirrhos* eine sehr harte Geschwulst, die kein Geschwür bildet – auch heutzutage sprechen Ärzte noch von szirrhösen Tumoren. Als einige Jahrhunderte später die Ärzte wie die übrigen Gelehrten mit ihrer Liebe zum Latein wechselten, blieb die bildhafte Krankheitsbezeichnung Krebs erhalten, jetzt übersetzt ins Lateinische: *Cancer*[6].

Hippokrates und die Medizin über mehr als zweitausend Jahre nach ihm definierten die Krankheit Krebs somit in erster Linie nach dem Krankheitsverlauf, nach der Prognose. Deshalb verwundert es nicht, daß trotz eines veränderten medizinischen Krankheitsverständnisses und moderner Therapiemöglichkeiten bis heute Krebs von vielen Menschen mit unheilbar und Tod gleichgesetzt wird. Übrigens gehören etliche der von Hippokrates und seinen Schülern mit Krebs bezeichnete Leiden aus heutiger Sicht eindeutig nicht zu den bösartigen Erkrankungen, zu denen er

[6] Cabane F, Gérard-Marchant R, Destaing F. Geschichte des Krebses. In: Toellner R. Illustrierte Geschichte der Medizin. Bd. 5. S. 2757–2788.
Baisette G. Die Medizin bei den Griechen. In: Toellner R. Illustrierte Geschichte der Medizin. Bd. 1. S. 159–350.

fälschlicherweise beispielsweise auch Hämorrhoiden, durchblutungsbedingte „offene Beine" oder manche infektiösen Geschwüre gerechnet hatte. Andererseits betrachteten bis in die neuere Medizingeschichte immer wieder herausragende Ärzte Krebs als ansteckende Krankheit. Noch bis in die Mitte des letzten Jahrhunderts wurde deshalb mancherorts Krebskranken mit aufgebrochenen Geschwüren die Aufnahme in allgemeine Krankenhäuser verwehrt. Sie wurden statt dessen wie Aussätzige behandelt und zwangsweise in Leprosenhäuser gesteckt. Erst ab etwa Mitte des 18. Jahrhunderts wurden in einigen europäischen Städten spezielle Hospize und Krebsspitäler geschaffen. In historischen Dimensionen gerechnet, sind diese Gepflogenheiten erst recht kurz überwunden. Verständlich wird somit, warum heute noch viele Patienten die Diagnose Krebs als Stigmatisierung und soziale Ausgrenzung erleben. Die Gefühle werden eben nicht nur durch persönliche Erinnerungen, sondern auch durch überlieferte innere Bilder ausgelöst.

Vielleicht ist durch diesen geschichtlichen Abriß deutlich geworden: Gedanken, Gefühle und Vorstellungen, die in jedem Patienten hochsteigen, wenn er seine Diagnose erfährt, orientieren sich nicht an dem aktuellen wissenschaftlichen Erkenntnisstand über seine Krankheit, sondern mehr und meist wenig bewußt am kulturgeschichtlichen Mantel, der seiner Krankheit übergeworfen ist.

Äußere Bilder prägen das Leben, innere Bilder das Erleben!

Stellen Sie sich doch einfach vor, Ihr Arzt sagt Ihnen: „Sie haben Tuberkulose." Wahrscheinlich entstehen vor Ihrem geistigen Auge sofort Bilder von Sanatorien, „Zauberberg", Ansteckungsgefahr, blassen Schwindsüchtigen, die ihre Lunge aushusten und schließlich an Blutsturz sterben, obwohl heutzutage eine Tuberkulose sehr wirksam behandelt werden kann und dabei oft nicht einmal eine Berufstätigkeit oder andere soziale Aktivitäten unterbrochen werden müssen.

Genauso wie vier unschuldige Buchstaben in Form der Abkürzung AIDS zusammenzucken lassen, verwandelt sich das harmlose Fluß- oder Taschenkrebslein, indem es für eine Krankheitsbezeichnung herhalten muß, in unserer Vorstellung plötzlich zum schaurigen Ungeheuer: zum bösartigen, grausamen, heimtückischen, den

Körper zerfressenden, sich jeglicher Kontrollen entziehenden, zu Siechtum und Tod führenden Krebs.

Diese Sichtweise verändert sich häufig im Verlauf der persönlichen Krankheitserfahrung entscheidend. Ein junger Mann drückte es nach erfolgreicher, aber sehr belastender Behandlung seiner metastasierenden Krebserkrankung wie folgt aus: „Diesen Krebs habe ich gebraucht. Ich habe mich gefunden. Jetzt bin ich mir sicher, daß ich auch noch andere Dinge schaffen werde!"

Krebs ist kein Fremdgewebe, aber schuld an vielen Fremdwörtern!

Bilder von Krebs als angriffslustiges Tier, das im Körper lauert, sind im Erleben krebskranker Menschen sehr lebendig. Sie erzählen beispielsweise Traumbilder, in denen ihnen ein angstmachender schwarzer Stier oder ein großer freilaufender Hund begegnet. Nicht von ungefähr stieß der umstrittene Krebsarzt, der Chirurg Prof. Hakkethal, mit seiner bildhaften Formulierung „Haustierkrebs" auf breite Resonanz. Nach seiner Auffassung seien manche Krebswucherungen an sich gutmütige „Haustiere", die aber dann gefährlich und bösartig würden, wenn Ärzte sie durch medizinische Eingriffe „ärgerten". Diese Sichtweise von Krebs ist übrigens keineswegs originell. Schon vier Jahrhunderte früher lehrte der in seiner Zeit berühmte französische Arzt Ambroise Paré: „Daher rate ich von der operativen Behandlung ab, befürchtend, dieses Ungeheuer zu verärgern, damit es nicht wütend aus seiner Grotte hervorkommt."

Ein solches Verständnis von Krebs als angriffslustiges oder schlummerndes Ungeheuer betrachtet die Krankheit als körperfremdes – „artfremdes" – Gewebe, das sich eingenistet hat. Dies war seit Hippokrates über zweitausend Jahre tatsächlich Lehrmeinung der Schulmedizin, wobei ursächlich meist ein Aufstau, ein Ungleichgewicht oder eine fehlende Harmonie von Körpersäften oder des Mineralstoffwechsels angenommen wurde. Gängige Behandlungsmethoden zielten dementsprechend darauf ab, Körpersäfte zu entfernen, meist durch Aderlässe, Klistiere, Brechwein und Trinkkuren. Es ist erstaunlich, wie manche alternative Krebsbehandler solche historische Konzepte in einer modernen, wissenschaftlich klingenden Sprache „aufwärmen" und Krebskranken sogenannte

„Entschlackungskuren" oder „Entgiftungen" anbieten, z.B. mittels Kaffee-Einläufen, Chelatsalzen, einer Trinkkur oder als „Darmflora-Orthoregulation", „Eubiose" und Heilfasten.

Erst im Verlauf des letzten Jahrhunderts setzte sich aufgrund neuer Möglichkeiten der Gewebsuntersuchung in der zunehmend naturwissenschaftlich orientierten Medizin die Erkenntnis durch, daß sich Krebsgewebe nicht grundsätzlich von normalem Körpergewebe unterscheidet, vielmehr aus diesem durch unkontrollierte Neubildung (*Proliferation* und *Neoplasie*) hervorgeht. Ebenso ließ sich belegen, daß aus bestimmten Körperzellen jeweils nur bestimmte Krebsformen entstehen können, die in ihrem Zellaufbau dem Ausgangsgewebe noch ähneln. Die gleiche Tumorart kann dabei feste Knoten oder Geschwüre bilden oder den Körper „blutkrebsartig" überschwemmen. Mit dieser Erkenntnis machte es Sinn, bei Patienten jeweils durch die mikroskopische Untersuchung von Tumorgewebsproben nachzuweisen, welche Krebsart vorliegt und welche Zellen des Körpers den jeweiligen Krebs hervorgebracht haben. Wissenschaftlich konnten die Ärzte also nicht mehr einfach von „dem Krebs" sprechen, sondern es gab plötzlich mindestens genauso viele verschiedene Krebserkrankungen, wie es verschiedene normale Zellarten im Körper gab. Eigentlich wäre zu erwarten gewesen, daß mit der Möglichkeit der genauen Zuordnung in der Folgezeit das lapidare „Der Patient hat Krebs" weniger pauschalen Krankheitsbezeichnungen weichen würde, genauso wie die Ärzte nicht einfach von „Fieberkrankheit" sprachen, sondern von Wechselfieber, Sumpffieber, Kindbettfieber, Fleckfieber, Scharlachfieber usw. Die neuen Klassifikationsmöglichkeiten der verschiedenen Krebskrankheiten bedeuteten jedoch noch keine verbesserten Behandlungsmöglichkeiten. Heilungen gelangen eben im Gegensatz zu Fieberkrankheiten nur in seltenen Ausnahmen. Die schlechte Prognose, das heißt der „bösartige" Verlauf, blieb das entscheidende, allen unterschiedlichen Krebserkrankungen gemeinsame Merkmal, und „der Krebs" mit seiner prognoseabhängigen Krankheitsdefinition blieb erhalten. Wissenschaftler entdeckten auch bald, daß sich Krebszellen meistens aus Epithelzellen entwikkelten, seltener aus Bindegewebe, sowohl dieses vier Fünftel der Körpersubstanz ausmacht: Muskeln, Knochen, Fettgewebe und die Gerüstestruktur aller Organe. *Epithel* bezeichnet alle bedeckenden Zellschichten des Körpers und seiner Organe mit Ausnahme des

Brust-, Rippen- und Bauchfelles *(Mesothel)* und der Innenwände von Lymph- und Blutgefäßen *(Endothel).* Ärzte schlugen deshalb vor, die Bezeichnung Karzinom durch *Epitheliom* zu ersetzen und bei Tumoren des Bindegewebes von *Sarkomen* zu sprechen. In der deutschsprachigen und angloamerikanischen Medizin hat sich zwar Sarkom, aber nicht Epitheliom durchgesetzt, der Begriff Karzinom wurde beibehalten. Karzinom (engl. *carcinoma)* wird damit aber im Gegensatz zum früheren Sprachgebrauch nicht mehr gleichbedeutend mit Krebs (engl. *cancer)* verwendet, sondern Krebs wird vielmehr unterteilt in Karzinome, Sarkome und die sehr unterschiedlichen *Systemerkrankungen* des Lymph- und Blutsystems, die *malignen Lymphome* und *Leukämien,* die früher pauschal als Lymphknotenkrebs bzw. Blutkrebs bezeichnet wurden. Übrigens bedeutete in der Medizin das Wort *Tumor* ursprünglich einfach Schwellung, unabhängig davon ob diese durch eine Entzündung, durch ein bösartiges Zellwachstum oder durch einen Bluterguß beim Fußballspiel verursacht worden ist. Zunehmend wird der Begriff Tumor aber nur noch im Sinne von gut- oder bösartiger Geschwulst verwendet. Der wiederholte Bedeutungswandel der angeführten medizinischen Begriffe erfolgte zudem im Alltagssprachgebrauch keineswegs im gleichen Umfang oder zur gleichen Zeit wie in der Wissenschaftssprache. Dadurch wird das Gespräch mit dem Patienten nicht leichter, wenn er beispielsweise die Frage stellt: „Ist mein Non-Hodgkin-Lymphom eigentlich Krebs?" Weder die Antwort „Ja" noch ein „Nein" müssen völlig falsch oder richtig sein. Bei verwirrenden Begriffen hilft sich die Wissenschaft gerne, indem sie einen neuen Begriff hinzufügt. An Stelle von Krebs wird inzwischen häufig *onkologische Erkrankung* verwendet. *Onkologie* bedeutet nichts anderes als die Lehre von den Geschwulstkrankheiten (Onkos ist das griechische Wort für Masse, Geschwulst), und die Krebsspezialisten nennen sich folglich *Onkologen.* In der ärztlichen Praxis ändert das neue Wort onkologische Erkrankung nicht sehr viel. Sicher ist es weniger angstbesetzt, aber es muß den Patienten genauso erklärt werden, was nur mit den bisherigen Begriffen möglich ist. Der wissenschaftlichen Medizin bietet sich aber die Chance, sich einer geschichtlichen Hypothek zu entledigen, die darin besteht, daß in den Begriffen Krebs, Karzinom oder bösartigem Tumor die Prognose wesentliches Diagnosemerkmal war. Durch bessere Früherkennung und moderne Therapiestrategien kann heute etwa jeder zweite bis dritte Patient, bei dem eine „bösartige Erkrankung" festgestellt wird, auf eine dauerhafte Heilung hoffen. Der Krankheitsverlauf ist in diesen Fällen also eigentlich nur „bösartig", wenn keine rechtzeitige und ausreichende Therapie erfolgt. Hier unterscheiden sich diese onkologischen Erkrankungen in ihrer „Bösartigkeit" nicht von „gutartigen" eitrigen Blinddarmentzündungen, bakteriellen Lungenentzündungen oder Herzinfarkten, die ohne rechtzeitige kompetente Behandlung ebenso „bösartig", nämlich tödlich ausgehen können.

Es gibt eindeutige Krebsmerkmale, aber nicht *den* Krebs

Der heutige medizinische Wissensstand erlaubt es, Krebs unabhängig von der Prognose anhand der Merkmale *Neoplasie, Proliferation* und *Invasivität* zu definieren:

Krebs ist eine Neubildung von Zellen (Neoplasie), die entsteht, wenn sich Körperzellen aufgrund von winzigen Veränderungen ihres Bauplans ungebremst vermehren (unkontrollierte Proliferation), dadurch ihr gewohntes Erscheinungsbild ändern (Dysplasie) und über die Grenzen ihres ursprünglichen Zellverbandes hinaus in andere Zell- oder Gewebsverbände eindringen (Invasivität). Zellen der Ausgangsgeschwulst (Primärtumor) können dadurch zu Tumorabsiedlungen (Metastasen) im übrigen Körper führen.

In gutartigen Tumoren – beispielsweise Warzen – vermehren sich zwar die Zellen ebenfalls vorübergehend unkontrolliert. Ihr Bauplan und ihr Erscheinungsbild sind aber kaum verändert, Grenzen des umgebenden Gewebes werden respektiert, nicht infiltriert, sondern allenfalls verdängt. Metastasen treten bei gutartigen Geschwulsten nicht auf.

Wenn sich Krebszellen unkontrolliert vermehren, bilden sich in der Regel Gewerbsverhärtungen oder derbe knotige Geschwülste. Die Ärzte bezeichnen diese anfangs örtlich begrenzten Krebserkrankungen als *solide Tumore.* Solche Knoten können aufbrechen und blutende Geschwüre bilden, die nicht abheilen. Blut im Stuhl kann dann beispielsweise den Verdacht auf Darmkrebs wecken, genauso aber auch durch ein gutartiges Magengeschwür verursacht sein, das sich nie in ein bösartiges Geschwür umwandelt. Ärzte entnehmen bei Magengeschwüren, die nicht innerhalb von einigen Wochen abheilen, nur deshalb Gewebsproben, um nicht einen geschwürigen Magenkrebs mit einem einfachen, gutartigen Magengeschwür zu verwechseln.

Zellen des Blut- und Lymphsystems sind nicht in einen festen Gewebsverband eingelagert, sondern können in einem gewissen Umfang im Blutkreislauf und in den Lymphbahnen zirkulieren. Falls sich somit Vorläufer der Blut- oder Lymphzellen verändern und unkontrolliert vermehren, so liegt von Anfang an keine im Körper örtlich begrenzte Krankheit vor, sondern wir sprechen von *maligner* („bösartiger") *Systemerkrankung.* Diese Systemerkrankungen – früher meist pauschal als Blut- oder Lymphknotenerkrankungen – früher meist pauschal als Blut- oder Lymphknotenkrebs bezeichnet – werden in der Einordnung der onkologischen Krankheitsbilder von den oben beschriebenen *soliden Tumoren* mit anfangs örtlich begrenzter Geschwulstbildung oder Gewebsverhärtung abgegrenzt. Maligne Systmerkrankungen können jedoch durchaus ebenfalls Knoten bilden – Lymphknotenvergrößerungen, Milztumor, Hautknoten, Knoten im Darmbereich. Außerdem werden etliche „solide Tumore" wissenschaftlich inzwischen bei der Behandlungsplanung als „Systemerkrankungen" aufgefaßt. Denn es könnten bereits Tumorzellen im Körper gestreut haben, die noch nicht nachweisbare Kleinstmetastasen sind. Durch eine alleinige Behandlung des abgrenzbaren Ausgangstumors kann dann eine Heilung kaum erreicht werden.

Das Ausmaß der Zellvermehrung, die Proliferationsgeschwindigkeit, bestimmt, ob eine Krebsgeschwulst schnell, oft innerhalb von Wochen, oder relativ langsam, manchmal über Jahre, an Größe zunimmt. In schnellwachsenden Tumoren sind die Krebszellen meist ungleichförmig, sie lassen sich manchmal nur noch schwer den Körperzellen zuordnen, aus denen sie ursprünglich entstanden sind. Die Tumorzellen heißen dann in der Fachsprache *wenig differenziert* oder *entdifferenziert.* Solche entdifferenzierten Tumorzellen neigen eher dazu, sich aus dem Gewebsverband zu lösen, Gewebsgrenzen der Umgebung zu durchdringen und im Körper zu streuen, also frühzeitig Metastasen zu bilden. Dagegen gibt es Krebsarten, die praktisch nie Metastasen im sonstigen Körper bilden, beispielsweise Hirntumor oder Basalzellkrebs der Haut (Basaliom). Das jeweilige Ausmaß der Proliferation, Dysplasie und Invasivität erlauben es, abzuschätzen, wie „aggressiv" die Erkrankung ohne Behandlung verlaufen wird, also ob rasch eine Verschlechterung des gegenwärtigen Befindens zu befürchten ist oder nicht. Doch gerade bei den „aggressiven" onkologischen Erkrankungen sind in den letzten Jahren die größten Behandlungsfortschritte erzielt worden: Gerade weil sich die Krebszellen bei diesen Erkrankungen rasch vermehren, erweisen sie sich gegenüber neuentwickelten Medikamenten, die diese rasche und unkontrollierte Zellvermehrung stören – sogenannte *Zytostatika* oder *Chemotherapiemedikamente* –, besonders empfindlich. Manche Tumorerkrankungen oder Leukämieformen, die vor einigen Jahrzehnten noch rasch zum Tode geführt haben, lassen sich somit heute auf Dauer heilen.

Für Krebserkrankungen gilt:

- Krebs ist nicht ansteckend.
- Krebs entsteht aus veränderten Körperzellen, die sich ungeordnet und ungebremst vermehren. Krebs ist also kein körperfremdes Gewebe. – Je nachdem welche Körperzellen sich zu Tumorzellen verändern, entstehen sehr unterschiedliche Krankheiten mit sehr unterschiedlichem Verlauf und unterschiedlichen Behandlungsmöglichkeiten. *Den* Krebs gibt es also nicht.
- Krebserkrankungen werden immer nach dem Organ benannt, aus dessen Zellen sich die Krebszellen ursprünglich gebildet haben.
- Metastasen (Tochtergeschwülste) entstehen, indem sich Krebszellen vom Ausgangstumor (Primärtumor) ablösen und sich an anderer Stelle im gleichen oder in anderen Körperorganen festsetzen und vermehren.
- Bei Metastasen liegt also keine zusätzliche Krebserkrankung vor, sondern die gleiche Krebserkrankung ist an verschiedenen Orten ausgebreitet. Ein Brustkrebs entsteht beispielsweise aus den normalen Zellen der Brust. Falls diese Krebszellen zu Tumorabsiedlungen in der Leber führen, so handelt es sich nicht zusätzlich um Leberkrebs – der von Leberzellen ausgeht –, sondern um Lebermetastasen des Brustkrebses.
- Onkologische Systemerkrankungen heißen die Krankheitsbilder, die von Anfang an nicht auf einen Geschwulstknoten beschränkt sind, sondern ein Funktionssystem betreffen, das alle Organe des Körpers vernetzt, beispielsweise das Blut- oder das Lymphsystem.

„... Es ist erstaunlich, wieviele gesunde Menschen sterben! ...“

(Nürnberger Saunagespräch)

Krebsepidemiologie – Statistiken, die heilen helfen

Häufig verwechselt: Krebshäufigkeit, Neuerkrankungen und Sterblichkeit

Das Risiko, an Krebs zu erkranken, hängt offensichtlich nicht allein vom Zufall ab. Denn die Häufigkeit der einzelnen Krebsarten weist zwischen verschiedenen Ländern, Städten, Regionen, Bevölkerungsgruppen und zwischen Männern und Frauen oft deutliche Unterschiede auf. Mit solchen Häufigkeitsverteilungen beschäftigt sich die Krebsepidemiologie, um wertvolle Hinweise auf Krebsursachen und mögliche krebsverhütende Maßnahmen zu gewinnen. Dazu unterscheiden Krebsstatistiken zwischen einem Krebsrisiko, der Krankheitshäufigkeit (Prävalenz), der Anzahl der jährlichen Neuerkrankungen (Inzidenz) und der Krebssterblichkeit (Mortalität). Eine hohe Krebsgefährdung zieht beispielsweise keineswegs eine allgemein erhöhte Krebssterblichkeit nach sich, falls die entsprechenden Krebserkrankungen gut behandelbar sind. Wenn die gefährdeten Menschen frühzeitig an anderen Krankheiten sterben, wie dies in unterentwickelten Regionen der Erde durch Mangelernährung und Infektionskrankheiten häufig geschieht, muß nicht einmal die Krebshäufigkeit zunehmen, und auch die Krebssterblichkeit bleibt niedrig.

In der Bundesrepublik wird jährlich bei über 30000 Menschen eine Krebserkrankung neu diagnostiziert (Krebsinzidenz). Jedes Jahr sterben mehr als 200000 Bundesbürger an Krebskrankheiten (Krebsmortalität) und machen sie mit etwa 22 Prozent aller Todesfälle nach den Herz-Kreislauf-Erkrankungen zur zweithäufigsten Todesursache überhaupt. Um die Jahrhundertwende standen Krebserkrankungen lediglich an siebter Stelle der Todesursachenstatistik, und noch vor 70 Jahren gingen lediglich etwa 6 Prozent aller Sterbefälle auf Krebs zurück. Diese Verschiebung ergab sich, indem einerseits die Sterblichkeit an Tuberkulose und anderen Lungenentzündungen, Durchfall- und Nierenerkrankungen deutlich abnahm und andererseits die allgemeine Lebenserwartung und einige krebsfördernde Einflüsse zunahmen[7]. Gegenwärtig kann von weit über einer halben Million Bundesbürgern ausgegangen werden, die mit oder nach einer Krebserkrankung leben (Krebsprävalenz). Genaue Zahlen liegen dazu nicht vor, da eine Meldepflicht nicht besteht und lediglich an manchen Tumorzentren aufgebaute regionale Tumorregister eine grobe Abschätzung erlauben. Die Gesamtzahl krebskranker Menschen nimmt nicht nur bei zunehmender Krebsgefährdung zu, sondern genauso auch mit verbesserten Behandlungs- und Heilungsmöglichkeiten, wodurch mehr Menschen länger mit oder nach ihrer bösartigen Krankheit leben.

Alter gehört zu den wichtigsten Risikofaktoren!

Nehmen Krebserkrankungen vielleicht nur deshalb zu, weil sie als solche im Vergleich zu früher durch moderne diagnostische Methoden und im Rahmen von allgemein verbreiteten Krebsvorsorgeuntersuchungen öfters richtig erkannt werden? Nein, die steigende Zahl von Krebserkrankungen erklärt sich nur zu einem kleinen Teil durch eine verbesserte Früherkennung und allgemeine Fortschritte in der Diagnostik. Die allgemeine Lebenserwartung hat sich in den entwickelten Ländern in den letzten Jahrzehnten deutlich verbessert. Mit steigendem Alter nehmen aber auch Karzinome, die etwa 85 Prozent aller Krebserkrankungen ausmachen, sprunghaft zu. Bei Sarkomen findet sich dagegen nur eine geringe Altersabhängigkeit. Ihr Anteil an allen Krebserkrankungen beträgt aber nur etwa 6 Prozent. Bösartige Störungen des Blut- und lymphatischen Systems stellen ebenfalls nur etwa 6 Prozent aller onkologischen Erkrankungen. Noch seltener sind andere Geschwulstformen, die sich nach ihrem Ursprungsgewebe weder eindeutig Karzinomen noch Sarkomen zuordnen lassen, beispielsweise Teratome, Hirntumore und andere ektodermale Tumore und maligne

---

[7] Linder F, Sack H, Gross R, Eigler FW, Höffken K (Hrsg.). Maligne Tumoren und Systemerkrankungen. Köln 1989, Deutscher Ärzteverlag.

Melanome (schwarzer Hautkrebs). Mit höherem Lebensalter überwiegen bei den bösartigen Erkrankungen (Malignomen) somit zunehmend Karzinome.

In Krebsstatistiken entwickeln sich die Zahlen von Krebserkrankungen (Krebsmorbidität) und Todesursachen (Krebsmortalität) nicht immer gleichläufig. Krebsarten, bei denen die Heilungschancen durch Früherkennung und -behandlung oder durch neue Therapiemethoden verbessert werden konnten, fallen erfreulicherweise in den Sterblichkeitsstatistiken zurück, auch wenn sie in bestimmten Bevölkerungsgruppen häufiger werden. Dies gilt beispielsweise für Gebärmutterhalskrebs, bei dem insgesamt sowohl Morbidität als auch Mortalität abnehmen, dessen Frühstadien aber im Vergleich zu früher vermehrt bei jüngeren Frauen beobachtet werden.

Derzeit gehen Krebserkrankungen bei bundesdeutschen Männern am häufigsten von der Lunge und dem Bronchialsystem aus, Prostatakrebserkrankungen ziehen gleich, dann folgen Darm- und Magenkrebs. Bei Frauen stehen Dick- und Mastdarmkrebs (Kolon- und Rektumkarzinom) an erster Stelle, mit fast gleicher Häufigkeit gefolgt von Krebserkrankungen der Brustdrüse (Mammakarzinom) und der Genitalorgane – vor allem Gebärmutterhalskrebs, (Zervixkarzinom) und Eierstockskrebs (Ovarialkarzinom).

Relativ häufig werden auch Tumore der Nieren und Harnwege, Krebserkrankungen im Mund- und Rachenbereich, der Haut und der Bauchspeicheldrüse diagnostiziert. Bei vielen dieser Malignoe klaffen aufgrund von guten Behandlungsmöglichkeiten oder auch infolge langjähriger chronischer Verlaufsformen Krebshäufigkeit und Krebssterblichkeit manchmal weit auseinander. In den Medien finden sich für diese Krebserkrankungen nicht selten sehr unterschiedliche Zahlen, weil Krebsmortalität (jährliche Sterbefälle an einer Krebserkrankung), Krebsinzidenz (jährliche Anzahl von Neuerkrankungen) und Krebsprävalenz (Anzahl von Krebspatienten überhaupt in einer Bevölkerungsgruppe) vermischt werden. Die Zahlen der Krebsinzidenz, Krebsprävalenz und Krebsmortalität stimmen nur dann weitgehend überein, wenn alle neuerkrankten Patienten rasch an der Krebserkrankung sterben würden – und das möchte eine kompetente Krebsmedizin gerade verhindern!

Auch bei einzelnen Krebsarten gibt es entscheidende Unterschiede

Onkologische Erkrankungen des Blut- und Lymphsystems finden sich nur dann unter den zehn häufigsten Krebserkrankungen, wenn diese sehr unterschiedlichen Krankheiten gleichsam in eine Schublade gesteckt werden. Statistikern mag dies die Arbeit erleichtern, Krebsärzte werden dagegen die Stirn runzeln, und Patienten werden häufig verunsichert. Denn zusammengefaßt finden sich dann mindestens 50 verschiedene Formen von akuten und chronischen Leukämien und malignen Lymphomen. In der medizinischen Fachsprache, die sich vieler Abkürzungen bedient, unterscheiden Ärzte dann beispielsweise zwischen akuten und chronischen lymphatischen (ALL bzw. CLL) oder akuten und chronischen myeloischen Leukämien (AML bzw. CML). Sie reden noch genauer etwa von einer c-ALL, B-CLL, Ph-CML oder einer M6-AML. Bei bösartigen Lymphknotenerkrankungen (malignen Lymphomen) differenzieren sie die nach einem englischen Arzt benannten Hodgkin-Erkrankungen (Morbus Hodgkin) von andersartigen Lymphknotenerkrankungen, eben den vielen Nicht-Hodgkin Erkrankungen (Non-Hodgkin Lymphome oder NHL). Bei letzteren lassen sich schnell wachsende (hochmaligne NHL) von eher langsam wachsenden (niedrigmaligne NHL) abgrenzen und nach den Lymphzellen benennen, von dem sie sich ableiten, beispielsweise im Sinne von Keimzentrumslymphomen oder Mantelzellymphomen. Diese Unterteilungen sind keineswegs wissenschaftliche Haarspalterei, sondern sie haben eine enorme Bedeutung für die Behandlungspraxis: Manche Formen von akuter Leukämie bedürfen beispielsweise einer sofortigen intensiven Krankenhausbehandlung, auch wenn sie noch keine wesentlichen Beschwerden machen. Viele Arten von Lymphknotenkrebs, z.B. die Hodgkin-Erkrankungen, können andererseits inzwischen weitgehend ambulant behandelt und mit hoher Wahrscheinlichkeit auf Dauer geheilt werden. Wieder andere bösartige Krankheiten des Blut- oder Lymphsystems benötigen nach Diagnosestellung möglicherweise erstmals – vielleicht sogar über Jahre – gar keine besondere Behandlung, sondern können beobachtet werden.

Die Alltagssprache etikettiert diese so verschiedenen Systemerkrankungen oft immer noch pauschal mit „Blutkrebs" oder

„Lymphknotenkrebs". Diese Sammelbezeichnungen stammen aus einer Zeit, in der weitergehende Unterscheidungen diagnostisch noch nicht möglich waren oder nicht notwendig erschienen, weil keinerlei wirksame Behandlungsmethoden existierten. Die Situation heute ist anders: Patienten, denen vom Arzt lediglich erklärt wird: „Sie haben Lymphknotenkrebs" oder „Sie haben Leukämie", werden damit nicht in die Lage versetzt, die Bedeutung ihrer Krankheit richtig einzuschätzen. Wenn Sie als Patient oder Angehöriger diese Pauschaldiagnosen dann möglicherweise in medizinischen Laien- oder Fachbüchern nachschlagen, so wird mit hoher Wahrscheinlichkeit die gefundene Information für ihre Erkrankung nicht zutreffen, häufig lediglich unnötig Todesängste verstärken und nur selten eine vernünftige Orientierungshilfe geben.

In ähnlicher Weise stellen auch andere Krebserkrankungen, z.B. Brustkrebs, keine einheitlichen Krankheiten dar. Erst wenn der Arzt die medizinischen Einzelheiten kennt, kann er Genaueres über die Behandlung und die Prognose aussagen.

Nicht alle Krebsarten nehmen zu!

Wenn heute die Menschen in Deutschland nahezu viermal häufiger an Krebs sterben als noch um 1900 (die Mortalität ist berechnet auf jeweils 100000 Sterbefälle, nicht auf Absolutzahlen), so haben keineswegs alle Krebserkrankungen im gleichen Ausmaß zugenommen. Die früher häufigste Krebserkrankung, Magenkrebs, ist sogar seit der Nachkriegszeit in seiner Häufigkeit kontinuierlich auf etwa die Hälfte zurückgegangen. Dieser positiven Entwicklung liegen weniger medizinische Fortschritte zugrunde, sondern eher veränderte Eßgewohnheiten und moderne Möglichkeiten der Nahrungskonservierung. Kühl- und Gefrierschränke, die im weiten Umfang Räuchern und Pökeln ersetzt haben und auch in den Wintermonaten frisches, vitaminreiches Obst und Gemüse erlauben, waren hier entscheidende „Waffen" gegen den Magenkrebs. Männer erkranken jedoch immer noch etwa doppelt so häufig wie Frauen an Magenkrebs, und die Gefährdung ist in ländlichen Gebieten deutlich höher als in Städten. Für Westeuropa und die USA gilt zudem für Magenkrebs: Im Vergleich zu gehobenen sozialen Gruppen erkranken Menschen aus einkommensschwachen sozialen

Schichten doppelt so oft. Für untere sozioökonomische Schichten fällt übrigens ein allgemein höheres Krebsrisiko auf, das offensichtlich nicht allein auf bisher bekannte Risikofaktoren zurückzuführen und im Detail noch wenig untersucht ist[8,9]. „Armut ist eine Art Karzinogen", formulierte es Dr. Broder, der Direktor des renommierten amerikanischen nationalen Krebsforschungsinstitutes, anläßlich einer Tagung im Dezember 1991, die eine Bilanz der zwanzig Jahre vorher von der US-Regierung ins Leben gerufenen Kampagne „Krieg gegen den Krebs" versuchte[10].

Wie bereits erwähnt, findet sich eine erfreuliche abnehmende Tendenz auch beim Gebärmutterhalskrebs (Zervixkarzinom), dem häufigsten Genitalkrebs der Frau, die bereits vor der breiten Einführung von Früherkennungsuntersuchungen begonnen hat. Als mögliche Erklärungen lassen sich ein allgemein höherer Lebensstandard und eine verbesserte Sexualhygiene anführen.

Deutlich zugenommen haben in westlichen Industriestaaten Kolonkarzinome, wobei ein Zusammenhang mit Übergewicht und Ernährungsgewohnheiten gesichert ist.

An Lungen- und Bronchialkrebs sterben inzwischen in den westlichen Industrieländern in den einzelnen Altersgruppen sogar fünfzehnmal mehr Menschen als vor sechzig Jahren. Während diese Krebsarten früher Männer zehnmal häufiger betrafen als Frauen, verebbt dieser große Geschlechtsunterschied in den letzten Jahrzehnten in dem Maß, wie sich Frauen im Rauchverhalten den Männern angleichen.

Auffällig ist auch eine Zunahme von Brustkrebserkrankungen, besonders auch im jüngeren Lebensalter. Die Ursache dafür läßt sich trotz vieler bekannter Risikofaktoren noch nicht schlüssig benennen und liegt nur zum geringen Teil in einer besseren Früherkennung. Im Gegensatz zur Brustkrebshäufigkeit hat sich die Sterblichkeit an dieser Krankheit in den letzten fünfzig Jahren nicht wesentlich verändert, denn es gelingt heute eine dauerhafte Heilung bei etwa jeder zweiten Patientin. Bei Brustkrebs fällt geo-

---

8 Cancer and class. The Lancet 1990, 335: 653.

9 Baquet CR, Horm JM et al. Sociooeconomic factors and cancer incidence among blacks and whites. J Nat Cancer Inst 1991; 83: 551–556.

10 Greenberg DS. A sober anniversary of the „War on Cancer". Lancet 1991, 338: 1582–1583.

graphisch ein sehr unterschiedliches Erkrankungsrisiko auf. In den USA erkranken daran – je 100000 gleichaltriger Frauen – mehr als sechsmal, in Deutschland fast fünfmal mehr Frauen als in Japan, dem Land mit der höchsten Lebenserwartung. Wandern Japanerinnen in die USA aus, so ändert sich ihr Brustkrebsrisiko kaum, dagegen nähert sich die Brustkrebshäufigkeit ihrer Töchter – und noch mehr ihrer Enkelinnen – dem Risiko anderer amerikanischer Frauen an. Andererseits sind Bewohner Japans keineswegs allgemein weniger krebsgefährdet: in keinem Land der Erde tritt Magenkrebs so häufig auf, etwa siebenmal häufiger als in Deutschland.

Auch hier sind besondere Ernährungsgewohnheiten und Umwelteinwirkungen wahrscheinlich, da sich in ähnlicher Weise das Erkrankungsrisiko bei japanischen Emigranten in der Kindergeneration dem der Bevölkerung im Zuwanderungsland angleicht[11].

Epidemiologische Erhebungen erlauben somit einen „Krebsatlas“ mit wichtigen Erkenntnissen, um Krebserkrankungen vermeiden oder bei bekanntem Risiko durch gezielte Vorsorgeuntersuchungen frühzeitig mit besseren Heilungschancen behandeln zu können[12,13].

Nach Schätzungen des Robert-Koch-Instituts für das Jahr 1997[14] erkranken in Deutschland jährlich etwa 338000 Menschen an Krebs, davon sind etwa 49 Prozent Männer und 51 Prozent Frauen, jeder vierte Patient ist jünger als 60 Jahre. Die häufigsten Krebserkrankungen beziehen sich bei Männern und Frauen auf folgende Organe:

---

11 DeVita VT, Hellman S, Rosenberg S (eds.). Cancer – Principles & Practice of Oncology (5th ed.) Philadelphia 1997, Lippincott.

12 Levi F, La Vecchia C, Lucchini F, Boyle P. Cancer incidence and mortality in Europe, 1983–87. Sozial- und Präventivmedizin 1993, 38 (Suppl. 3): 155–229.

13 Vineis P, Faggiano F. Epidemiological models and prevention of cancer. Annals of Oncology 1991; 2: 559–563.

14 http://www.rki.de/GBE/KREBS/KREBS.HTM

Organe	Männer	Frauen
Darm (Kolon und Rektum)	24 100	27 600
Brustdrüse (Mamma)	400	45 800
Lunge und Kehlkopf	31 100	9 300
Prostata	27 800	–
Maligne Lymphome und Leukämien	12 300	12 200
Mundhöhle, Rachen, Speiseröhre	10 400	3 400
Magen	9 700	8 300
Harnblase	10 300	4 700
Niere	6 900	5 200
Leber und Gallenwege	5 200	5 700
Gebärmutter (Cervix und Korpus)	–	10 800
Bauchspeicheldrüse (Pankreas)	4 700	5 400
Eierstock (Ovar)	–	8 200
Haut (nur schwarzer Hautkrebs)	3 100	3 800
Hoden	3 600	–
Bindegewebe und Knochen (Sarkome)	1 500	1 200

„Die Theorie bestimmt, was wir beobachten können.“

(Albert Einstein, 1926)

Warum habe ich diesen Krebs bekommen?

Medizinisch abklären und persönlich erklären

Ich erinnere mich: Meine kleine Tochter erweitert sich ihre Welt. Stolz über die ersten Schritte wackelt sie zur Tür. Diese ist nur angelehnt, bietet keinen Halt, sie fällt und stößt sich am Türflügel. Ein kurzes Weinen, dann dreht sie den Kopf und schlägt mit ihrem kleinen Händchen die „böse" Tür, die ihr Schmerzen zugefügt hat.

Es ist nicht nur ein philosophisches, sondern ein allgemeinmenschliches Grundbedürfnis, die kleine oder große Welt, in der wir uns bewegen und Ereignisse, die uns bewegen, zu deuten. Wir versuchen, uns über Veränderungen Klarheit zu verschaffen, diese zu klären, eben zu erklären. Die Erklärung orientiert uns in der ungewohnten Situation, wir wissen wieder, wo wir stehen, wir verstehen, was geschehen ist oder geschieht, und können wieder gezielt handeln. Das jeweilige für uns stimmige Erklärungsmodell bestimmt also, wie wir mit der ungewohnten Situation umgehen, zweitrangig ist dabei, ob unsere Erklärung objektiv richtig oder falsch ist.

Eine Krebsdiagnose stellt die betroffenen immer in eine ungewohnte, bedrohliche Situation, die nach einer individuellen Deutung ruft: „Schicksal" – „Bei uns liegt Krebs in der Familie" – „Überall sind Konservierungsmittel in den Lebensmitteln, alles ist gespritzt!" – „Ich bin wegen meiner Bandscheibe so oft geröntgt worden …" – „Schuld ist mein Mann! So wie er mit mir umgegangen ist, da hat der gesündeste Mensch irgendwann nicht mehr genügend Abwehrkräfte!" – „Dieser jahrelange Streß! Ich wußte, es muß mal so enden." – „Über das Warum? Mache ich mir keine Gedanken, das kann ich sowieso nicht rausfinden!" – „Ich hab' in meinem Leben nichts ausgelassen, irgendwann kommt die Rechnung!" – „Tschernobyl, ich war damals viel im Freien." – „Bei mir kommt der Krebs von der Psyche! Ich fresse immer alles in mich rein und habe schon seit Jahren immer wieder das Gefühl gehabt, daß hinter meinem Brustbein ein Knoten sitzt." – „Vielleicht kommt diese Krankheit von diesem Lösungsmittel früher am Arbeitsplatz, ich hatte oft Kopfschmerzen, manchmal war mir auch richtig schlecht." – „Die Krankheit möchte mir was sagen, aber ich weiß nicht was!" – „Pech!" – „Ist es vielleicht Ansteckung? Meine Frau ist vor zwei Jahren gestorben, die hatte genau den gleichen Krebs!" – „Mein Arzt hat vor zehn Jahren bereits gesagt, ich hätte ein schwaches Immunsystem, jeden Augenblick hatte ich damals eine Grippe." – „Ich weiß nicht, warum Gott mich straft, ich war doch kein schlechter Mensch!" – „Vom Rauchen kann's nicht kommen, mein Vater, der wird jetzt 81 und hat früher viel mehr geraucht, immer Lungenzüge, die mache ich überhaupt nicht!" – „Den Krebs hat mir jemand gewünscht, schwarze Magie, ich kenne das, auch wenn Sie vielleicht darüber lachen." – „Mir ging es immer gut, vielleicht zu gut, ich wußte, da wird mal was Schlimmes kommen." – „Ich habe immer so gesund gelebt, aufgepaßt, und ausgerechnet mich trifft es, ich grüble die ganze Zeit, finde aber keine Antwort, es ist so ungerecht!"

So unterschiedlich beantworten Patienten in der Sprechstunde die selbstgestellte Frage nach dem „Warum?" ihrer Krebserkrankung. Oft wird von Ärzten diese subjektive Krankheitstheorie[15], das Erklärungsmodell des Patienten, rasch als „falsch" beiseite geschoben, wenn es sich nicht mit den wissenschaftlichen Vorstellungen zur Krebsentstehung deckt. Übersehen wird dabei ein fundamentaler Unterschied zwischen beiden Konzepten: Die Fragen der Wissenschaftler lauten „Wie?", sie interessieren sich für den zellulären oder molekularen „Mechanismus" der Krebsentstehung; die Kranken fragen dagegen vorrangig „Warum?" Ihr Erklärungsmodell beinhaltet stets auch eine subjektive Deutung des Krankheitsgeschehens. Vergleichen Sie mit einem Autounfall: Die Sachverständigen prüfen die Bremsen und stellen als Unfallursache überhöhte Geschwindigkeit fest, die das Auto aus der Kurve getragen hat. Der Fahrer des Unfallautos macht dagegen vielleicht seinen vorangegangenen Ärger am Arbeitsplatz verantwortlich, der ihn wütend das Gaspedal durchtreten ließ, oder aber den Zeitdruck für

---

[15] Becker H. Die Bedeutung der subjektiven Krankheitstheorie des Patienten für die Arzt-Patienten-Beziehung. Psychother med Psychol 1984, 34: 313–321.

einen wichtigen Termin, oder aber träumerische Vorfreude auf einen schönen Abend, so daß er erst zu spät die Kurve beachtete. Welche Ursachenanalyse ist richtig? Die „objektive" Ursachenforschung des Sachverständigen und die Erklärungsmodelle der Betroffenen bewegen sich auf verschiedenen logischen Ebenen, schließen sich aber nicht unbedingt aus. Die „objektive" Ursache „überhöhte Geschwindigkeit" bezieht sich auf viele andere Gegebenheiten, die für selbstverständlich gehalten werden: Tatsache einer Kurve – auf gerader Strecke hätte die gleiche Geschwindigkeit nicht zum Unfall geführt, Straßenbeschaffenheit, Sichtverhältnisse, Reaktionszeit, Aufmerksamkeitsgrad, Befindlichkeit und Fahrkönnen des Lenkers, Fahreigenschaften des Autos usw. Plötzlich sind also „subjektive" und „objektive" Faktoren gleichwertig: War die hohe Geschwindigkeit ursächlicher als die fehlende Aufmerksamkeit für einen kurzen Moment, so daß die Kurve zu spät richtig eingeschätzt wurde?

So ist es auch wichtig, Krebs und einzelne Risikofaktoren „im Kontext" zu verstehen, das heißt, bei Krebsursachen individuelle und situative Begleitumstände zu berücksichtigen. Genausowenig wie schnelles Autofahren immer zum Unfall führt, aber das Unfallrisiko steigert, so bedeuten sogenannte Krebsgene, chemische Schadstoffe, UV-Strahlen oder andere potentiell krebsauslösende Einflüsse noch nicht, daß es zu einer Krebserkrankung kommt. Es handelt sich lediglich um Risikofaktoren, die im komplexen Zusammenspiel mit anderen hemmenden oder verstärkenden Einwirkungen zu einem unkontrollierten Zellwachstum führen können.

Was geschieht, wenn Zellen sich vermehren?

Wenn Sie z.B. stolpern und sich die Haut abschürfen, bildet sich in der Regel innerhalb von Tagen neue Haut. Körperzellen vermehren sich also plötzlich sprunghaft, aber nur im Bereich der Wunde und nur so lange, bis die frühere Oberflächengrenzen des Körpers wiederhergestellt, die Verletzung damit abgeheilt ist. Das Zellwachstum ist also wunderbar gesteuert, es wird durch gewisse Reize „eingeschaltet" und durch andere „ausgeschaltet". Manchmal ist das „Ausschalten" verzögert, dann bildet sich ein überschießender Narbenwulst, „wildes Fleisch", aber keineswegs ein Tumor. Um zu verstehen, wie Krebszellen mit ihrem unkontrollierten Wachstum zustande kommen, ist es nützlich, die „Steuer- und Informationszentralen“ der Zellen anzuschauen, in denen Störungen dann zu den weittragenden Folgen führen. Bahnbrechende Erkenntnisse der Krebsforschung in den letzten beiden Jahrzehnten erlauben uns neue Einsichten, welche Veränderungen von bestimmten molekularen Zellstrukturen aus normalen Zellen Krebszellen entstehen lassen. In Ansätzen kann dieses Wissen bereits in neue Behandlungsstrategien umgesetzt werden.

In den Zellkernen jeder einzelnen Körperzelle befindet sich die ganze Information über den gesamten Körper. Diese Information stammt jeweils zur Hälfte von beiden Eltern und heißt deshalb Erbmasse, genetische Information, oder Genom. In jeder menschlichen Zelle ist die genetische Information auf 23 Paare fadenförmiger Gebilde, den Chromosomen, gespeichert, von denen nur eines, das Geschlechtschromosom, die Entwicklung zum Mann oder zur Frau bestimmt. Für andere komplexe Vorgänge ist Information aus festgelegten Abschnitten verschiedener Chromosomen notwendig. Dort ist sämtliche gespeicherte Information lediglich aus vier verschiedenen Zeichen zusammengesetzt, die unterschiedlich kombiniert zu strickleiterartigen Strängen aneinandergereiht sind. Genauso wie unterschiedlich gereihte Buchstaben verschiedene Wörter und Sätze ergeben, entsprechen unterschiedlich lange Strangabschnitt jeweils bestimmten Genen, das heißt Informationseinheiten, die einzelne Zellbausteine oder Zellfunktionen ermöglichen. Durch die im Zellkern vorhandene Gesamtinformation kann sich der Organismus aus einer einzigen Zelle – der befruchteten Eizelle – durch ständige Teilung entwickeln, wobei jeweils die Erbmasse „kopiert“ und in identischen Teilen an die Tochterzellen weitergegeben wird. Die Information für diese Zellteilungsschritte ist selbst wichtiger Bestandteil der genetischen Information, mit der Zellteilung wird somit auch das dazu zuständige „Programm“ weitergegeben. Bevor dieses Teilungsprogramm erneut in der Ausgangszelle oder der neu entstandenen Zelle aktiviert wird, findet eine Art „Qualitätskontrolle“ der Chromosomen statt, da Störungen in der Informationsverschlüsselung auch zu Fehlern in den „Kopien“ führen würden. Verschiedene Reparatursysteme sind bekannt, die Chromosomenschäden teilweise oder vollständig beheben sollen, bevor die Zellen wieder „grünes Licht“ für eine erneute

Zellteilung erhalten. Die hohe Leistungsfähigkeit dieser Reparatursysteme zeigt sich daran, daß täglich etwa 100000 Veränderungen in der Erbmasse jeder Zelle auftreten, selbst wenn keine besonderen schädigenden Einflüsse von außen einwirken[16]. Ein Zellteilungsprogramm wird nur aktiviert, wenn neue Zellen gebraucht werden. Ein solcher Bedarf wird durch molekulare Botenstoffe, sogenannte Wachstumsfaktoren, aus der unmittelbaren Umgebung oder über den Blutweg an die Zelle herangetragen. Gleichzeitig wird diese Information durch viele andere Signale verstärkt oder abgeschwächt. Diese wichtige Kommunikation mit der Umgebung ist entscheidend dafür, daß sich bei den Teilungsschritten aus der ursprünglichen Eizelle verschiedene Zellen entwickeln und dabei Spezialfunktionen übernehmen, indem jeweils nur noch ein bestimmter Teil der genetischen Information abgelesen werden kann und andere „Programme" für sie gleichsam gesperrt werden. Während die ersten Zellen in der Embryoentwicklung noch die Information für die vollständige Entwicklung des ganzen Organismus abrufen können – so entstehen eineiige Zwillinge oder Drillinge –, können sich spätere, schon mehr spezialisierte Zellen nur noch zu Zellen gleicher Art teilen. Aus Leberzellen entstehen dann eben nur Leberzellen, nie ein neuer Mensch. In hochspezialisierten Geweben verlieren ausgereifte Zellen, z.B. Muskelzellen oder reife Blutzellen, sogar die Fähigkeit zur Zellteilung überhaupt.

Krebs entsteht, wenn Zellen unsterblich werden

Zellen sind in verschiedenem Ausmaß schädigenden Außeneinflüssen ausgesetzt. Dementsprechend haben sie sehr kurze oder längere Lebenszeiten, bevor sie absterben und ersetzt werden. Manche Zellen der Haut und Schleimhäute sind jeweils bereits nach wenigen Tagen „verbraucht", andere Zellen überleben Jahrzehnte. Genauso wie eine falsche Betriebsanleitung nur zu Bedienungspannen führt, wenn sie benützt wird, wirken sich auch Schäden am Genom nur in den Zellen aus, die die veränderten Gene auch aktivieren, also die gestörte Information für ihre Funktionsabläufe benötigen.

[16] Rüdiger HW, Nowak, D. Bronchialkarzinom. Die Rolle von Anlage und Umwelt. Internist 1994; 35: 700–709.

Falls sich eine Zelle mit fehlerhafter genetischer Information nicht mehr vermehrt, bleibt jedoch der Schaden für den Gesamtorganismus unerheblich. Es stirbt höchstens die betroffene einzelne Zelle vorzeitig ab, die gestörte Geninformation, man sagt dazu Mutation, wird aber nicht auf andere Zellen übertragen. Vererbt, also an Kinder weitergegeben werden allenfalls Genomschäden in Keimzellen – Eizellen der Frau oder in männlichen Samenzellen (Keimbahnmutationen). Störungen der genetischen Information in sonstigen Körperzellen dagegen können nie an Kinder weitergegeben werden.

In den letzten Jahren haben wir viel über die oben bereits angesprochene „Qualitätskontrolle" gelernt, die bei teilungsfähigen Zellen in Funktion tritt: Bei Genomschäden wird ein sogenanntes p53-Gen aktiviert, das Eiweißmoleküle produziert, die eine Zellteilung so lange verhindern, bis die Erbgutschäden in der Regel repariert sind[17]. – An die nüchternen Namengebungen der heutigen Wissenschaftler haben wir uns schon gewöhnt: p53 steht für Protein mit dem Molekulargewicht von 53 Dalton. Bei großen Schäden aktiviert dieser Eiweißstoff p53 im Zusammenspiel mit anderen noch nicht vollständig bekannten Faktoren für die Zelle ein Selbstzerstörungsprogramm: Die entsprechende Zelle stirbt und wird abgebaut. Dieser „programmierte Zelltod" (Apotose) wird bei allen gesunden Zellen eingeleitet, die sich schon häufig geteilt haben und durch Schäden zunehmend „schlechtere Kopien" der Erbinformation liefern. Keine normale Zelle durchlebt somit mehr als etwa 40 Teilungszyklen. Der programmierte Zelltod spielt offensichtlich bei den seltenen Spontanremissionen von Krebserkrankungen eine entscheidende Rolle, bei denen sich Krebsknoten ohne Behandlung zurückbilden. Chemotherapiemedikamente bringen Krebszellen zum Absterben, indem sie in ihnen das Programm für den „Zellselbstmord" aktivieren. Es gibt Wissenschaftler, die sich eine bildhafte Sprache bewahrt haben, und sie bezeichnen das Eiweiß p53 als „Wächter"[18] oder „Wachhund des Erbguts" und „Vollstrecker einer Generationsuhr". Über dieses Zelleiweiß und sein dazugehöriges Gen sind allein in den letzten Jahren Tausende von wissen-

---

[17] Burkart Ch. Das Tumorsuppressorprotein p53. Deutsches Ärzteblatt 1994; 91: A-898–904.

[18] Koch K. Ein Protein als Wächter des Erbguts. Deutsches Ärzteblatt 1994; 91:B-204.

schaftlichen Arbeiten veröffentlicht worden. Dies unterstreicht die ihm zugeschriebene Schlüsselrolle sowohl bei der Krebsentstehung – und wahrscheinlich auch für die Wirkung von Chemotherapiemedikamenten[19]. Bei Schäden an diesem „Wächter-Gen" selbst kann allenfalls ein fehlerhaftes Eiweiß gebildet werden, das nicht mehr in der Lage ist, die Zellteilung aufzuschieben oder den Zellen zu signalisieren, daß „ihre Zeit abgelaufen" ist. Der „Wachhund des Erbgutes" ist dann gleichsam zahnlos geworden oder eingeschläfert: Auch Zellen mit schweren Veränderungen ihrer Erbinformation können sich in diesem Fall ungebremst vermehren, geben ihre Schäden an die Tochterzellen weiter und sterben nicht ab, solange sie über Nährstoffe verfügen. Diese defekten Zellen wachsen damit unkontrolliert und sind dadurch im Vergleich zu normalen Körperzellen „unsterblich" geworden, sie sind Krebszellen. Schon die Veränderung eines der 393 Aminosäuren-Bausteine des p53-Eiweißes genügt, um seine Wächterfunktion zu behindern. Verschiedene Kanzerogene (Stoffe, die Krebs auslösen können) schädigen das „Wächter"-Gen an unterschiedlichen Stellen. Inzwischen sind in über 50 unterschiedlichen Krebsarten solche Mutationen dieses „Wachhund"-Moleküls oder sein Fehlen entdeckt worden, so daß die renommierte Wissenschaftszeitschrift „Science" dieses nüchterne p53 wegen seiner Bedeutung für die Krebsforschung und für Zellalterungsprozesse zum „Molekül des Jahres 1993" erhob[20].

Krebsgene bedeuten noch keine Krebskrankheit!

Das p53-Gen ist ein sogenanntes Anti-Onkogen oder Tumor-Suppressor-Gen, da es eine Art Sicherung gegen unkontrolliertes Zellwachstum darstellt, indem es eine Zellvermehrung „abschalten" kann. Andere normale Gene, die die Zellvermehrung „einschalten" können (Proliferationsgene), werden zu „Krebsgenen" (Onkogenen), wenn sie durch Mutation so verändert werden, daß sie nicht mehr gesteuert werden können, der Schalter sich gleichsam nicht mehr ausschalten läßt. Solche Onkogene fanden sich inzwischen in

---

[19] Kinzler KW, Vogelstein B. Cancer therapy meets p53. N Engl J Med 1994; 331: 49–50.

[20] ‚Gene of the Year' p 53: When will it show clinical promise? Annals of Oncology 1993; 4(9): 706–707.

vielen Tumorarten, bei manchen Krebsarten scheinen sie auch eine Aussage über die Prognose zu erlauben.

Wird ein Onkogen nachgewiesen, so bedeutet dies noch keineswegs, daß ein Krebs vorhanden ist oder entstehen wird. Entscheidend ist jeweils, ob der „defekte Schalter" überhaupt benutzt wird oder ob andere „Sicherungen" das „Abschalten" übernehmen und andere ungestörte „Schaltkreise" einspringen. Zudem bedarf das Krebszellwachstum einer gewissen Stimulation von außen, auch wenn Krebszellen sich im Vergleich zu normalen Zellen in einem bestimmten Maß unabhängig machen, indem sie die stimulierenden Botenstoffe selbst produzieren. Außerdem unterliegen veränderte Zellen auch „Qualitätskontrollen" von außen, durch die umgebenden Zellen und durch Funktionssysteme des Gesamtorganismus, die etwas pauschal als Abwehrsystem zusammengefaßt werden. Das Entstehen von einigen Krebszellen bedeutet also noch nicht notwendigerweise auch den Beginn einer Krebserkrankung. Für einen Tumorknoten von einem Zentimeter Durchmesser müssen immerhin ungefähr eine Milliarde Krebszellen entstehen! Selbst noch weit größere Geschwulstneubildungen können sich – wenn auch sehr selten – ohne wirksame Behandlung vollständig zurückbilden. Eine Kontrolle, die bereits verlorengegangen war, kann offensichtlich wieder zurückgewonnen werden. Wir Ärzte sprechen dann von „Spontanremission", zweifeln möglicherweise an der Diagnose und schütteln den Kopf, weil wir solche Vorgänge nicht schlüssig erklären können.

Wenn ich oben die Sprache der Elektronik verwendet habe, mit „Schaltern", „Sicherung", „Programm", „ein- und ausschalten", „steuern" und „Informationen" „speichern", „aktivieren", „ablesen", so habe ich dadurch bereits Zusammenhänge vereinfacht und manchen Leser vielleicht an seine thermostatgesteuerte Wohnungsheizung denken lassen. In Wirklichkeit ist das Zusammenspiel der Regulationsschritte in der Zelle, durch Nachbarzellen und durch übergeordnete Funktionssysteme trotz unseres in den letzten zwanzig Jahren enorm erweiterten Verständnisses erst in winzigen Ausschnitten erforscht. Auch das leistungsfähigste Computersystem mit Millionen von Schaltkreisen ist nicht in der Lage, diese Regulationsvorgänge und ihre Störungen nachzuahmen. Dabei ist diese ganze Information in einem winzigen „Mikrochip" gespeichert, dem nur unter dem Mikroskop sichtbaren Zellkern.

Beruht Krebs auf einem geschwächten Immunsystem?

Eine „Rote Karte“ für bösartige Zellen?

„Ich habe Krebs bekommen, weil mein Immunsystem geschwächt ist!“ – „Wie merken Sie denn, daß ihr Immunsystem geschwächt ist?“ – „Wenn ich die letzten Jahre zurückdenke, zweimal im Jahr hatte ich da eine Grippe, nicht daß ich im Bett liegen mußte, aber erwischt hat es mich immer!“ – „Und Ihren Mann?“ – „Der hat mich ja meistens angesteckt. Ich konnte mich gar nicht so richtig schonen, weil er immer richtig krank war.“ – „Hat Ihr Mann jetzt Angst, auch Krebs zu bekommen?“ – „Nein, wie kommen Sie darauf? – Aber man liest doch überall, Krebs könne sich nur bilden, wenn die körpereigene Abwehr schwach ist. Das ist doch so?“ Eine andere Patientin sieht den Zusammenhang unterschiedlich: „Ich habe ganz selten einen Virus aufgeschnappt, auch wenn alle Leute um mich herum krank waren. Wenn ich wirklich mal eine ‚Grippe‘ hatte, dann nie mit Fieber. Vielleicht habe ich deshalb jetzt Krebs. Ich habe gelesen, Menschen, die selten Infekte durchmachen, bekommen eher Krebs, weil ihr Immunsystem nicht ‚trainiert‘ wird.“ Solche Ursachenbeschreibungen und Fragen tauchten erst vermehrt in den letzten Jahrzehnten auf. Vorher dachte man beim Immunsystem zwar wie die beiden Patientinnen an die Widerstandsfähigkeit gegen Infektionskrankheiten, an Impfungen, an Bluttransfusionszwischenfälle oder andere Allergien, aber weniger an Krebs. Das Immunsystem wurde als körpereigenes Abwehrsystem aufgefaßt, als Körperpolizei, die körperfremde Substanzen – z.B. Krankheitserreger – abwehrt oder im Organismus aufspürt und zu beseitigen versucht. Bei sogenannten Autoimmunerkrankungen z.B. manchen Rheumaformen, fiel dann auf, daß die entzündlichen Immunreaktionen nicht gegen körperfremde Strukturen, sondern gegen Zellbestandteile von normalem, körpereigenem Gewebe gerichtet waren, die aus irgendwelchen Gründen vom Immunsystem als fremd eingeschätzt wurden. Ab Ende der fünfziger Jahre fand somit eine Theorie breite Resonanz, die davon ausgeht, daß im Körper täglich Zellen bei Teilungsschritten „entarten", diese Zellen aber im Regelfall vom Immunsystem als verändert erkannt und beseitigt werden. Nach dieser Immunüberwachungstheorie *(Immune surveillance)* entsteht aus den „entarteten" Zellen nur dann Krebs, wenn diese Überwachung und Abwehr versagt, die anfänglich noch wenigen Krebszellen gleichsam „der Körperpolizei entwischen" und sich dann ungehindert vermehren. Diese Modellvorstellung ließ sich wissenschaftlich durch verschiedene Beobachtungen stützen:

- Patienten mit manchen – aber keineswegs allen – angeborenen und erworbenen Immunschwächekrankheiten haben ein deutlich erhöhtes Krebsrisiko, genauso Patienten, deren Immunsystem nach einer Organtransplantation durch Medikamente unterdrückt werden muß, um eine Abstoßungsreaktion zu verhindern. Dagegen ist das Brustkrebsrisiko von Frauen sogar vermindert, die nach Nierentransplantationen immunschwächende Medikamente einnehmen müssen.
- Zudem konnte sogar mikroskopisch gesehen werden, wie bestimmte Körperzellen – Killerzellen und Freßzellen – in der Lage sind, Krebszellen tatsächlich abzutöten und aufzulösen.
- Erhielten gesunde Menschen fremde Krebszellen gespritzt, so blieben sie gesund – solche ethisch sehr angreifbare Experimente haben mit Einverständnis der Versuchspersonen in amerikanischen Gefängnissen nach dem Zweiten Weltkrieg wirklich stattgefunden![21] Wurden dagegen todkranken Krebspatienten eigene oder fremde Krebszellen unter die Haut gespritzt, so entwickelten sich fast immer Tumorknötchen.

Tausende Tierversuche bestätigten ebenfalls eine Rolle von immunologischen Abwehrvorgängen, so daß vor etwa dreißig Jahren große Hoffnungen auf eine Immuntherapie von Krebskrankheiten gesetzt wurden, die aber am Krankenbett mit ihren Ergebnissen damals völlig enttäuschte. Erst in den letzten Jahren gelang es, einige spezifische Antikörper zu entwickeln, die bei einigen bösartigen Erkrankungen die Behandlungsmöglichkeiten erweitert haben.

---

[21] Cabane F, Gérard-Marchant R, Destaing F. Geschichte des Krebses. In: Toellner R. Illustrierte Geschichte der Medizin. Bd. 5 S. 2774.

Eine Immunschwäche ist nur selten Krebsursache!

Im Juni 1991 lud auf Initiative von uns die Deutsche Krebshilfe zu einer ersten weltweiten Expertenkonferenz zum Thema „Psychoneuroimmunologie und Krebs" nach Tutzing ein. Prof. Herbert Oettgen, einer der weltweit führenden Tumorimmunologen am berühmten Sloan-Kettering-Krebszentrum in New York, überraschte in seinem dortigen Vortrag mit der Aussage, er als Experte wisse trotz einer oft bereits als selbstverständlich hingestellten Beziehung zwischen Immunsystem und Krebs nicht, ob es eine bedeutsame Beziehung dieser Art überhaupt gebe[22].

Wenn die Diagnose frühzeitig gestellt wird, weisen Krebskranke in der Tat nur in seltenen Ausnahmefällen Störungen ihres Immunsystems auf. Immunologische Auffälligkeiten sind meist Folge und nicht Ursache einer onkologischen Erkrankung. Denn jede Krankheit, die fortschreitet, beeinträchtigt zunehmend andere Organfunktionen – Immunfunktionen bilden hier natürlich keine Ausnahme. So sind bekanntermaßen Patienten, die an einer Leberzirrhose, Zuckerkrankheit oder einer fortgeschrittenen Herzschwäche leiden, und auch dialysebedürftige Nierenkranke allgemein infektanfälliger.

Genauso wie im Alltagssprachgebrauch sich „Abwehr" auf Spionage, eine Prügelei oder auf eine bestimmte Position auf dem Fußballfeld beziehen kann, ist „körpereigene Abwehr" ein Schlagwort, das sehr unterschiedlich gebraucht wird. Im ursprünglichen Sinn ist Abwehr von Krankheitserregern gemeint, die Fähigkeit des Körpers, Infektionskrankheiten möglichst rasch zu überstehen oder gegen sie unempfänglich, also „immun" zu werden. Es verwundert nicht, daß dieses Verständnis auf Krebskrankheiten ausgedehnt wurde, da sie doch sehr lange als ansteckende Krankheiten aufgefaßt worden waren. Erweitert bezieht sich „körpereigene Abwehr" auf eine „gute Immunität" mit geringer allgemeiner Krankheitsneigung. Immunsystem und Abwehrsystem werden hier also gleichbedeutend nach dem Motto: Ein gutes Abwehrsystem verhindert Krankheiten, macht „immun", hält gesund oder läßt schnell genesen. Dieses Konzept gilt aber beispielsweise nicht bei allergi-

[22] Bahnson CB, Gallmeier WM, Kappauf HW, v. Kleist S, Munk K (Hrsg.). Psychoneuroimmunologie und Krebs. Onkologie 1991; 14 (Suppl. 1).

schen Krankheiten oder Autoimmunkrankheiten, da das Immunsystem hier keineswegs die Krankheit abwehrt, sondern mitbedingt und unterhält. Das menschliche Immunsystem ist somit mehr als ein bloßes Abwehrsystem.

Immunzellen: eine wichtige, aber nicht gewichtige Vielfalt!

Den Hauptpfeiler des menschlichen Immunsystems[23] bilden mehr als Tausend Milliarden verschieden spezialisierter Zellen, die, über alle Organstrukturen und Körperflüssigkeiten verteilt, insgesamt gerade ein Kilogramm wiegen und von denen täglich annähernd zehn Prozent erneuert werden[24]. Manche der Zellen werden innerhalb von Tagen ersetzt, andere überleben Jahre. In der Mehrheit handelt es sich um weiße Blutkörperchen (Leukozyten). Ein Großteil von ihnen, die Granulozyten und Monozyten, entsteht im Knochenmark, ihre andere Hauptgruppe, die Lymphozyten, dagegen überwiegend in Hunderten von Lymphknoten. Sobald diese verschiedenen weißen Blutkörperchen funktionsfähig sind, werden sie in den Blutkreislauf ausgeschwemmt, über den sie nahezu in alle Körpergewebe gelangen können. Diese Abwehrzellen reagieren auf im Blut oder im Gewebe vorhandene Botenstoffe, chemische Veränderungen, auf Hormone, Medikamente und auf Nervensignale. Sie können auf bestimmte Reize die Blutgefäße verlassen und in die Gewebe eindringen. Andererseits sondern sie selbst wieder Botenstoffe und Hormone ab, übermitteln dadurch Informationen an andere Zellen und das Gehirn. Die Zellen entsprechen also auch einem „mobilen Sinnesorgan" und einem Kommunikationssystem, über das Zellen verschiedener Organe und Funktionssysteme miteinander „reden". Immerhin verfügt der menschliche Körper dafür über hundertmal mehr Lymphozyten (10^{12}) als Nervenzellen, die Anzahl von Antikörpern (10^{20}) ist darüber hinaus hundert Millionen mal höher. Immunzellen sind also keineswegs nur „Streifen-

---

[23] Nossal GJV. Das Immunsystem. Spektrum der Wissenschaft / Spezial 2. 1993: 8–17.

[24] Jerne NB. Das Immunsystem. In: Immunsystem. Spektrum der Wissenschaft 1987: 54–63.

polizisten", die auf Befehle einer „Einsatzleitung" tätig werden, sondern sie bilden gleichzeitig selbst eine mobile und leistungsstarke Informations- und Einsatzzentrale.

Granulozyten sind vor allem für die Bekämpfung von Bakterien zuständig. Diese werden von den Granulozyten mit Fermenten, gleichsam „chemischen Waffen", angegriffen, aufgelöst oder verschlungen, wobei sie selbst verbraucht werden. Geschieht dies im großen Umfang, so erkennt man ihre Reste mit bloßem Auge als Eiter. Pilze und Viren hingegen werden vorwiegend durch Lymphozyten abgewertet. Monozyten wandeln sich im Gewebe zu sogenannten „Freßzellen" (Makrophagen), die die Gewebe von abgestorbenen Körperzellen, Entzündungsherden und körperfremden Stoffen säubern und andere Abwehrzellen alarmieren. Die funktionsfähigen Granulozyten werden im Körper innerhalb von wenigen Tagen aufgebraucht. Wird die Neubildung von weißen Blutkörperchen beispielsweise im Rahmen einer Strahlentherapie oder intensiveren Chemotherapie stark gehemmt, so besteht vorübergehend eine erhöhte Infektanfälligkeit.

Lymphozyten sind in der Regel langlebiger als Granulozyten und durchlaufen im Gegensatz zu diesen im Körper verschiedene „Sonderausbildungen". Dabei qualifizieren sie sich entweder im Knochenmark zu sogenannten B-Zellen oder im Thymus[25] zu T-Zellen. B-Lymphozyten entwickeln die Fähigkeit, jeweils bestimmte Antikörper zu produzieren, bestimmte Eiweißstoffe (Immunglobuline), die sich wie Schlüssel und Schloß an besondere Oberflächenmerkmale (Antigene) von Viren, Bakterien, fremd erkannten Zellen und anderen Molekülstrukturen ankoppeln und sie dadurch unter bestimmten Bedingungen direkt oder indirekt neutralisieren. Teilweise wird dabei eine Entzündungsreaktion ausgelöst, indem andere weiße Blutkörperchen und Freßzellen zu Hilfe gerufen werden. T-Lymphozyten können solche Immunreaktionen entweder verstärken (T-Helferzellen) oder abschwächen (T-Suppressorzellen). Manche T-Zellen (Memory-Zellen) können auch Antigene „erinnern", mit denen sie schon Kontakt hatten. Bei einer späteren Begegnung werden dann rasch T-Helferzellen mobilisiert und B-Zellen zu einer gesteigerten Antikörperbildung veranlaßt, wo-

[25] Der Thymus ist ein hinter dem Brustbein gelegenes Lymphorgan, das sich bis zum Erwachsenenalter größenmäßig weitgehend zurückbildet.

durch eine heftigere Immunreaktion erfolgt, z. B. als Allergie. Ähnlich können dadurch Krankheitskeime – oder auch Tumorzellen – daran gehindert werden, im Körper zu überleben und sich zu vermehren. Letzteres ist das Prinzip jeder Impfung.

Eine möglicherweise wichtige Rolle bei der „Tumorüberwachung", jedoch offensichtlich nicht mehr bei einer bereits manifesten Krebserkrankung, spielen sogenannte Killerzellen[26]. Es handelt sich um besondere Lymphozyten, die als fremd eingeschätzte Zellen oder Viren ohne vorausgegangenen Kontakt auflösen können. Natürlichen Killerzellen (NK-Zellen) gelingt dies unmittelbar, für andere (antikörperabhängige Killerzellen) müssen die jeweiligen Zielzellen durch Antikörper markiert sein. Ähnlich wie Bienen beim Stechen ihren Stachel verlieren, können solche Killerzellen nur eine Zielzelle zerstören, bevor sie inaktiviert werden. Dies gilt dagegen nicht für zytotoxische T-Zellen[27]. Eine wichtige, lange unterschätzte Rolle kommt den „Freßzellen" zu, die ebenso antikörpermarkierte Zellen und auch Tumorzellen abtöten und gleichzeitig andere Immunzellen durch Botenstoffe informieren, stimulieren oder hemmen können[28]. Inzwischen lassen sich die verschiedenen Lymphozytenarten aufgrund unterschiedlicher Merkmale an ihren Zelloberflächen mit spezifischen Antikörpern *(monoklonalen Antikörpern)* im Labor oder unter dem Mikroskop „typisieren", d. h. zuordnen und zahlenmäßig erfassen. Es ist trügerisch, diese Befunde als „Immunstatus" überzubewerten. Denn sie stellen immer nur einen momentanen Teilausschnitt des Immunsystems dar. Für die Immunvorgänge entscheidend ist immer das durch Nerven und Hormone komplex gesteuerte, koordinierte Zusammenwirken all dieser verschieden spezialisierten Zellen und der von ihnen ins Blut abgegebenen Antikörper mit anderen biochemischen Systemen im Blut und in den Gewebsflüssigkeiten.

Warum können sich im Körper Tumorzellen trotzdem zu einem

---

[26] Ortaldo JR, Longo DL. Human Natural Lymphocyte Effector Cells: Definition, Analysis of Activity, and Clinical Effectiveness. J Nat Cancer Ins 1988; 80: 999–1010.

[27] Sedlacek, H. H. Tumorimmunologie und Tumortherapie. Basel, München 1987, Karger.

[28] Adams DO. Molecular biology of macrophage activation: a pathway whereby psychosocial factors can potentially affect health. Psychosomatic Medicine 1994; 56: 316–327.

Krebs vermehren, wenn doch dieses dargestellte hochkomplexe Immunsystem nachweislich sogar mit verschiedenen „Waffen" Krebszellen zerstören kann? Eine Immunabwehr von Krebszellen setzt voraus, daß sich diese an ihrer Zelloberfläche als „anormal" erkennen lassen, dort also ungewöhnliche Strukturmerkmale aufweisen, die sich auf anderen Körperzellen nicht finden. Derartige krebsspezifische Antigene, die von den Elementen des Immunsystems als fremd eingeschätzt werden, können dann eine Zelluläre oder antikörpervermittelte Abwehrreaktion auslösen. Tierische Tumore zeigen solche spezifische Antigene häufig, deshalb lassen sich in Tierversuchen bei Krebs auch eindrucksvolle immuntherapeutische Ergebnisse erzielen. Menschlichen Tumoren fehlen völlig krebsspezifische Antigene, oder sie bewirken nur gering ausgeprägte Immunreaktionen. Die Zellmembranantigene, also die Oberflächen von Krebszellen unterscheiden sich eben meist nur quantitativ, kaum aber qualitativ von anderen Körperzellen. Zudem verfügen Krebszellen über mehrere Fähigkeiten, eine Immunkontrolle zu unterlaufen: Sie können Oberflächenmerkmale antennenartig ins Zellinnere einfahren, diese an der Oberfläche durch andere Moleküle „tarnen" oder einfach an die Umgebung abschilfern, ähnlich wie ein Flugzeug, das durch Verstreuen von Alu-Streifen einer Radarortung entgeht. Außerdem vermögen Krebszellen chemische Stoffe abzusondern, die Immunzellen in der Umgebung hemmen, und sie können darüber hinaus über noch weitere Wege erreichen, daß die von funktionsfähigen Abwehrzellen toleriert werden. Damit wird auch verständlich, warum sich gelegentlich in der unmittelbaren Umgebung von Krebsgewebe und sogar in diesem selbst größere Ansammlungen von Immunzellen (tumorinfiltrierende Lymphozyten) mikroskopisch ausmachen lassen, ohne daß dieser Befund, außer bei schwarzem Hautkrebs, mit einer günstigeren Prognose einhergeht. In den letzten Jahren ist es gelungen, monoklonale Antikörper gegen das 17-1A-Merkmal von Darmkrebszellen (Panorex®), das HER2/Neu-Merkmal von Brustkrebszellen (Herceptin®) und das CD-20-Merkmal von Lymphomzellen (Rituximab, Mabthera®) herzustellen, die sich in gewissen Krankheitssituationen bereits als wirksame Medikamente erwiesen haben. Weitere hoffnungsvolle Antikörper-Medikamente werden derzeit noch kritisch geprüft.

Messungen des „Immunstatus“: meist ohne Nutzen, aber nicht umsonst!

Der derzeitige Wissensstand läßt sich folgendermaßen zusammenfassen: Bei menschlichen Tumoren läßt sich nur in recht seltenen Ausnahmen, wenn gleichzeitig andere schwere Begleiterkrankungen vorliegen, ein ursächlicher Zusammenhang zwischen beeinträchtigten Immunfunktionen und Krebsentstehung nachweisen, Selbst bei schweren langfristigen Störungen des Immunsystems ist das Krebsrisiko nicht für alle Krebsarten erhöht, und die Mehrzahl der betroffenen Patienten erkrankt nicht an Krebs. Die Immunüberwachung ist nur eine von mehreren Komponenten, die das Tumorwachstum begrenzen. Wenn sich trotzdem eine Krebserkrankung entwickelt, so ist nur selten ein geschwächtes Immunsystem wesentliche Ursache, genausowenig wie beim Absturz eines Bergsteigers regelmäßig gefolgert werden darf, der Bergsteiger sei eben unerfahren und schlecht trainiert gewesen.

Die in den letzten Jahren so beliebt gewordenen Messungen des sogenannten „Immunstatus“ erlauben keine vernünftige Aussage über die Abwehrlage gegenüber Tumorzellen! So gut wie nie erlangen sie eine aussagekräftige therapeutische Entscheidungshilfe, obwohl sich diese Art der Immundiagnostik inzwischen zu den kosten- und gewinnträchtigsten Laboruntersuchungen der letzten Jahre gemausert hat.

In der Erläuterung der Grundpfeiler des Immunsystems ist wieder deutlich geworden, wie zur Beschreibung von neuen Beobachtungen immer nur eine vergleichende Sprache herangezogen werden kann. In diesem Abschnitt war die Sprache einem Kampfszenario entnommen, sehr kriegerisch: „Gegner“, „Killer“, „Waffen“, „zerstören“, „inaktivieren“, „tarnen“ usw. Namen sind aber keineswegs nur „Schall und Rauch“, sondern beeinflussen Vorstellungen und lassen Denkmodelle plausibel erscheinen. Medizinische Bezeichnungen („Krebsgene“, „Killerzellen“, „Helferzellen“ u.v.a.) werden bei der Untersuchung von biologischen Einzel- oder Teilvorgängen geprägt und täuschen in vielen anfänglichen oder auch späteren oberflächlichen Berichten etwas vor, was dann sehr differenziert betrachtet werden muß.

„Krebs ist eine Krankheit der Gene.“

(Der Krebsforscher Prof. Peter H. Krammer, 1999 Süddeutsche Zeitung)

Ist Krebs erblich?

Nur Veränderungen in Keimzellen sind vererblich

„Bei mir liegt Krebs in der Familie, meine Mutter hatte Darmkrebs, und meine Tante ist an einem Gehirntumor gestorben."

„Ist mein Brustkrebs vererblich? Meine Mutter ist an Brustkrebs gestorben. – Ich mache mir jetzt Sorgen, daß ich die Krankheit bereits an meine Tochter weitergegeben habe, daß sie auch mal erkrankt." Befürchtungen dieser Art werden in der onkologischen Sprechstunde häufig laut.

In einem vorangegangenen Kapitel dieses Buches wurde beschrieben, wie eine Zellvermehrung im Körper genetisch gesteuert wird und wie Veränderungen der Erbmasse Mutationen zur Entstehung von Krebszellen führen können. Eine solche Mutation darf aber nicht mit vererblich gleichgesetzt werden. Nur genetische Veränderungen der Keimzellen – d.h. Samen- und Eizellen – können vererbt werden, nicht dagegen Schäden von anderen Körperzellen. Beim intensiven ungeschützten Sonnenbad wirken beispielsweise Ultraviolett-Strahlen auf die Haut ein und schädigen die Erbmasse der betroffenen Hautzellen. Bei schweren Schäden sterben die Zellen ab, die Haut schält sich, wir sprechen von Sonnenbrand. Andere Zellen, die geringer geschädigt worden sind, können sich weiter teilen, vermehren sich und geben dabei eventuelle, nicht vollständig reparierte genetische Veränderungen an die Tochterzellen weiter. Der Sonnenbrand heilt. Weitere Schäden, z.B. durch erneute Sonnenbrandepisoden oder chemische Stoffe können schließlich zu Hautkrebs führen. Dieser Hautkrebs ist dann aber nie vererblich. Dagegen ist der „Hauttyp", die Empfindlichkeit der Haut gegenüber schädlichen Einflüssen, durchaus anlagebedingt. Hellhäutige Menschen entwickeln bei UV-Strahlen-Einwirkung viel häufiger Hautkrebse als dunkelhäutige Personen. Bei

Engländern beispielsweise, die nach dem sonnigen Australien auswandern, tritt mindestens zehnmal häufiger Hautkrebs auf als bei ihren Landsleuten auf der regenreichen Heimatinsel. Australische Ureinwohner erkranken dagegen sehr selten an Hautkrebs. Auch maligne Melanome (Schwarzer Hautkrebs) sind bei den ursprünglichen Bevölkerungsgruppen südlicher, sonnenreicher Länder sehr selten, während für Mittel- und Nordeuropäer mit sehr hellem Hauttyp und rotblonden Haaren das Melanomrisiko etwa siebzigfach höher anzusetzen ist. Maligne Melanome entstehen dabei unabhängig von langfristiger UV-Einstrahlung vorwiegend auf nicht belichteten Hautpartien. Besonders Sonnenbrände in der Kindheit erhöhen dieses Krebsrisiko[29] Andere Hautkrebse – Basaliome und Stachelzellkrebse –, die in Europa häufiger als Melanome vorkommen, sind dagegen direkte Folgen von chronischen UV-Lichtschäden. Dementsprechend entwickeln sie sich besonders bei empfindlichem Hauttyp vorzugsweise auf den „Sonnenterrassen" des Körpers, den Partien, die im Laufe des Lebens viel der direkten Sonne ausgesetzt sind: vor allem im Gesicht, Nacken, im Bereich der Hände und Arme.

Gehäufte Krebserkrankungen in einer Familie bedeuten noch keine Vererbung!

Das Auftreten mehrerer Krebserkrankungen in einer Familie wirft fünf Fragen auf:

1. Sind Krebsgene über die Keimzellen angeboren, also als sogenannte Keimbahnmutation vererbt? Die genetischen Auffälligkeiten finden sich dann in allen Körperzellen, nicht nur im Tumorgewebe. Hierzu gehören ein Teil der kindlichen Wilmstumore und Retinoblastome, seltene Krebserkrankungen, die sich im Bauchraum bzw. in den Augen entwickeln und inzwischen in den meisten Fällen geheilt werden können. Nur 5 bis 10 Prozent der in Deutschland jährlich diagnostizierten 45 000 Mammakarzinome liegt eine erbliche Veranlagung zugrunde. In etwa 90 Prozent lassen sich dann verschieden mutierte Chromosomenabschnitte nach-

[29] Blaeser-Kiel G. Risikofaktor des malignen Melanoms: Sonnenbrand im Kindesalter. Deutsches Ärzteblatt 1994; 91: B-824.

weisen, die als „Brustkrebsgene", BRCA-1 und BRCA-2, bezeichnet werden.

2. Liegt eine genetisch bedingte Empfindlichkeit gegenüber gewissen Krebsrisikofaktoren vor? In einem solchen Fall wird das individuelle Krebsrisiko nicht erhöht, falls die entsprechenden Risikofaktoren konsequent gemieden werden. Wirken sie dagegen durch ähnliche Lebensgewohnheiten auf alle Familienmitglieder ein, so sind mehrere gleichartige Krebserkrankungen in der Familie möglich, ohne daß eine Vererbung angekreidet werden darf. Ein Beispiel ist das bereits angeführte Hautkrebsrisiko für Verwandte mit hellem Hauttyp, die gleichermaßen um eine schnelle, „gegrillte" Urlaubsbräune an südlichen Stränden wetteifern.

3. Sind mehrere Personen der Familie dem gleichen Krebsrisikofaktor ausgesetzt, ohne eine erhöhte Anfälligkeit aufzuweisen? Mehrere Familienangehörige haben dann – wieder ohne Vererbung – beispielsweise ein erhöhtes Lungenkrebsrisiko, wenn sie den gemeinsamen Familienleitspruch „Wir rauchen gern!" eifrig befolgen.

4. Verstärken sich in einer Familie erbliche Veranlagung und gemeinsame äußere Risikofaktoren? Geringere Einzelrisiken können sich dann zu einem hohen Krebsrisiko verstärken, beispielsweise Erbanlagen, Ernährungsgewohnheiten, Tabakrauchen und Luftschadstoffe[30].

5. Sind mehrere Krebserkrankungen in einer Familie einfach „Zufall"? Wenn, wie eingangs erwähnt, nahezu jeder dritte Bundesbürger im Laufe seines Lebens an Krebs erkrankt, so ist die statistische Wahrscheinlichkeit für mehrere Krebserkrankungen in einer bundesdeutschen Familie immerhin annähernd so groß wie die statistische Wahrscheinlichkeit, daß diese Familie auch über mehrere Autos verfügt.

In vorsichtigen Abschätzungen gehen gegenwärtig Wissenschaftler bei etwa 5 Prozent aller Krebserkrankungen von maßgeblichen Erbfaktoren aus[31]. Besonders bei Krebs im Alter sind wesentliche Erbfaktoren unwahrscheinlich. Dagegen ist eine erbliche Komponente sehr in Betracht zu ziehen, wenn:

---

30 Rüdiger HW, Nowak D. Bronchialkarzinom. Die Rolle von Anlage und Umwelt. Internist 1994, 35: 700–709.

31 Levine E, King R, Bloomfield C. The Role of Heredity in Cancer. J. Clinical Oncol 1989; 7(4): 527–540.

- Krebs in sehr jungen Jahren auftritt,
- mehrere nahe Angehörige an der gleichen Krebsart erkranken,
- die Krebserkrankung bei paarigen Organen beidseitig festgestellt wird, also beispielsweise beide Brüste oder beide Augen betrifft, oder
- dieselben Patienten mehrere verschiedene Krebsarten gleichzeitig oder in Folge entwickeln.

Diese Fälle sind selten. Treffen sie auf Sie zu, so kann für Sie und Ihre Familie eine besondere Beratung und gendiagnostische Abklärung sinnvoll sein. Bei einer bekannten erblichen Krebsveranlagung sind besondere Vorsorgeuntersuchungen möglich, die bereits in jungen Jahren beginnen sollten. So empfehlen sich bei einem familiären Darmkrebsrisiko regelmäßige Darmspiegelungen, bei dem seltenen genetisch bedingten Prostatakarzinom entsprechende Vorsorgeuntersuchungen bereits vor dem 40. Lebensjahr. Träger der sogenannten „Brustkrebsgene" BRCA-1 oder BRCA-2 können sowohl Frauen als auch Männer sein, und ihr Risiko, ein derartiges „Brustkrebsgen" an Kinder zu vererben, beträgt 50 %. Frauen mit einer BRCA-1-Mutation haben ein Risiko von 80 %, an einem Mammakarzinom und von etwa 60 %, an einem Eierstockskrebs zu erkranken. Männliche BRCA-1-Mutationsträger weisen kein erhöhtes Risiko für Brustkrebs, dagegen aber für Darmkrebs oder Prostatakrebs auf. Brustkrebs findet sich jedoch vermehrt bei Männern mit einer BRCA-2-Mutation. Bei dieser Keimbahnveränderung liegt hingegen das Brustkrebsrisiko von Frauen deutlich niedriger – etwa bei 40 % – als bei einer BRCA-1-Mutation, und auch Eierstockstumore treten bei ihnen seltener auf. Gendiagnostische Untersuchungen auf BRCA-1 und BRCA-2 sind sehr aufwendig und nicht routinemäßig möglich. Sie haben auch nur dann einen Aussagewert, wenn bereits zuvor bei einem krebskranken Angehörigen eine entsprechende Mutation nachgewiesen worden ist. Die Deutsche Krebshilfe fördert derzeit ein Projekt „Familiäres-Mammakarzinom" mit speziellen Beratungsstellen und Vorsorgeprogrammen an den Frauenkliniken in Berlin, Bonn, Düsseldorf, Frankfurt/M, Heidelberg, Kiel, Leipzig, München, Münster, Ulm, Dresden und Würzburg. Eine Beratung und eventuelle gendiagnostische Untersuchung ist dabei nur sinnvoll für Familien, für die eines der folgenden Kriterien zutrifft:

- Auftreten eines beidseitigen Brustkrebses vor dem 40. Lebensjahr
- Auftreten eines Brust- und Eierstockskrebses bei derselben Patientin
- Auftreten eines Brust- oder Eierstockskrebses bei zwei Familienangehörigen, wenn eine bereits vor dem 50. Lebensjahr erkrankt ist.

Bei 90 bis 95 % aller Erkrankungen an Brust- oder Eierstockskrebs, besonders wenn diese nach den Wechseljahren auftreten, sind Erbfaktoren unwahrscheinlich. Für die Angehörigen dieser Patienten läßt sich dann auch kein wesentlich erhöhtes Krebsrisiko belegen.

Krebsgene bedeuten noch keine vererbbare Krebserkrankung!

Die Medizin hat in den letzten Jahrzehnten viel über genetische Mechanismen bei Krebserkrankungen gelernt, indem Patienten mit seltenen Erbkrankheiten untersucht wurden, die mit einem erhöhten Krebsrisiko für bestimmte Tumorarten einhergehen. Die Medienberichte unterschlagen aber meistens, daß es sich eben um Erkenntnisse bei seltenen Tumorarten handelt, die keineswegs für alle Krebserkrankungen verallgemeinert werden dürfen.

Klassische Erbkrankheiten lassen sich auf Schäden jeweils bestimmter Chromosomenabschnitte zurückführen. Sind die Geschlechtschromosomen betroffen, so tritt die Krankheit jeweils fast ausschließlich nur bei Männern oder bei Frauen auf.

Die meisten Erbkrankheiten sind aber nicht geschlechtsgebunden, der Genschaden liegt auf anderen Chromosomen, der Erbgang heißt dann autosomal. Das Vererbungsmuster heißt dominant, wenn bereits Veränderungen auf einem Chromosom eines Chromosomenpaares zur Erkrankung führen können. Dementsprechend ist dann bei den Kindern dieser Patienten mit 50prozentiger Wahrscheinlichkeit die gleiche Krankheit zu befürchten. Bei einem rezessiven Vererbungsmodus müssen dagegen die entsprechenden Abschnitte beider Chromosomen geschädigt sein, damit sich die Krankheit manifestiert. Kinder dieser Patienten bleiben somit immer gesund, wenn nicht zufällig der gesunde andere Elternteil ebenso genetischer Informationsträger der Krankheit ist. Aber auch bei autosomal dominantem Erbgang erkranken keineswegs alle genetisch betroffenen Menschen, da sich diese Genmerkmale in ihrer Penetranz unterscheiden. Das veränderte Gen für einen kindlichen Wilmstumor weist beispielsweise eine eher geringe Penetranz auf, das heißt, nur ein Teil der Genträger erkrankt tatsächlich an diesem Tumor. Eine hohe Penetranz zeigt hingegen das Gen für die seltene familiäre Darmpolyposis: Diese Erbkrankheit führt zu hunderten Darmpolypen, die regelmäßig zu Darmkrebs entarten, wenn nicht bereits in jungen Jahren der Dickdarm mitsamt den Polypen operativ entfernt wird. Diese autosomal dominant vererbte Störung liegt aber allenfalls bei einem von 5000 Dickdarmkrebspatienten vor. Auch bei den anderen Erbleiden, die ein erhöhtes Krebsrisiko nach sich ziehen, handelt es sich ebenso um sehr rare Krankheitsbilder mit meist auch seltenen Tumorarten. Es gibt ein sehr seltenes *Krebsfamiliensyndrom,* eine autosomal dominant vererbte Veranlagung, die mit einem erhöhten Risiko für Darmkrebs, Gebärmutterkrebs und auch für andere Tumoren einhergeht. Bei den häufigen Krebsarten – Darmkrebs, Brustkrebs, Lungenkrebs, Eierstockskrebs – läßt sich jedoch nur ein sehr kleiner Anteil der Neuerkrankungen auf genetische Veranlagungen zurückführen. Somit sind eher selten Erbfaktoren im Spiel, wenn so häufig Tumorkranke oder ihre Angehörigen ihre Familie als „Krebsfamilie" bezeichnen, weil bereits früher Verwandte an Krebs erkrankt waren.

Krebsauslösende Genschäden: Zwei auf einen Streich oder nacheinander

Bei der Untersuchung von Erbleiden, die mit gehäuften Krebserkrankungen einhergehen, ist wahrscheinlich geworden, daß ein Tumorwachstum erst durch mindestens zwei unterschiedliche, jeweils nicht reparierte Genschädigungen einer Zelle ausgelöst wird. Dabei werden genetische Informationen gestört, die hemmend auf die normale Zellvermehrung einwirken. Damit Krebs im Körper entstehen kann, muß gleichsam ein doppeltes Sicherungssystem des Zellwachstums und zusätzlich noch der dazugehörige Reparaturdienst ausfallen. Eine erste, nicht reparierte Störung führt allein noch nicht zur Krebserkrankung, kann aber, falls sie in Keimzellen erfolgt ist, vererbt werden und das allgemeine Krebsrisiko der Kinder erhöhen. Denn bei ihnen liegt dann diese erste Störung in allen

Körperzellen vor, und für ein Tumorwachstum muß später nur noch eine bestimmte weitere Mutation in einer teilungsfähigen Körperzelle stattfinden. Ohne eine derartige Erbanlage müssen dagegen mindestens zwei Mutationen gleichzeitig oder nacheinander in entsprechenden Körperzellen erfolgen. Dabei bleiben andere Körperzellen unversehrt, beispielsweise bei Brustkrebs die Zellen der zweiten Brust. Somit wird verständlich, warum erblich bedingte Tumorerkrankungen häufiger beidseitig, bereits im jüngeren Alter und kombiniert mit weiteren Krebsarten in anderen Organen auftreten.

Ein dominantes Vererbungsmuster für Krebserkrankungen baut also offensichtlich auf einer „rezessiven" Anlage auf der Ebene aller Körperzellen auf, die für sich allein aber noch nicht zum Tumorwachstum führt. Diese Annahme wird durch sehr viele Beobachtungen untermauert. Neu auftretende, nicht erblich bedingte Krebserkrankungen unterscheiden sich dann von erblich veranlagten Tumorerkrankungen des gleichen Organs nicht durch die auslösenden molekulargenetischen Vorgänge, sondern nur durch den Zeitpunkt, wann diese stattfinden.

Die meisten dieser rezessiven genetischen Faktoren sind nur ungenügend erforscht, da sie bis vor kurzem kaum oder allenfalls schwierig erfaßt werden konnten. Darüber hinaus werden neben den eigentlichen „Krebsgenen", die direkt die Zellvermehrung steuern, zunehmend individuell angelegte andere Funktionsabläufe in Zellen und Organsystemen des Körpers bekannt, die gegenüber äußeren krebsgefährdenden Einflüssen verschieden empfindlich machen. Beispielsweise ist das anlagebedingte Pigmentierungsverhalten der Haut – der „Hauttyp" – offensichtlich für das individuelle Hautkrebsrisiko bedeutsam. Und selbst das Krebsrisiko von Rauchern ist von der jeweiligen genetischen Anlage abhängig.

Daß die Vererbung bei etwa 5 Prozent aller Krebserkrankungen eine Rolle spielt, ist wissenschaftlich belegt. Neuere Forschungsergebnisse sprechen aber dafür, daß Erbfaktoren bei der Krebsentstehung in größerem Maße beteiligt sind, als bisher allgemein angenommen wurde. Doch auch wenn nach solchen Expertenschätzungen in 10 bis 20 Prozent aller Krebserkrankungen eine vererbte Anlage vorliegt, ist diese nur selten ausschlaggebend. Entscheidend ist immer ihr Zusammenwirken mit Außeneinflüssen und den Regulations- und Kontrollabläufen im Körper, die im Laufe des Lebens individuell geprägt werden.

„Der Zeitgeist ist ein unerotischer, großkotziger Bengel!“

(Pieke Biermann, Schriftstellerin, 1994)

Ist Mutter Natur ein böses Weib geworden? – Umwelt und Krebs

Die bedrohte Umwelt wird als bedrohliche Umwelt erlebt

Als 1956 die Forscher Bard und Dyk[32] Krebspatientinnen nach ihrer Meinung zur Krebsursache befragten, nannte nur eine der 47 Patientinnen Umweltfaktoren. Bei einer Befragung von 120 Frauen mit Brustkrebs dreißig Jahre später schrieben nahezu 80 Prozent der Patientinnen der Umweltverschmutzung eine Bedeutung bei der Entstehung ihrer Krebserkrankung zu[33]. Nur die über 60jährigen Frauen werteten ihre Umwelt in geringerem Umfang als krank machend. Insgesamt war Umweltverschmutzung nicht nur die am häufigsten genannte, sondern auch die wichtigste eingeschätzte Krankheitsursache. Personen, die die Umwelt als krankmachend nannten, waren in ihrer Krankheitsverarbeitung meistens eher depressiv. Offensichtlich ist es aber nicht allein der allgemeine Zeitgeist, der die Umwelt generell für Krankheitsursachen anschuldigt. Denn auch heute machen beispielsweise Herzinfarktpatienten oder chronisch Nierenkranke Umwelteinflüsse weit seltener für ihre Krankheit verantwortlich[34]. Es verwundert nicht, daß die Umwelt als Verursacherin genannt wird. Denn eine trotz „Grünem Punkt", „Blauem Umweltengel" und regionaler Erfolge zumindest global fortschreitende ökologische Krise weist selbst Merkmale einer „globalen Krebserkrankung" auf: Die Prognosen sind düster, bei er-

[32] Bard M, Dyk RB, The psychodynamic significance of beliefs regarding the cause of serious illness. Psychoanal. Rev. 1956; 43: 146–162.

[33] Riehl-Emde A, Buddeberg C, Muthny FA, Landolt-Ritter C, Steiner R, Richter D. Ursachenattribution und Krankheitsbewältigung bei Patientinnen mit Mammakarzinom. Psychother med Psychol 1989; 39: 232–238.

[34] Kramer P, Lerch J, Muthny FA. Subjektive Krankheitstheorien, Einstellungen und Phantasien Gesunder zum Herzinfarkt. Herz/Kreislauf 1993; 25: 218–224.

kannten globalen Umweltproblemen überwiegen Hilf- und Hoffnungslosigkeit oder Verdrängung, Chancen einer „rechtzeitigen Heilungsmöglichkeit" werden gering eingeschätzt, so daß ein Überleben der gesamten Menschheit in wenigen Generationen in Frage gestellt erscheint.

Die bedrohte Umwelt wird zur bedrohlichen Umwelt, die Umweltzerstörung spiegelt sich wider in einer „schleichenden psychischen Innenweltzerstörung"[35], besonders bei Kindern und Jugendlichen. Wie Krebskranke entwickeln Heranwachsende Zukunftsängste mit einem gestörten „Urvertrauen", die sich als Desintegrationsängste deuten lassen. Die sichtbare und genauso die erkannte unsichtbare Umweltzerstörung wirken als Trauma und führen zu Erlebensweisen und Reaktionsmustern, wie sie vom Krankheitsbild der „traumatischen Neurose" bekannt sind. Dabei ist eine „traumatische Neurose" keine Einbildung, auch nicht ein unangebrachtes Verhaltensmuster labiler, pessimistischer Menschen, sondern durchaus ein typisches Reaktionsmuster gesunder Menschen, die eine „Katastrophe" im Sinne einer nicht nur kurzfristig bedrohlichen Situation durchmachen und sie auch als solche empfinden. Die im Leben wahrgenommene Wirklichkeit wird interpretiert und prägt das Erleben und Erinnern. Dies gilt bei äußeren Traumen, z.B. einem schweren Unfall, aber auch für eingreifende Verletzungen der seelischen Integrität, für die ein Vertrauen zur nächsten Umwelt unabdingbar ist und die sich in einer „vergifteten Kindheit" nicht ungestört entwickeln kann.

Handelt es sich um hilflose oder gar „hysterische" „Überreaktionen" ohne schlüssiges wissenschaftliches Fundament, wenn Patienten ihre Krebserkrankung auf Umweltfaktoren zurückführen? Als 1775 der englische Arzt Sir Percival Pott erstmals eine Krebserkrankung mit einem konkreten äußeren Risiko in Beziehung brachte, wurde seine Arbeit von den medizinische Meinungsbildnern seiner Zeit zuerst als nicht seriös hingestellt. Ihm war aufgefallen, daß Schornsteinfeger, die als Kinder und Jugendliche die komplizierten und größenmäßig nur ihnen zugänglichen Züge der Schornsteine gereinigt hatten, sehr häufig zehn bis zwanzig Jahre später an Hautkrebs im Genitalbereich starben. Dr. Pott sah einen

[35] Petri H. Zur Psychoanalyse der vergifteten Kindheit. Psychother Psychosom med Psychol 1991; 41: 155–165.

Zusammenhang zwischen dem längeren Hautkontakt mit stark rußgesättigter Kleidung und der späteren Krebserkrankung. Erst Anfang unseres Jahrhunderts wurde Dr. Potts Schlußfolgerung in Tierversuchen eindrucksvoll bestätigt, und 1930 wurden schließlich erstmals die stark krebserregenden polyzyklischen aromatischen Kohlenwasserstoffe (PAK) in Kohleteer nachgewiesen.

Schadstoffe am Arbeitsplatz

In der Bundesrepublik Deutschland werden derzeit etwa 6 Prozent aller Krebserkrankungen auf beruflich bedingte Kanzerogeneinwirkungen zurückgeführt. Die Deutsche Forschungsgemeinschaft gab 1989 eine Liste mit 170 eindeutig oder höchstwahrscheinlich krebserregenden Stoffen heraus. Gerade am Arbeitsplatz hat dies inzwischen zu vielen Schutzvorschriften geführt. War doch erst kurz vor dem Zweiten Weltkrieg das hohe Krebsrisiko durch chemische Industrieprodukte erkannt worden, nachdem sämtliche Arbeiter, die unmittelbar mit der Destillation eines bestimmten Chemiefarbstoffes, a-Naphthylamin, beschäftigt waren, an Blasenkrebs erkrankt waren.

In den letzten Jahrzehnten sind etwa 30000–40000 neue Industriechemikalien in Produktionsprozesse eingeführt worden, ohne daß in den meisten Fällen gesundheitliche oder ökologische Langzeitfolgen überhaupt untersucht sind. Jährlich werden zudem schätzungsweise weitere 200000 chemische Verbindungen neu entwickelt, von denen etwa 600–800 in die Industrieproduktion gelangen[36].

Machen Autoabgase krank?

Kraftfahrzeuge verursachen insgesamt mehr Luftverschmutzung als jeder andere Einzelfaktor. Autoabgase enthalten neben unmittelbaren Atemgiften eine große Anzahl direkt krebserregender Stoffe[37], vor allem polyzyklische aromatische Kohlenwasserstoffe,

---

36 Deutsche Krebshilfe e. V. (Hrsg.). Krebsprävention – Ein Ratgeber zur Erkennung und Vermeidung von Krebsrisikofaktoren. Bonn 1991. DKH.

37 Kerscher K, Wagner M. Gesundheitliche Auswirkungen des Straßenverkehrs: Risikofaktor Auto. Münch med Wschr 1994; 136: 50–52.

die größtenteils bei den üblichen Messungen zur Luftqualität gar nicht gemessen werden. Mehrere Untersuchungen weisen auf ein erhöhtes Krebsrisiko durch Autoabgase hin. Kürzliche Untersuchungen von polyzyklischen aromatischen Kohlenwasserstoffen auf Schweizer Transitautobahnen setzten die tägliche Atemluftbelastung eines Zollbeamten des Basler Autobahngrenzüberganges durch Auspuffgase dem täglichen Rauchen nahezu einer ganzen Packung Zigaretten gleich. Autofahrer, die den St.-Gotthard-Tunnel durchqueren, atmen soviel Schadstoffe ein wie beim Rauchen von bis zu acht Zigaretten[38]. Diese Art von „Passivrauchen", vor allem auch von Fußgängern und Fahrradfahrern in Städten, ist bisher allenfalls als Geruchsbelästigung, aber keineswegs als Gesundheitsproblem oder gar Körperverletzung thematisiert worden.

Jährlich werden durch Kraftfahrzeuge in Deutschland Tausende von Tonnen Benzol an die Atemluft abgegeben, eine Kohlenstoffverbindung, die dosisabhängig das Risiko für bestimmte akute und chronische Leukämieformen und andere schwere Bluterkrankungen erhöht. Angelehnt an amerikanische – nicht unumstrittene – Risikohochrechnungen, müssen in der Bundesrepublik jährlich mindestens etwa 100 Leukämieerkrankungen mit der verkehrsbedingten Benzolfreisetzung in Zusammenhang gebracht werden[39]. Sie ist neben dem Verdunsten von Benzin an Tankstellen und aus den Treibstofftanks der Autos nahezu ausschließlich vom Verkehrsaufkommen und vom Kraftstoffverbrauch abhängig. Benzole werden bei den Beurteilungen der Luftqualität erst seit wenigen Jahren und keineswegs allgemein gemessen. Die eben 1994 verabschiedete 23. Bundesimmissionsschutzverordnung (BIMSchV) hat nach langem politischem Tauziehen anzustrebende Grenzwerte für Benzol festgelegt, die heute vielerorts an innerstädtischen Straßen und Plätzen weit überschritten werden. Einschneidende verkehrspolitische Konsequenzen sind deshalb erforderlich.

Bei Kindern, die an verkehrsreichen Straßen wohnen, ließen sich Blutbildveränderungen nachweisen, die allein noch keinen Krank-

---

[38] The traffic jam: What would it equal in cigarette smoke? Annals of Oncology 1993; 4: 91.

[39] Graham JD. The Economics of controlling outdoor and indoor air pollution. In: Tomatis 1 (ed.). Indoor and Outdoor Air Pollution and Human Cancer. ESO Monograph, Berlin, Heidelberg, New York 1993, Springer.

heitswert besitzen. Sie belegen aber, daß bereits derzeitige verkehrsbedingte Alltagsbelastungen Regulationsmechanismen des Organismus stören. Im Vergleich zu Kindern auf dem Land wurde bei Stadtkindern eine vierfach höhere Benzolkonzentration im Blut gemessen. Tatsächlich fanden sich bei einer Analyse der Leukämiefälle im Zeitraum 1983–1989 in Bayern, die meisten Leukämiefälle in den Großstädten. Nachdem Verkehrsplaner von einer Verdreifachung des Verkehrsaufkommens auf den Bundesdeutschen Straßen in den nächsten Jahrzehnten ausgehen und vorrangig auf intelligente Leitsysteme setzen, damit die Autos auch fahren, also Schadstoffe ausstoßen können – Benzol macht etwa 4 Prozent der Auspuffabgase aus –, werden hinsichtlich der Sterblichkeitsrate wohl sämtliche Fortschritte der Leukämietherapie, der nächsten Jahrzehnte durch ein erhöhtes Auftreten dieser Krankheiten eingeebnet werden. Übrigens wird sich der Benzinpreis kaum verteuern, wenn der Benzolgehalt im Kraftstoff vielleicht doch im Jahr 2000 von derzeit zulässigen 5 Prozent auf einen Anteil von höchstens 1 Prozent wie in den USA herabgesetzt wird. Die intensive Behandlung eines Patienten mit Leukämie einschließlich Knochenmarkstransplantation, die nur für eine Minderheit dieser Kranken überhaupt möglich ist, kostet dagegen mehrere hunderttausend Mark, und auch dieser hohe Einsatz läßt nur bei weniger als jedem zweiten Patienten eine Heilung erhoffen.

Ionisierende Strahlen

Die „natürliche" radioaktive Strahlenbelastung durch Höhen- und Erdstrahlen wird für einen kleinen Prozentsatz aller menschlichen Krebserkrankungen verantwortlich gemacht. Unter Erdstrahlen werden nicht Einflüsse verstanden, die von Wünschelrutengängern behauptet werden, sondern Strahlen durch im Erdboden vorhandene radioaktive Gesteine. Hinzu kommen inzwischen weltweit Bodenbelastungen durch radioaktiven Niederschlag nach den überirdischen Atombombenversuchen und Atomreaktorunfällen. In Deutschland verursacht diese Hintergrundstrahlung für Körperzellen im Jahr eine Strahlenbelastung, die für die Keimdrüsen ungefähr mit einer Röntgenaufnahme des Bauchraumes, hinsichtlich der Lungen durchaus mit 10 Lungenröntgenaufnahmen, vergleichbar ist[40]. Die Dosis sowohl der natürlichen Strahlenbelastung als auch bei medizinischer Diagnostik ist jedoch nicht für alle Menschen gleich, da sie von vielen Faktoren abhängt. Auch die verschiedenen Körperzellen sind sehr unterschiedlich betroffen. So bleiben einfache Aufrechnungen dieser Art immer problematisch. Die „natürliche" Strahlenbelastung schwankt geographisch sehr stark. Trotzdem lassen sich ihr keine regionalen Krebshäufigkeitsunterschiede zuordnen. Sie gehen sozusagen im „statistischen Rauschen" unter. Dies gilt auch für die zusätzliche gesetzlich erlaubte Strahlenbelastung in der Umgebung von kerntechnischen Anlagen beim Normalbetrieb, obwohl auch hier von qualifizierten Wissenschaftlern die vorliegenden Daten unterschiedlich gewertet werden. Derartige Probleme der Statistik sind vielfältig: Beispielsweise lassen die radioaktiven Niederschläge in Deutschland nach dem Kernkraftwerksunfall in Tschernobyl insgesamt mehrere Tausend zusätzliche Krebskranke befürchten. Da diese Neuerkrankungen sich über einen Zeitraum von mehreren Jahrzehnten verteilen werden und jährlich in Deutschland mehr als 200000 Menschen an Krebs sterben, wird dieses zusätzliche Krebsrisiko in der Bundesrepublik im Gegensatz zur Region von Tschernobyl mit seiner ungleich höheren Belastung statistisch nicht nachweisbar sein.

Wissenschaftliche Übereinstimmung besteht darüber, daß es eine sicher unschädliche Strahlendosis, ob „natürlich", durch radioaktiven Niederschlag, durch Atomkraftwerke oder durch medizinische Diagnostik und Therapie, nicht gibt. Eine niedrige Strahlendosis, die über einen längeren Zeitraum einwirkt, scheint bedenklicher zu sein als eine kurzfristige Strahlenbelastung gleicher Gesamtdosis. Kinder sind gegenüber radioaktiven Strahlen mehrfach empfindlicher als Erwachsene. Weitgehend unerforscht ist, wie sich radioaktive Niedrigstrahlung und krebsgefährdende chemische Stoffe gegenseitig bei der Krebsentstehung beeinflussen. Gerade Untersuchungen über die Auswirkung von Radioaktiver Niedrigstrahlung deuten darauf hin, daß Kanzerogene eine „Zeitzünderwirkung" entfalten können, indem sie über genetische Veränderungen von Keimzellen das Krebsrisiko der Kindergeneration erhöhen[41].

---

[40] Säbel M. Die natürliche und künstliche Strahlenexposition des Menschen. Deutsches Ärzteblatt 1981; 1903–1915. (41)

[41] After Sellafield? Annals of Oncology 1990; 1: 312–313.

Allgemeine Umweltbelastung

Keineswegs hat die Belastung mit potentiell krebsauslösenden Giftstoffen insgesamt abgenommen. Gewiß sind früher Umweltbelastungen seltener als solche überhaupt wahrgenommen worden, und die öffentliche Sensibilität hat nach Seveso, Tschernobyl, Smogalarmen und gehäuften Chemieunfällen zweifelsfrei zugenommen. Die dramatische Verschlechterung der Umweltqualität in den reichen Industrieländern in der Nachkriegszeit konnte deshalb durch politische Entscheidungen in den letzten Jahren abgebremst und für manche Schadstoffe sogar wieder umgekehrt werden. Die Luftqualität in den deutschen Ballungsgebieten und die Wassergüte von Fließgewässern und Binnenseen haben sich dadurch gegenüber Ende der sechziger Jahre vielerorts verbessert. Anders verhält es sich mit der Sommersmog-Problematik, die sich paradoxerweise in einer sichtbar verschmutzten Luft nicht in diesem Ausmaß entwickeln konnte. Zudem dürfen die mehr als 10000 in Deutschland jährlich registrierten Gewässerverschmutzungen und noch mehr die allgemeinen Umweltdelikte keineswegs lediglich als „grüne Panikmache" abgehandelt werden. Sorgen macht die Belastung des Bodens – damit indirekt des Grundwassers –, dessen Regeneration allenfalls in erdgeschichtlichen Zeiträumen stattfindet.

In der Bundesrepublik hat sich die Menge von versprühten Schädlingsbekämpfungsmitteln in den letzten zwanzig Jahren verdoppelt. Störungen von Immunreaktionen sind bekannt, auch ein vermehrtes Auftreten von bösartigen Erkrankungen des Immunsystems wird damit in Zusammenhang gebracht.

Der Einsatz von Stickstoffdüngemitteln hat sich seit 1950 in der alten Bundesrepublik mehr als vervierfacht, so daß gerade in ländlichen Gebieten das örtliche Brunnenwasser zu manchen Zeiten für Säuglinge lebensgeführlich geworden ist und auch die Nitratbelastung in manchen Salaten und Gemüsen sehr zu denken gibt. Nitrate können nicht nur besondere altersabhängige Vergiftungen bewirken, sondern sie können im Körper zu stark krebserregenden Nitrosaminen umgebaut werden. Die Zunahme von Lympherkrankungen wird mit Pestiziden in Verbindung gebracht[42].

---

[42] Hardell L. Eriksson M. A case-control study of non Hodgkin lymphoma and exposure to pesticides. Cancer 1999; 85: 1353–1360.

Selbst wenn erhebliche Bedenken bestehen, dürfen Stoffe, die nicht direkt am Menschen, sondern „nur" in seiner Umwelt angewendet werden, so lange vermarktet und eingesetzt werden, bis mit wissenschaftlicher Strenge bewiesen ist, daß sie für den Menschen schädlich sind[43]. Daran haben auch Produkt- und Umwelthaftungsgesetze nichts geändert. Ein Vermarktungsverbot von Umweltschadstoffen beschränkt sich zudem in der Regel nur auf nationale Grenzen, so daß eine schleichende Vergiftung der Nahrungskette über ausländische oder international vermarktete Produkte fortbestehen kann. Allenfalls entsteht kurz öffentliche Aufregung, falls diese doch verbotenen Substanzen bei Transportunfällen auf dem erlaubten Weg in Dritte-Welt-Länder unsere eigenen Strände und Gewässer vergiften.

Politische Gremien und Aufsichtsbehörden beschränken sich leider weitgehend darauf, „tolerable" Grenzwerte für einzelne Schadstoffe in Wasser, Luft und Lebensmitteln festzulegen und diese Höchstgrenzen der schleichenden Vergiftung anzupassen, so z.B. bei der Trinkwasserqualität, wenn ansonsten beispielsweise nicht mehr genügend „einwandfreies" Trinkwasser zur Verfügung stehen würde.

Zwischen Einwirken von Karzinogenen (krebserregenden Stoffen) und Diagnose einer Krebserkrankung liegen in der Regel Zeiträume von vielen Jahren, oft sogar von Jahrzehnten. Falls nicht die Krebsrate im Vergleich zu den auch ansonst auftretenden Krebsfällen um mindestens 50 Prozent ansteigt, läßt sich gerade bei häufigen Krebsarten allenfalls unter günstigen Umständen eine erhöhte Krebsinzidenz schlüssig auf ein bestimmtes Karzinogen zurückführen, obwohl dann bereits tausende Menschen durch diesen Stoff erkrankt sind. Nur bei seltenen Tumorerkrankungen führen weit weniger zusätzliche Krebsfälle zu einem Alarm in der Statistik. Epidemiologische Untersuchungen, die einen Zusammenhang zwischen vermehrter Krebshäufigkeit und einem Schadstoff nicht belegen, beweisen noch lange nicht, daß dieser Stoff unbedenklich ist. Selbst wenn weitreichende Gesundheitsschäden durch Umweltschadstoffe bekannt sind oder aufgedeckt werden, dauert es in der Regel Jahre bis Jahrzehnte, bevor juristische Beschränkungen erfol-

[43] Müller-Mohnssen H. Insektizide: Wissenschaft ist als Frühwarnsystem ausgeschaltet. Deutsches Ärzteblatt 1991; 88: B-2328–2333.

gen. Ein Beispiel dafür ist die Verwendung von Asbest in Baustoffen oder Bremsbelägen, dessen krebserregende Wirkung seit 1955 gesichert ist. Asbestfasern sind in der Lage, nach Jahrzehnten neben Lungenkrebs eine ansonst seltene Krebsart des Rippenfelles (Pleuramesotheliom) auszulösen. Da aber Asbestfasern inzwischen sehr allgemein verbreitet sind, läßt sich diese Krebsart, auch wenn sie häufiger auftritt, nur noch selten einem besonderem Risiko am Arbeitsplatz zuordnen, für das zumindest die Anerkennung als Berufskrankheit erfolgen könnte.

Das Raumklima wurde bisher vernachlässigt

In Deutschland halten sich die meisten Menschen 90 Prozent des Tages in Innenräumen auf. Dennoch wird der Schadstoffbelastung in Wohn- und Arbeitsräumen noch sehr wenig Aufmerksamkeit geschenkt. In Räumen, in denen geraucht wird, lagern sich Schadstoffe an lungengängige Schwebeteilchen und führen auch bei Nichtrauchern zu Atemluftbelastungen, wie sie draußen an belebten Straßen oft nicht einmal zu Stoßverkehrszeiten erreicht werden[44, 45]. Darüber hinaus geben gewisse Baustoffe Radongas an die Atemluft ab, so daß besonders unter schlechten Lüftungsverhältnissen hohe Innenraumbelastungen durch dieses radioaktive Gas gemessen werden können. Ein dadurch dosisabhängig erhöhtes Lungenkrebsrisiko konnte inzwischen belegt werden[46]. Für Deutschland wird geschätzt, daß vier bis zwölf Prozent aller Lungenkrebserkrankungen durch Radon in Wohnungen entstehen[47].

Für die Krebserkrankung eines individuellen Patienten ist selbst bei bekanntem Karzinogenen nur schwer ein eindeutiger Zusammenhang zu beweisen. Meist wird von ärztlicher Seite das persönliche Risikoverhalten der Patienten bei der Ursachensuche in den

---

44 Tomatis L. (Hrsg.). Indoor and Outdoor Air Pollution and Human Cancer. ESO Monographs, Berlin 1993, Springer.

45 Repace JL, Lowery AH. Indoor Air Pollution, Tobacco Smoke, and Public Health. Science 1980, 208: 464–472.

46 Pershagen G, Ackerblom G, Axelson O, Clavensjö B, et al. Residential radon exposure and lung cancer in Sweden. N Engl J Med 1994; 330: 159–164.

47 Wichmann, H. E. et. A. Lungenkrebsrisiko durch Radon in der Bundesrepublik (West). Landsberg 1998. Ecomed Verl.

Vordergrund gestellt. Individuelles Gesundheitsverhalten ist sicher wichtig. Es sollte aber zu denken geben, daß das Lungenkrebsrisiko von Zigarettenrauchern in städtischen und industriellen Ballungsgebieten doppelt so groß ist wie das von Rauchern in Reinluftgebieten. Beryllium, Nickel, Cadmium, Chrom, Arsen sind nur einige Stoffe, die durch Industrieschornsteine abgeblasen werden und beim Menschen Lungenkrebs verursachen können. Eine Vergleichende Untersuchung von sechs amerikanischen Städten konnte unabhängig von den Rauchgewohnheiten Unterschiede der Lungenkrebshäufigkeit in Abhängigkeit von einer verschieden hohen Luftverschmutzung belegen[48, 49]. Das erhöhte Lungenkrebsrisiko in den stärker belasteten Städten entsprach ungefähr dem Risiko durch „Passivrauchen", wobei aber die bekannten, sehr belasteten industriellen Metropolen der USA nicht einmal in der Untersuchung vertreten waren[50].

Krebs entsteht meist über Jahre: Initiation, Promotion, Progression

Viele chemische Substanzen legen nur den Grundstein für ein späteres Krebsgeschehen, indem sie Veränderungen an der genetischen Information von Zellen bewirken. Sie sind sogenannte Initiatoren des Krebsgeschehens. Erst wenn später andere, allein nicht notwendigerweise krebsauslösende Einflüsse dazukommen, sogenannte Promotoren, entstehen Krebszellen, die sich unter gewissen Bedingungen im weiteren Verlauf zu einer nachweisbaren Geschwulst vermehren können. Dieser letzte Schritt der Tumorentstehung heißt Progression[51]. Als Promotoren können verschiedene Hormone, Nahrungsbestandteile und sonstige chemische Stoffe wirken. Sie verursachen keine genetischen Veränderungen, führen aber dazu, daß in den Zellen gewisse Informationen unterdrückt und dafür andere abgerufen werden. Somit wird verständlich,

---

48 Dockery DW, Pope AC, Xu X, Spengler JD, et al. An association between air pollution and mortality in six U. S. cities. N. Engl J Med 1993; 329: 1753–1759.

49 Füeßl HS. Erst der Wald, dann die Menschen? Münch med Wschr 1994; 136: 26–27.

50 Schenker M. Air pollution and mortality. N Engl J Med 1993, 329: 1807–1808.

51 Lorenz J. Neue zellbiologische Erkenntnisse zur Entstehung des Bronchialkarzinoms. Internist 1994; 35: 692–699.

warum selbst ungiftige „harmlose“ Gegebenheiten, beispielsweise ein hoher Fettanteil in der Nahrung oder Übergewicht, das immer mit einer Veränderung der hormonellen Regulation einhergeht, mit einem erhöhten Krebsrisiko in Verbindung gebracht werden.

Starke Karzinogene fungierten sowohl als Initiatoren als auch als Promotoren. Geringere Belastungen durch mehrere verschiedene Schadstoffe können zusammenwirken und somit gleiche Folgen nach sich ziehen wie eine hohe Belastung mit einem einzigen Karzinogen. Raucher in asbestverarbeitenden Betrieben erkrankten beispielsweise neunzigmal häufiger an durch Asbest ausgelöstem Lungen- oder Rippenfellkrebs als ihre nichtrauchenden Kollegen.

Mit Ausnahme von lokalen Problemgebieten ist die allgemeine ökologische Situation in Deutschland im Vergleich zu manchen dichtbesiedelten europäischen und vor allem außereuropäischen Regionen insgesamt eher günstig. Bei den globalen ökologischen Alarmsignalen ist dagegen eine Entwarnung nicht in Sicht. Auch in Deutschland treten bereits vermehrt UV-Strahlen-bedingte Hautschäden auf als Folge des „hausgemachten“ atmosphärischen Ozonloches, das sich hier zwar eindeutig meßbar, aber noch weit geringer als auf der südlichen Erdhalbkugel auswirkt. Dort ist aufgrund der bei schwindender Ozonschicht ungebremsten UV-Einstrahlung in manchen Regionen und Bevölkerungsgruppen Hautkrebs zur häufigsten Tumorart „aufgestiegen“.

Eindeutige Karzinogene, wie sie natürlicherweise oder als Errungenschaft der Zivilisation in unserer Umwelt, einschließlich der Nahrung, vorkommen, scheinen, wenn von Tabakrauch abgesehen wird, nur für einen kleinen Teil aller Krebserkrankungen in den westlichen Industrieländern allein verantwortlich zu sein. Aktuelle Abschätzungen gehen bei Männern von 10–30 Prozent aus, für Frauen von einem noch geringeren Anteil[52]. Der allgemeinen Umweltverschmutzung im engeren Sinne wird bisher von offizieller Seite sogar eine noch weit geringere Bedeutung bei der Krebsentstehung beigemessen – nur 2 Prozent aller Krebserkrankungen ließen sich darauf zurückführen.[53]. Eingeräumt werden aber große regio-

---

52 Vineis P, Faggiano F. Epidemiological models and prevention of cancer. Annals of Oncology 1991; 2: 559–563.

53 Weber W. Die Ursachen der Krebskrankheiten. Bulletin des Bundesamtes für Gesundheitswesen (Schweiz) Nr. 25 (30.6.1988): 306–308.

nale Unterschiede und eine unterschiedliche Organempfindlichkeit. So liegt offensichtlich nach neueren Daten mindestens 10 Prozent aller Lungenkrebserkrankungen in hochbelasteten Ballungsgebieten ursächlich die Luftverschmutzung zugrunde[54]. Unberechtigt ist es jedenfalls, sachliche Beobachtungen und diskutierte ursächliche Zusammenhänge vorschnell als „nicht wissenschaftlich gesichert" einfach beiseite zu schieben, wenn sie gar nicht näher untersucht sind. Wichtig sind sowohl Dauer und Dosis einer Karzinogeneinwirkung als auch gleichzeitige andere Schadstoffbelastungen. Gerade dieses Zusammenwirken ist aber noch wenig erforscht. Sobald eine Schadstoffbelastung allgemein verbreitet ist, läßt sich ihr Anteil an der Krebsentstehung nur noch schwer feststellen, da für die Risikoabschätzung immer eine Vergleichsgruppe nötig ist, die diesem Schadstoff nicht ausgesetzt ist. Aufgrund des Stufenprozesses der Krebsentstehung – Initiation, Promotion, Progression – können zwischen Karzinogeneinwirkung und Krebserkrankung Jahrzehnte liegen. Damit wird verständlich, warum im Alter Krebserkrankungen zunehmen.

Derzeitige, durch Außeneinflüsse bedingte jetzige Krebsfälle spiegeln allenfalls die ökologische Situation von vor zwanzig Jahren wider. Das gegenwärtige umweltbedingte Krebsrisiko kann nur ungenau und immer etwas spekulativ hochgerechnet werden. Werden tabakrauchbedingte Krebserkrankungen vernachlässigt, so hat in großen amerikanischen Statistiken in den letzten Jahrzehnten die allgemeine alterskontrollierte Krebssterblichkeit nicht zugenommen, durchaus aber die Häufigkeit einiger Tumorerkrankungen. Das Krebsrisiko durch neue zivilisatorische Umwelteinflüsse muß aber eher höher eingeschätzt werden, als dies bisher allgemein der Fall ist. Denn es wird bei Rauchern teilweise dramatisch durch andere Außeneinflüsse erhöht. Zudem haben sich die materiellen Lebensbedingungen in den westlichen Industrieländern deutlich verbessert, und die früher weitverbreiteten groben, kanzerogenen Einflüsse bei der Nahrungskonservierung und am Arbeitsplatz wurden vermindert. Dabei wird die teilweise katastrophale Umweltbelastung in Industrieregionen des früheren Ostblocks und in

---

[54] Pershagen G, Simonato L. Indoor and Outdoor Air Pollution and Human Cancer. In: L. Tomatis (Hrsg.). ESO Monographs, Berlin, Heidelberg, New York: 1993, Springer: 134–148.

Dritte-Welt-Metropolen gar nicht berücksichtigt, obwohl von dort langfristig auch Auswirkungen bei uns zu befürchten sind und eine Trendwende für karzinogene Außenwelteinflüsse dort nicht zu erkennen ist.

Nicht wenige Krebspatienten mutmaßen in der Sprechstunde, daß ihre Krebserkrankung auf „gespritztes Obst" und andere giftige Rückstände im täglichen Essen zurückzuführen sei. Der Berliner Hochschullehrer und Psychoanalytiker, Dr. Horst Petri, schreibt in seinen Untersuchungen über den Einfluß von Umweltproblemen auf die psychische Entwicklung von Kindern und Jugendlichen: „Der Apfel, normalerweise ein Sinnbild der Ewigkeit und Unsterblichkeit und in der christlichen Symbolik ein Bild der Erde, und die Brust, wie Melanie Klein sagt die ‚Quelle des Lebens', verwandeln sich heute unversehens durch die systematische Vergiftung zu Symbolen der Vernichtung unseres Planeten und allen nachwachsenden Lebens."

Nach dieser wenig optimistischen Bilanz verspüre ich das Bedürfnis, mich mit Hippokrates auf einer idyllischen und heilen Ecke seiner Insel Kos zu treffen und ihm klarzumachen, was er mit seiner phantasievollen Beobachtung der Krebse auf seinem Teller und seiner analogen Namengebung ausgelöst hat. Übrigens sind Krebse empfindliche „Biosensoren", die nur bei guter Wasserqualität überleben können. Somit könnte durchaus zutreffen, daß dann weniger umweltbedingte Krebserkrankungen zu erwarten sein werden, wenn es in den Gewässern wieder mehr Krebse gibt.

Ist Krebs eine Infektionskrankheit?

Die Geschichte wirkt nach

Die Vorstellung, Krebs sei eine ansteckende Krankheit, ist sehr alt. Sie wirkt bis in die Gegenwart fort, in der bei der Interpretation von Forschungsergebnissen genauso wie früher immer wieder zeitgeistabhängige Bekenntnisse durchscheinen. Noch bis weit ins letzte Jahrhundert gab es auch in Nürnberg ein außerhalb der Stadt gelegenes Spital, ein früheres Pesthaus, in dem neben Aussätzigen „nur an Syphilis, bösartiger Krätze und Krebsschäden Erkrankte" und „überhaupt ekelhafte Kranke" Aufnahme fanden[55]. Diese Patienten wurden von anderen Kranken – und vor allem von Gesunden – abgesondert, um eine Ausbreitung dieser damals nicht heilbaren und pauschal als infektiös betrachteten Krankheiten zu verhindern. Das eigentliche Krankenhaus blieb der Aufnahme Akutkranker vorbehalten. Auch das gegenwärtige Denken greift zur Beschreibung von Krebskrankheiten sehr selbstverständlich auf Begriffe von Infektionskrankheiten zurück: „Krebsepidemie" oder „Seuche des 20. Jahrhunderts" gehören zum geläufigen Sprachgebrauch. Selbst derzeit wird ein von einer Amerikanerin geschriebenes und von einem Apotheker ins Deutsche übersetztes Buch tausendfach verkauft, in dem schlicht behauptet wird, daß alle Krebsarten gleich seien, weil sie sämtlich „durch einen Parasiten, den großen Darmegel" verursacht und auch innerhalb von Tagen zu heilen seien[56]. Ein derartiger Parasit existiert jedoch gar nicht, und es fällt vielen Ärzten manchmal nicht leicht, sachlich zu bleiben, wenn sie erleben, durch welchen gedruckten Schrott Krebsbetroffene verunsichert und in die Irre geführt werden.

---

[55] Mummenhoff E. Die öffentliche Gesundheits- und Krankenpflege im alten Nürnberg. In: Festschrift zur Eröffnung des neuen Krankenhauses der Stadt Nürnberg, S. 1–122. Nürnberg 1898 (unveränd. Nachdruck Neustadt/Aisch 1986, Schmidt).

[56] Hulda R. Clark. The Cure For All Cancers. 1993. New Century Pr. (Deutsche Übersetzung wird vertrieben).

Besonders wenn in kürzerem zeitlichem Zusammenhang zur eigenen Krebserkrankung bei Angehörigen oder engen Freunden ebenfalls ein Tumorleiden bekannt wird, äußern Krebspatienten in der Sprechstunde häufig die Befürchtung, sie könnten ihre Erkrankung durch Ansteckung erworben oder umgekehrt möglicherweise bereits auf ihren Partner oder ihre Kinder übertragen haben. Besorgte Fragen schließen sich an, ob nicht Partner und Kinder ebenfalls gründlich untersucht werden sollten?

Krebs ist keine Infektion, manchmal aber Spätfolge einer Infektion

Tatsächlich äußern sich einige bösartige Erkrankungen – besonders des Lymphsystems – manchmal durch Beschwerden, wie sie ähnlich auch bei Infektionskrankheiten bekannt sind: Fieberschübe, Lymphknotenvergrößerungen, allgemeines Krankheitsgefühl und Entzündungszeichen im Blut. Medizinische Forscher unternahmen somit bis in unsere Zeit vergebliche Anstrengungen, um bei Krebserkrankungen, die häufig mit derartigen Allgemeinsymptomen einhergehen, einen verantwortlichen infektiösen Krankheitserreger zu isolieren. Ein Dr. Schuhmacher hatte beispielsweise 1705 behauptet, Krebs entstehe, wenn Insekteneier in die Lymphgefäße gelangten. „Entzündliche" Allgemeinsymptome, wie sie gelegentlich von einigen Krebserkrankungen geboten werden, beruhen jedoch keineswegs auf einer Infektion.

Unabhängig von solchen Symptomen ließen sich in den letzten Jahrzehnten bestimmte Bakterien und tropische Parasiten mit einigen Krebsarten in Verbindung bringen. Heliobacter-pylori-Infektionen als Risikofaktor für Magenkrebs in unseren Breiten, in Ägypten und Japan Bilharziose mit Blasen- und Mastdarmkrebs und in Südostasien Wurmerkrankungen mit Gallengangkrebs. Krebsfördernd wirken hier offensichtlich nicht die Krankheitserreger selbst, sondern ihre Stoffwechselprodukte – z. B. Nitrosamine – und von ihnen ausgelöst, chronische Entzündungsreize.

Moderne molekularbiologische Untersuchungsmöglichkeiten belegen zudem, daß bei rund 10 Prozent aller männlichen und etwa 20 Prozent aller weiblichen Krebserkrankungen eine frühere Virusinfektion der krebsig umgewandelten Körperzellen stattgefunden haben muß, beispielsweise öfters bei Gebärmutterhalskrebs (Zervixkarzinom).

Doch gerade gynäkologische Tumorleiden sind ein Paradebeispiel, wie die historische gedankliche Verknüpfung von Krebs und Geschlechtskrankheit fortlebt, wenn sachliche Ergebnisse und moralische Einstellungen der Forscher bei der Formulierung wissenschaftlicher „Erkenntnisse" unkritisch verschmelzen. So hatte bereits Ende des 18. Jahrhunderts der Arzt Desmarest intensiven Geschlechtsverkehr für Gebärmutterkrebs verantwortlich gemacht. In gegenwärtigen, verläßlichen epidemiologischen Untersuchungen fiel schließlich in der Tat Gebärmutterhalskrebs häufiger bei Frauen auf, die bereits sehr jung und mit wechselnden Partnern Geschlechtsverkehr hatten, während diese häufige Krebsart bei Nonnen nur selten beobachtet wurde. Später wurden dann genitale Herpesvirus-Infekte, die bei Geschlechtsverkehr übertragen werden können, mit der Krebsentstehung in Verbindung gebracht. Ähnlich wie andere Herpesviren, die Bläschen im Lippenbereich („Fieberbläschen") verursachen, verbleiben die verwandten genitalen Herpesviren lebenslang in Körperzellen und können bei geschwächter Immunitätslage reaktiviert werden, d.h. erneut Beschwerden machen. Besonders in den USA schürten überzogene moralisierende Medienberichte über diese „Krebsviren" teilweise hysterisch anmutende Befürchtungen vor einer Krebsinfektion durch körperlichen Kontakt – bereits in den Jahren vor AIDS. Ein Zusammenhang zwischen diesen Herpes-simplex-Viren und Gebärmutterkrebs wird inzwischen wissenschaftlich als unwahrscheinlich angesehen. Bei dieser Tumorerkrankung besteht auch keinerlei Zusammenhang mit der Häufigkeit und der Intensität von Geschlechtsverkehr. Gerade wenn von mancher Seite moralisierend ein „liberales" Sexualverhalten als Risikofaktor aus Statistiken herausgelesen wird, so muß klargestellt werden, daß gerade in Europa und den USA Zervixkarzinome in ihrer Häufigkeit in den letzten Jahrzehnten deutlich abnehmen und hier im Vergleich zu Afrika und Lateinamerika ungleich seltener auftreten. Die Häufigkeit dieser Krebserkrankung ist sehr eindrucksvoll mit materiellen und sozialen Lebensbedingungen von Bevölkerungsgruppen verknüpft – auch in Europa. So traten Zervixkarzinome 1983–1987 in der damaligen DDR mehr als doppelt so häufig auf wie beispielsweise im Saarland, die Krankheit war im niederschlesischen Industriegebiet des katholischen Polens sogar viermal häufiger als in den reichen Regionen um Basel, Genf oder dem holländischen Eindhoven[57].

Krebsviren bedeuten keineswegs eine Krebserkrankung!

Andererseits ist die Fähigkeit von Viren, Tumore zu bilden, lange bekannt. Warzen (Papillome) sind nichts anderes als kleine, durch Viren verursachte, gutartige Geschwülste. In der Tat können bestimmte Warzenviren (Papilloma-Viren) Zellveränderungen bewirken, die offensichtlich mit der Entstehung von verschiedenen Tumorarten, vor allem mit Gebärmutterhalskrebs in Verbindung stehen. Von der großen Vielfalt verschiedener Papilloma-Virus-Typen, die sich im weiblichen Genitalbereich nachweisen lassen, sind aber nur sehr wenige Arten in der Lage, Körperzellen zu Krebszellen umzuformen[58]. Dies ist auch nur jeweils unter bestimmten Bedingungen möglich, beispielsweise bei anhaltender eingeschränkter Immunabwehr, die auch von sozialen Faktoren abhängt. Die komplexen Zusammenhänge sind noch nicht ausreichend geklärt. Keineswegs liegt bereits ein erhöhtes Krebsrisiko vor, wenn sich derartige Papillomaviren im Genitalbereich nachweisen lassen. Viren tragen aber offensichtlich nur zu einem kleinen Anteil aller Zervixkarzinome bei, sie können beispielsweise genauso durch gewisse Hormone – nicht durch die „Pille" –, Tabakrauchen und andere chemische Schadstoffe in ihrer Entstehung begünstigt werden.

Eindrucksvoll gehäuft treten Erkrankungen an Leberzellkrebs nach virusbedingten Leberentzündungen (Hepatitis-B, eine Form der infektiösen Gelbsucht) auf, wenn die Hepatitisviren im Körper verbleiben, ohne daß deshalb spürbare Krankheitszeichen vorliegen müssen. Leberzellkrebs ist in Deutschland eher selten. In einigen tropischen Regionen hingegen macht Leberzellkrebs aufgrund der sehr verbreiteten Hepatitisvirus-Infektionen die häufigste Krebsart überhaupt aus. Stets müssen aber neben der Virusinfektion noch andere Gegebenheiten hinzutreten, damit Leberkrebs entsteht. Durch Hepatitis-B-Impfprogramme läßt sich diese in den Tropen

---

57 Levi F, La Vecchia C, Lucchini F, Boyle P. Cancer incidence and mortality in Europe, 1983–87. Sozial-und Präventivmedizin 1993; 38 (Suppl. 3): 155–229.

58 Zur Hausen H. Papillomvirusinfektionen als Ursache des Gebärmutterkrebses. Deutsches Ärzteblatt 1994; 91: A-1945–1948.

häufige Krebskrankheit vermindern. Während weltweit etwa 80 Prozent aller Leberkrebserkrankungen durch den Hepatitis-B-Virus mitbedingt sind, ist dieser Zusammenhang bei Leberzellkrebs in Europa viel seltener.

Retroviren haben in den letzten Jahren viel Forschungsinteresse geweckt. Gehört doch der HIV-Virus zur Gruppe der Retroviren, und bei AIDS treten manche Tumorarten gehäuft auf. Andere Retroviren (HTLV) spielen eine Rolle bei der Entstehung von zwei in Europa sehr seltenen Leukämieformen.

Das Beispiel des Ebstein-Bar-Virus (EBV), ein Virus aus der großen Gruppe der Herpesviren wie die angeführten genitalen Herpes-simplex-Viren, kann weiter deutlich machen, wie wenig eine vorschnelle Etikettierung als „Krebsvirus" zutrifft: In einigen afrikanischen Regionen kommt eine bestimmte bösartige Lymphknotenerkrankung (Burkitt-Lymphom) relativ häufig vor, bei deren Entstehung tatsächlich eine EBV-Infektion beteiligt ist. Bei den seltenen Burkitt-Lymphomen in Europa läßt sich dagegen in der Regel keine Mitwirkung dieses EB-Virus an der Krankheitsentstehung nachweisen. Der gleiche Virus kann ebenfalls ein Nasen-Rachen-Karzinom auslösen, das aber aufgrund bestimmter genetischer Gegebenheiten vorwiegend nur im südlichen China vorkommt. Auch bei uns ist dieser gleiche Ebstein-Bar-Virus durchaus weit verbreitet. Er ist hier für das meist harmlose Pfeiffersche-Drüsenfieber (Infektiöse Mononukleose) verantwortlich, das fast alle Jugendlichen in unterschiedlicher Ausprägung gleichsam als „Kinderkrankheit" durchmachen. Diese Virusinfektion belastet in Europa aber keineswegs mit einem erhöhten Krebsrisiko, obwohl die Viren nach der Genesung im Körper verbleiben, ohne daß sie deshalb aber auf andere Menschen übertragen werden.

Krebs ist nicht ansteckend!

Gesichert lassen sich weltweit etwa 15 Prozent aller menschlichen Krebserkrankungen mit Infektionserregern in Verbindung bringen, einige Anhaltspunkte deuten auf einen höheren Anteil hin[59,60].

[59] Zur Hausen H. Krebsentstehung durch Infektionen – ein wichtiger, noch wenig beachteter Sektor der Krebsforschung. Deutsches Ärzteblatt 1994; 91: B-558–560.
[60] Zur Hausen H. Viruses in human cancers. Science 1991; 254: 1167.

Pappiloma- und Hepatitis-B-Viren spielen dabei die weitaus größte Rolle. Die meisten der insgesamt mindestens 150 bekannten krebsfördernden Virusarten können lediglich bei verschiedenen Tieren Krebserkrankungen bewirken.

In den westlichen Ländern ist trotz intensiver Forschung nur bei wenigen menschlichen Krebserkrankungen ein wesentlicher Zusammenhang mit einer Infektion deutlich geworden.

Viren, die möglicherweise zur Krebsentstehung beitragen können, werden nicht durch Anhusten, Händeschütteln oder Lebensmittel übertragen, sondern allenfalls durch sehr engen Kontakt, bei dem sich Blut oder andere Körperflüssigkeiten auf einen anderen Menschen übertragen. Selbst wenn auf diese Weise eine Virusübertragung stattgefunden hat, sind weitere Faktoren über einen langen Zeitraum unabdingbar, damit in seltenen Fällen eventuell Jahre später eine Krebserkrankung folgen kann. Liegt eine Krebserkrankung vor, bei deren Entstehung erwiesenermaßen Viren eine fördernde Rolle gespielt haben, so können in der Regel zu diesem Zeitpunkt diese Viren gar nicht mehr übertragen werden: In den Krebszellen lassen sich nur noch Spuren in Form von eingebautem genetischem Material, gleichsam „Narben" einer früheren Virusinfektion, nachweisen. Auch engster Kontakt mit Krebspatienten erhöht also keineswegs das Risiko, selbst an Krebs zu erkranken. Krebs ist nicht ansteckend.

Nach der Gesundheit leben ist ein elend Leben.

(Deutsches Sprichwort)

Gesund ist, was Spaß macht

(Buchtitel 1992)

Habe ich falsch gelebt? Lebensstil und Krebs

1964 traf sich eine Expertenrunde der Weltgesundheitsorganisation (WHO) und diskutierte, inwieweit Krebs durch Änderungen der Lebensweise und Beschränkungen von schädlichen Umwelteinflüssen verhindert werden könnte. Der zusammenfassende WHO-Bericht machte äußere Einflüsse für mehr als drei Viertel aller menschlichen Krebserkrankungen verantwortlich. Seitdem wird diese Zahl immer als wissenschaftliche „Wahrheit" verwendet, ohne nachzufragen, wie und wie verläßlich diese Schätzung zustande kam. Eine solche hohe Zahl verleitet zur falschen Schlußfolgerung, nahezu sämtliche Krebserkrankungen könnten durch die „richtige" Lebensweise verhindert werden. Oft kommt es sogar zu dem Umkehrschluß, eine Krebserkrankung sei gleichsam die „Quittung" für den falschen Lebensstil. Für Laien ist es inzwischen fast einfacher, einen Abenteuerurlaub im afrikanischen Regenwald zu planen, als sich durch den Dschungel von seriösen bis schlichtweg abenteuerlichen Empfehlungen zu schlagen, die von Behörden, in sämtlichen Medien und von Gesundheitsaposteln verschiedenster Glaubensrichtung ausgegeben werden. Manche der „Gesundheitsregeln" scheinen sich an veterinärmedizinischen Konzepten der Massentierhaltung zu orientieren: Was ist die optimale Nahrungszusammensetzung? Wieviel Licht und Bewegung ist nützlich? Verbessert Musik im Stall die Milchleistung?

Menschliche Gesundheit baut aber weniger auf einer derartigen ausbeuteorientierten Lebensplanung auf, sondern auf einer Lebenskunst, die nicht nur fragt: „Wie muß ich leben?", sondern genauso: „Wofür lebe ich? Mit wem lebe ich? Warum lebe ich?" und „Lebe ich gern?" Antworten auf diese Fragen bestimmen unseren Lebensstil und die Lebensweise unserer Mitmenschen. Dieser persönliche Lebensstil beeinflußt dann natürlich unser Gesund- und Kranksein, in gewissen Grenzen auch unser individuelles Krebsrisiko. Angeführt wurden bereits die krebsfördernden Einflüsse von schlechten materiellen Lebensbedingungen – „Armut als Karzinogen"[61] – und durch Schadstoffbelastungen am Wohn- oder Arbeitsort, die dem persönlichen Lebensstil einen meist ungewählten Rahmen stecken. In diesen Grenzen läßt sich jedoch ein individuelles Krebsrisiko durch das persönliche Verhalten durchaus steuern, beispielsweise durch die Ernährungsweise, den Umgang mit Alkohol und Tabak, Sexualhygiene und das Verhalten gegenüber UV-Strahlen beim Sonnenbaden oder in Solarien[62].

Sehr brauchbare Hinweise gibt der von der Deutschen Krebshilfe kostenfrei erhältliche Präventionsratgeber[63].

---

61 Socioeconomic status more influential than smoking? Annals of Oncology 1993; 4(9): 708.

62 Sehr nützlich ist hier die Broschüre der Deutschen Krebshilfe: Hautkrebs – Ein Ratgeber nicht nur für Betroffene.

63 Gesund bleiben – Gesünder leben. Präventionsratgeber. Hrsg. Deutsche Krebshilfe, Pf. 1467, D-53004 Bonn.

„Der Kampf gegen die Folgen des Tabak-Rauchens führte bisher lediglich zum weltweiten Verzicht auf Friedenspfeifen."

(Ron Kritzfeld)

Tabakrauch – die Krebsepidemie, die nach Geld und weiter Welt stinkt

Der wichtigste Einzelfaktor für Krebserkrankungen

Als der inzwischen verstorbene amerikanische Pionier der Thoraxchirurgie Alton Ochsner Anfang unseres Jahrhunderts in St. Louis Medizin studierte, trommelte der dortige Pathologieprofessor alle Studenten zu einer Obduktion eines Patienten mit Lungenkrebs zusammen. Eine so seltene Krankheit würden die Studenten vielleicht nie mehr sehen. 17 Jahre später als Chirurg wurde Professor Ochsner bei einer Lungenoperation zum zweiten Mal mit diesem Krankheitsbild konfrontiert, und nach einem weiteren halben Jahr machte er sich klar, daß er in diesem kurzen Zeitraum bereits acht weitere Patienten mit Lungenkrebs operiert hatte. Er suchte nach einer Erklärung für diese „Epidemie" und stellte fest, daß alle diese Patienten starke Raucher waren, die mit dieser Gewohnheit im Ersten Weltkrieg begonnen hatten. 1950 wurde daraufhin die erste kontrollierte Untersuchung veröffentlicht, die Tabakrauchen mit der Entstehung von Lungenkrebs in Verbindung brachte[64]. Bereits einige Jahre später war dieser Zusammenhang durch weitere großangelegte systematische Studien eindeutig gesichert. Erstmals hatte aber bereits 1898 Dr. Rottmann in seiner Würzburger Doktorarbeit auf einen möglichen Zusammenhang von Tabak und Lungenkarzinomen aufmerksam gemacht[65]. Weitere deutsche Forschungsarbeiten in den dreißiger Jahren, die diesen Zusammen-

---

64 Ochsner A. My first recognition of the relationship of smoking and lung cancer. Preventive Medicine 1973; 2: 611–614.

65 Rottmann H. Über primäre Lungencarcinome. Inaugural-Dissertation Würzburg 1898.

hang belegten, fanden außerhalb Deutschlands keine Beachtung, da sie zu sehr für völkische Kampagnen der nationalsozialistischen Gesundheitspolitik instrumentalisiert wurden[66]. Gegenüber dumpfen Parolen wie „Der Führer raucht nicht" oder „Eine deutsche Frau raucht nicht" wurden die qualmenden Zigarren eines literaturnobelpreiswürdigen Winston Churchill und Zigaretten zwischen den Lippen von berühmten Künstlerinnen geradezu Symbole politischer Freiheit, des Intellektes und gesellschaftlicher Emanzipation. Tabak war in Europa zwar schon mehr als 300 Jahre im Gebrauch, aber recht gering verbreitet und vorwiegend durch Pfeifen- und Zigarrenrauchen oder als Kau- und Schnupftabak, wodurch weit weniger Schadstoffe inhaliert wurden[67]. 93 Prozent aller Zigarettenraucher, dagegen nur 26 Prozent der Zigarrenraucher und 20 Prozent der Pfeifenraucher inhalieren den Tabakrauch. Seitdem Zigarettenrauchen während und nach dem Ersten Weltkrieg zunahm, hat sich die bis dahin seltene Lungenkrebserkrankung epidemieartig ausgebreitet und stellt inzwischen in fast allen entwickelten Ländern die absolut führende Krebsart und weltweit die häufigste Krebstodesursache überhaupt dar. In den verschiedenen Ländern bestehen zwar deutliche Häufigkeitsunterschiede zwischen städtischen Ballungsgebieten und ländlichen Regionen mit besserer Luftqualität, aber stets zeigt sich bei dieser Krebsart eine Geschlechtsverteilung, die den jeweils unterschiedlichen Rauchgewohnheiten von Männern und Frauen entspricht. Schweden, Norwegen, Island und spanische Regionen um Granada oder Murcia weisen alle auf der europäischen Lungen- und Bronchialkrebslandkarte ein sehr niedriges Auftreten dieser Tumorart auf. Danach erkranken dort Männer zwei- bis viermal seltener als in den Industrieregionen von Schottland, England, Mitteleuropa oder Niederschlesien an Lungenkrebs. Während aber in Spanien Lungenkrebs bei Männern etwa 16mal häufiger als bei Frauen festgestellt wird, haben sich skandinavische Frauen zu einem Risiko von bis 1:2,7 (Schweden) bis 1:1,4 (Island) „emanzipiert". Selbst in den genann-

[66] Proctor R. N. The anti-tobacco campaign of the Nazis: a little known aspect of public health in Germany, 1933–1945. British Medical Journal 1996; 313: 1450–1453.

[67] Doll R, Gray R, Peto R, Wheatley. Tobacco related diseases. J Smoking-Related Diseases 1990; 1(1): 3–13.

ten industriellen Ballungsgebieten bleibt ein drei- bis zehnfacher Risikounterschied zu Lasten der Männer. Frauen in britischen Industrieregionen haben dennoch durchschnittlich ein annähernd gleiches Lungenkrebsrisiko wie skandinavische Männer[68]. Dadurch wird erhärtet, daß sich Tabakrauchen besonders krebsfördernd auswirkt, wenn gleichzeitig andere Luftschadstoffe einwirken. Diese krebserregende Wirkung wird zudem eindrucksvoll durch häufigen Alkoholkonsum verstärkt. Tabakrauch ist unbestritten gegenwärtig der wichtigste Einzelfaktor bei der Krebsentstehung. Er ist in Westeuropa bei Männern für 40 Prozent, bei Frauen für 10 Prozent aller tödlichen Krebserkrankungen verantwortlich. In Osteuropa sind bei Männern sogar 50 Prozent aller Krebstodesfälle auf Tabakkonsum zurückzuführen. Das individuelle Krebsrisiko steigt mit der Anzahl der täglich gerauchten Zigaretten und der Dauer der „Raucherkarriere". Der Werbespruch „Wer raucht, hat mehr vom Leben" bestätigt sich lediglich makaber im Sinne von mehr Qualm und mehr Krebsrisiko. Nach einer Risikoeinschätzung[69] ist Tabakrauch verantwortlich für:

60–90 % aller Lungen- und Bronchialkrebserkrankungen,
30 % aller Bauchspeicheldrüsenkrebserkrankungen,
30–70 % aller Blasenkrebserkrankungen,
30 % aller Nierenkrebserkrankungen.

Die Kombination von Tabakrauch und Alkohol bedingt:

60–80 % aller Krebserkrankungen der Mundhöhle und des Rachens,
75 % aller Speiseröhrenkrebserkrankungen,
85 % aller Kehlkopfkrebserkrankungen.

Tabakrauch ist auch ein Risikofaktor für Gebärmutterhalskrebs für die Entstehung mancher Leukämien. Rauchen ist nicht nur an Krebserkrankungen, sondern insgesamt an etwa zwei Dutzend tödlicher Erkrankungen oft ursächlich beteiligt. Etwa jeder zweite regelmäßige Raucher stirbt an den Folgen seiner Sucht. Es handelt

---

68 Levi F, La Vecchia C, Lucchini F, Boyle P. Cancer incidence and mortality in Europe, 1983–87. Sozial- und Präventivmedizin 1993, 38 (Suppl. 3): 155–229.

69 Riboli E. Nutrition and cancer: Background and rationale of the European Prospective Investigation into Cancer and Nutrition (EPIC). Annals of Oncology 1992; 3: 783–791.

sich bei ihnen mehrheitlich nicht um schwere Raucher, sondern die meisten haben früh mit dem Rauchen angefangen. Die Hälfte der Todesfälle in Zusammenhang mit Rauchen betrifft leider bereits Menschen im mittleren Alter.

Tabakgifte: von der Atemluft ins Blut

Wie ist diese Krebsentstehung durch Tabakrauch auch in Organen zu erklären, die nicht direkt vom „Dunst der großen weiten Welt" eingenebelt werden können? Der Tabakrauch enthält mehr als 4000 chemische Verbindungen, entweder in fester oder gasförmiger Form. Der Großteil davon ist allgemein gesundheitsschädlich, zahlreiche dieser Stoffe sind wahrscheinlich, 43 erwiesenermaßen krebsauslösend[70]. Entscheidend sind im Tabakrauch die bereits früher erwähnten Nitrosamine, Benzol, polyzyklische aromatische Kohlenwasserstoffe, auch a-Naphthylamin, das durch Blasenkrebs bei Farbindustriearbeitern traurige Berühmtheit erlangt hat. Zudem finden sich in Tabakrauch auch Arsen, Teer, Formaldehyd, Metalle wie Nickel und Cadmium, genauso radioaktives Polonium, das eventuell allein für 1 Prozent der Lungenkrebsfälle verantwortlich ist. Tabakrauch entspricht also strenggenommen keineswegs einem kanzerogenen Einzelfaktor, sondern ist vielmehr ein Modell für das fatale Zusammenwirken verschiedenster Schadstoffe. Etliche dieser Tabakrauchkarzinogene sind blutlöslich und werden über die Nieren ausgeschieden, wodurch sich die kanzerogene Wirkung gerade an den Harnwegen erklärt. Andererseits werden Tabakrauchkarzinogene über den Speichel geschluckt und schädigen die oberen Verdauungsorgane. Abbauprodukte lassen sich auch im Gebärmutterhalsschleim von Raucherinnen nachweisen.

Auch Passivrauchen schadet!

Inzwischen ist ein durchschnittlich etwa 40 Prozent erhöhtes Krebsrisiko von Nichtrauchern belegt, die sich viel in verrauchten

70 Fishbein L, Hemminki K. Sources, Nature and Levels of Indoor Air Pollutants. In: L. Tomatis (Hrsg.). Indoor and Outdoor Air Pollution and Human Cancer. ESO Monograph. Berlin, Heidelberg, New York 1993, Springer 67–87.

Räumen aufhalten, also über ihre Atemluft „passiv" mitrauchen. Für Deutschland bedeutet dies jährlich zumindest etwa 400 Lungenkrebserkrankungen mehr. Diese Zahl mag in Anbetracht von mehr als 35 000 Sterbefällen durch Lungenkrebs im Jahr gering erscheinen, sie entspricht aber ungefähr der Anzahl aller jährlich in Deutschland neu auftretenden kindlichen Leukämiefälle. Ehefrauen von starken Rauchern – mehr als eine Schachtel Zigaretten täglich – zeigten in einigen Untersuchungen sogar ein etwa dreifach gesteigertes Lungenkrebsrisiko. Eine höhere Empfindlichkeit ist auch bei Kindern wahrscheinlich, die sich in verrauchten Räumen aufhalten. Passivrauchen steigert nach neueren Untersuchungen auch das Risiko für akute Schlaganfälle beträchtlich.

Raucher atmen nur etwa ein Viertel des gesamten Rauchs einer Zigarette ein – und teilweise wieder aus, den sogenannten Hauptstromrauch. Drei Viertel des Tabakrauches wird zwischen den Zügen direkt als Nebenstromrauch in die Raumluft abgegeben. In diesem Nebenstromrauch ist die Konzentration von kanzerogenen Nitrosaminen aber beispielsweise mehr als hundertfach höher als im direkt inhalierten Hauptstromrauch[71]. Die erhöhte Krebsgefährdung von Passivrauchern wird auch darin deutlich, daß sich wie bei Rauchern auch bei ihnen Abbauprodukte von Tabakgiften im Urin nachweisen lassen.

Das Lungenkrebsrisiko durch Tabakrauch ist deutlich abhängig von der Schadstoffmenge, die inhaliert wird. Es erhöht sich durchschnittlich gegenüber Nichtrauchern:

beim Passivrauchen	1,4- (bis 3,4)fach
bei Pfeifen- und Zigarrenrauchern	3,7fach
Zigarettenrauchen bei 1–10 Stück täglich	4,6- (bis 11)fach
Zigarettenrauchen bis 11–20 Stück täglich	18,6fach
Zigarettenrauchen bei 21–35 Stück täglich	31,6fach
Zigarettenrauchen bei mehr als 35 Stück täglich	43,6fach.

Offensichtlich spielt zusätzlich auch das Einstiegsalter in die „Raucherkarriere" eine Rolle. Wird die qualmende Gewohnheit vor dem 15. Lebensjahr begonnen, so erhöht sich im Vergleich zu Rauchern, die erst nach dem 25. Lebensjahr zur regelmäßigen Zigarette grei-

[71] Stamatiadis-Smidt H, Sellschopp A. Thema Krebs. Berlin, Heidelberg 1993, Springer.

fen, das Lungenkrebsrisiko nochmals um fast das Fünffache[72]. Filterzigaretten oder sogenannte Leichtzigaretten vermindern das Krebsrisiko nicht entscheidend. Die Schadstoffaufnahme verringert sich bei Filterzigaretten allenfalls um 20 Prozent, sogenannte „Leicht"zigaretten werden in der Regel mehr inhaliert.

Der Körper verzeiht, wenn das Rauchen beendet wird – aber nicht ganz!

Es ist auch nach jahrelanger Raucherkarriere nicht zu spät, mit der Gewohnheit – oder häufig wirklichen Sucht – aufzuhören. Sogar schwere Zellveränderungen der Bronchien können sich zurückbilden, wenn der krebserregende Reiz ausbleibt[73]. Wird das Rauchen beendet, so nimmt das über die Jahre vielfach erhöhte Krebsrisiko langsam wieder ab, das erhöhte Risiko für Herz-Kreislauf-Erkrankungen sinkt hingegen schneller. Nach etwa fünf Jahren ist das erhöhte Krebsrisiko bereits halbiert, nach fünfzehn Jahren hat der Körper weitgehend „vergessen"[74,75]. Im Vergleich zu Personen, die nie geraucht haben, bleibt aber nach langer Raucherkarriere ein gering erhöhtes Krebsrisiko für alle Krebsarten bestehen. Dieser Befund stützt die früher erläuterten Vorstellungen, wie sich Körperzellen zu Krebszellen wandeln.

Untersuchungen gerade von älteren Rauchern belegen vermehrte depressive Beschwerden, die sich wenig mit den Werbesprüchen von „Lebensgefühl" und „Ich rauche gern" vertragen. Tabakrauchbedingte Krebskrankheiten sind zudem nur selten heilbar. Die Krebssterblichkeit würde durch eine deutliche Verminderung des Tabakkonsums weit mehr abnehmen als durch alle kleinen, oft sehr teuren Erfolge der Krebstherapie der letzten Jahre und alle Therapiefortschritte, die von den nächsten Jahrzehnten erhofft werden. Angesichts der Finanzkraft und des politischen Einflusses der

[72] Deutsche Krebshilfe e. V. (Hrsg.). Krebsprävention – Ein Ratgeber zur Erkennung und Vermeidung von Krebsrisikofaktoren. Bonn 1991 DKH.

[73] Stoll B. Spontaneous regression of cancer: new insights. Biotherapy 1992; 4: 23–30.

[74] Kawachi I, Colditz GA, Stampfel MJ et al. Smoking cessation in relation to total mortality rates in women. Annals Intern Medicine 1993; 119: 992–1000.

[75] La Croix AZ, Lang J, Scherr P et al. Smoking and mortality among older men and women in three communities. N Engl J Med 1991; 324: 1619–1625.

Tabakindustrie ist aber trotz anderslautender Sonntagsreden eine wesentliche Änderung nicht zu erwarten. Obwohl in Europa schätzungsweise jährlich eine halbe Million Menschen – 400000 Männer und 100000 Frauen – frühzeitig durch Rauchen sterben, gab die Europäische Union selbst in dem von ihr 1991 proklamierten und mit umgerechnet 21 Millionen DM unterstützten Jahr „Europa gegen den Krebs" den 148fachen Betrag (rund 2,4 Milliarden DM) zur Förderung des europäischen Tabakanbaus aus, so daß inzwischen sogar Anbauflächen außerhalb der traditionellen europäischen Tabakregionen ausgeweitet werden. Obwohl die europäische Union weltweit der größte Tabakimporteur ist, muß übrigens der subventionierte europäische Tabak wegen fehlender Nachfrage weitgehend zu Dumpingpreisen exportiert werden, zunehmend in Dritte-Welt-Länder, in denen uneingeschränkt für Tabakkonsum geworben werden darf und in denen tabakbedingte Krebsarten ungebremst zunehmen[76, 77].

Jeder europäische, durch Tabakrauch bedingte Krebstote wird also faktisch mit mehreren tausend Mark aus öffentlichen Geldern subventioniert. Verglichen mit den Ausgaben für Programme, Jugendliche vom Rauchen abzuhalten und Raucher zu entwöhnen, wäre medizinisch weit mehr gewonnen, wenn öffentliche Gelder für die direkte oder indirekte Unterstützung des Tabakkonsums nicht mehr ausgegeben würden.

Erfreulicherweise besteht für Jugendliche, die das Rauchen aufgeben, kaum ein Risiko, an dessen Spätfolgen zu sterben. Wie sich gesellschaftliche Verhaltensänderungen positiv auswirken können, zeigt das Beispiel Großbritannien. Dort waren noch 1970 unter den Männern weltweit die größten Todesraten durch Rauchen zu beklagen gewesen. Seitdem hat die Hälfte der erwachsenen Briten das Rauchen eingestellt und die Anzahl der jährlichen „Tabaktoten" hat sich halbiert. Mit diesem Rückgang ist Großbritannien als das erste Land, in dem das Rauchen ein Massenphänomen geworden war, erneut Weltspitze[78].

---

[76] Europe for cancer. Lancet 1990; 336: 1036.

[77] Tobacco for Europe ... and elsewhere. Annals of Oncology 1991; 2: 163.

[78] Tabak – der große Killer. Forum der Deutschen Krebsgesellschaft (14) 1999: 746–749.

„… von Schnaps und Wein und Heringen, von Kirschen und von Trauben, von weißem Zucker und von Bier, von Erbsen und Salat, da kriegst du Krebs davon, da kriegst du Krebs davon …“

(Robert Long in seinem Lied „Krebserreger", 1981)

„Wer Wein trinkt, betet;
Wer Wein säuft, sündigt.“

(Sprichwort)

Habe ich mich falsch ernährt?

Krebs ist keine Zivilisationskrankheit

„Die Ursachen des Krebses sind ganz dunkel. Höchstwahrscheinlich ist eine eigenthümliche allgemeine Ernährungskrankheit (die Krebsdyskrasie) das ursprüngliche Leiden und das Krebsgebilde erst ein Erzeugnis dieses Blutmischungsfehlers." So ist im Großen Brockhaus von 1853 zu lesen, und in der Tat stützt sich die gesamte Medizingeschichte auf eine Vorstellung, daß Gesundheit erhalten und wiederhergestellt wird, indem gewisse Regeln der Lebensführung, eine „Diät", eingehalten werden. Die meisten Gesundheitsregeln in Sprichwörtern beziehen sich auf Essen und Trinken, so daß nicht verwundert, wenn unter Diät inzwischen nur noch gesunde Ernährung verstanden wird. Obwohl weltweit immer noch die meisten Erkrankungen mit Fehl- und Mangelernährung zusammenhängen, haben bessere allgemeine Ernährungsbedingungen in den westlichen Industrieländern viele Krankheiten zurückgedrängt. Parallel zu den ansteigenden Krebszahlen prägen dafür Ziviliationskrankheiten durch „Messer und Gabel" im Sinne von ungesunden Eß- und Trinkgewohnheiten zunehmend den medizinischen Praxisalltag. Krebs selbst wird fälschlicherweise oft pauschal als „Zivilisationskrankheit" bezeichnet, auch wenn Krebserkrankungen bei starkem Übergewicht tatsächlich häufiger auftreten. Dementsprechend fehlen nicht Ratschläge für Diäten, die Tumorkrankheiten angeblich verhinderten.

Kanzerogene auf dem Teller

Mehrere eindeutig krebserregende Substanzen in Nahrungsmitteln sind bekannt. Als stärkste krebserregende Substanzen überhaupt erwiesen sich gewisse Schimmelgifte, Aflatoxine. Deshalb sollten angeschimmelte Nahrungsmittel nicht mehr verzehrt werden. Die Giftbildung überschreitet dabei bei weitem die sichtbare Schimmelbildung, so daß es nicht genügt, einfach den Schimmel zu entfernen. Die hohe Leberkrebshäufigkeit in einigen unterentwickelten Regionen Afrikas und Asiens wird – außer Hepatitis-B-Virus-Infektionen – auf Schimmelbildung bei der Nahrungszubereitung und -konservierung zurückgeführt. Die meisten sogenannten Kulturschimmelarten, beispielsweise bei der Käsezubereitung, bilden dagegen keine Aflatoxine.

Beim offenen Grillen und besonders beim Schwarzräuchern entstehen Benzpyrene, sehr krebserregende polyzyklische aromatische Kohlenwasserstoffe, die sich an so zubereitete Fleisch- und Wurstwaren außen anlagern und in die Oberfläche eindringen. Angekohlte Grillkrusten oder die oft deutliche Rußschicht an der Oberfläche von Räucherwaren sollten somit vor dem Verzehr unbedingt entfernt werden. Pökel- und Räucherwaren werden in der Regel mit Nitratsalzen behandelt, die sich besonders beim Erhitzen im Körper zu stark krebserregenden Nitrosaminen umbauen können und vor allem bei Vitamin-C-armer Ernährung das Magenkrebsrisiko erhöhen.

Schwermetalle vor allem in Innereien, radioaktive Elemente in manchen Pilzen und Wildfleisch, Dünger- und Pestizidrückstände lassen einen möglichen Beitrag zur Krebsentstehung annehmen. Seine Bedeutung kann jedoch nicht vernünftig beurteilt werden, da der schädigende Einfluß sehr von der gesamten Ernährungsweise abhängig ist.

Ein moderater regelmäßiger Alkoholgenuß von 20 bis allenfalls 35 g Äthanol täglich – das entspricht einem Viertel bis drei Achtel Wein oder bis zu einem Liter Bier – geht in vielen Studien nicht nur mit einem verringerten Risiko für einen tödlichen Herzinfarkt, sondern auch einer verringerten Krebssterblichkeit einher. Ein höherer Alkoholkonsum erhöht hingegen unbestritten das Risiko für viele Krebsarten. 10–15 Prozent aller Leberkrebserkrankungen in entwickelten Ländern werden auf Alkohol zurückgeführt. Alkohol spielt dosisabhängig eine fatale Rolle bei der Entstehung von Krebs im Mund- und Rachenraum, des Kehlkopfes und der Speiseröhre, besonders in Kombination mit Rauchen. In den USA werden zwei Prozent aller Brustkrebserkrankungen, d.h. jährlich etwa 3500, mit erhöhtem Alkoholkonsum in Zusammenhang gebracht. Menschen, die täglich zwei Liter Bier oder einen Liter Wein oder mehr trinken, erkranken 18mal häufiger an Speiseröhrenkrebs. Bei einem so hohen Alkoholgenuß besteht regelmäßig eine Fehlernährung. Eine tägliche Alkoholmenge von bis zu einem Liter Bier oder bis zu zwei Viertel Wein, bei Frauen noch weniger, stellt nach Expertenmeinung die Obergrenze dar, ab der regelmäßig ernste gesundheitliche Risiken zu befürchten sind. Einige Untersuchungen fanden aber bereits bei dieser täglichen Alkoholmenge ein meßbar erhöhtes Darmkrebsrisiko. Hochprozentige Alkohole müssen noch bedenklicher betrachtet werden, ohne daß reiner Alkohol für sich kanzerogen zu werten ist. Bei der Häufigkeit von Speiseröhrenkrebs nehmen in Europa Nordfrankreich und Schottland unangefochten den Spitzenplatz ein, während sich bekannte italienische Weinregionen am unteren Ende der Verteilungskurve finden. Speiseröhrenkrebs ist in der nordfranzösischen Region Calvadoz bei Männern etwa zehnmal häufiger als in Florenz. Frauen erkranken in beiden Regionen viel seltener als Männer. Dieser deutliche Unterschied in der Geschlechtsverteilung gilt auch für Leberkrebs, der aber italienische und französische Männer ungefähr gleich oft, aber weit häufiger als ihre schottischen Geschlechtsgenossen trifft[79]. Diese Befunde erlauben noch keineswegs einen Krebsrisikovergleich zischen schottischem Whisky, französischem Apfelschnaps und italienischem Rotwein. Diese großen regionalen und geschlechtsabhängigen Unterschiede in der Krebshäufigkeitsverteilung stützen auf der einen Seite Annahmen von vermeidbaren äußeren krebsfördernden Einflüssen. Andererseits warnen sie gerade vor einer vorschnellen Interpretation, besonders weil Ernährungsfaktoren in entwickelten Ländern gerne als Krebsursache angekreidet werden, wenn keine andere zuzuordnen ist. 1981 führten die anerkannten Forscher Doll und Peto 35 Prozent aller Krebserkran-

[79] Levi F, La Vecchia C, Lucchini F, Boyle P. Cancer incidence and mortality in Europe, 1983–87. Sozial und Präventivmedizin 1993; 38 (Suppl. 3): 155–229.

kungen auf Ernährungsgewohnheiten zurück[80]. Diese Zahl wird seitdem regelmäßig als wissenschaftlicher Kenntnisstand zitiert, obwohl die Autoren selbst klarstellten, daß sie eine sehr, sehr grobe Schätzung versucht hätten und zwischen eindeutig belegten Tatsachen und vermuteten Zusammenhängen unterschieden werden müsse. Wird eine Schätzzahl nur auf gesichertes Wissen gestützt, wie durch Ernährung in entwickelten Ländern Krebs vermieden werden könne, so sinkt diese Zahl von 35 Prozent tief ab.

Gesicherte Zusammenhänge zwischen Ernährung und Krebs

Nur folgende Beobachtungen über Krebserkrankungen in entwikkelten Ländern gelten als schlüssig gesichert:

- Hoher Konsum von tierischen Fetten und/oder Fleisch steigert das Risiko, an Dick- und Mastdarmkrebs zu erkranken.
- Das Magenkrebsrisiko steigt mit einem hohen Verbrauch von Salz und gesalzenen Speisen.
- Ein anhaltend hoher Alkoholkonsum ist ursächlich an der Krebsentstehung in den oberen Atemwegen und im oberen Verdauungstrakt beteiligt: an Krebs im Rachenraum, Kehlkopf-, Speiseröhren- und Leberkrebs. Aber auch das Risiko für Brust- und Darmkrebs steigt an.
- Stehen Früchte und Gemüse auf dem täglichen Speiseplan, so geht damit offensichtlich ein geringeres Risiko einher, an Magen-, Lungen-, Dickdarm- und Mastdarmkrebs zu erkranken.

Andere Zusammenhänge, beispielsweise zwischen fettreicher Ernährung und Brustkrebsrisiko, werden in Untersuchungen noch widersprüchlich beantwortet. Da sich aber sehr große Bevölkerungsgruppen zu fettreich ernähen, Übergewicht verbreitet und zudem häufig auch mit anderen Risikofaktoren vergesellschaftet ist, bereitet die sichere Beurteilung des Krebsrisikos durch fettreiche Ernährung oder eine Überernährung statistisch Schwierigkeiten. Weil die Daten aus früheren Studien für genaue Schlußfolgerungen recht mangelhaft sind, wurden inzwischen großangelegte Unter-

80 Doll R, Peto R. The causes of human cancer: Quantitative estimates of avoidable risks of cancer in the United States. J Natl Cancer Inst 1981; 66: 1192–1208.

suchungen begonnen, die das Eßverhalten und Krankheitsrisiko von mehreren hunderttausend gesunden Europäern über viele Jahre analysieren werden[81].

Manche Ernährungs- und Trinkgewohnheiten erhöhen eindeutig das Risiko für bestimmte Krebserkrankungen. Andere „Diätfehler" können durchaus für die körperliche Leistungsfähigkeit oder für das Herz-Kreislauf-System ungesund sein, ohne notwendigerweise ein Krebsrisiko zu erhöhen.

Empfehlungen für eine allgemein gesunde Ernährung lassen sich sehr wohl aussprechen und begründen. Eine gesundheitsbewußte Ernährungsweise bedeutet zwar keine Lebensversicherung gegen Krebs, mindert aber das Risiko für einige häufige Krebsarten im Laufe des späteren Lebens deutlich.

Gleichzeitig wirkt sich eine derartige Ernährung genauso günstig auf das Risiko für Herz- und Kreislauferkrankungen aus. In den USA haben die bisherig bekannten bestechenden Zusammenhänge zwischen Ernährungsgewohnheiten und Risiko für Krebs oder andere Erkrankungen bereits zu einem landesweiten, gesundheitsfördernden „5 A Day"-Programm geführt: Propagiert wird darin, die bisherigen täglichen Eßgewohnheiten auf fünf fettarme Mahl- und Zwischenmahlzeiten mit jeweils Obst, Salaten und Gemüsen oder Fruchtsäften umzustellen. Eine derartige gesund und damit präventive Kost umfaßt beispielsweise:

- täglich 200–250 g bevorzugt saisonales Gemüse, besonders tiefgrüne, orange und rote Gemüse, alternativ 300–400 ml Gemüsesaft (Beta-Karotin, Ballaststoffe),
- täglich 1–3 mal Obst, bevorzugt Zitrusfrüchte und anderes Vitamin-C-reiches Obst, alternativ Fruchtsäfte,
- den weitgehenden Ersatz von tierischen Fetten durch pflanzliche, bevorzugt durch Keimöl- und kaltgepreßtes Olivenöl (ungesättigte Fettsäuren, Vitamin E),
- Steigerung der Zufuhr von Getreide- und Vollkornprodukten (Ballaststoffe, Vitamin E, Selen, Calcium).

Eine derartige Ernährung ist relativ fleischarm und gewährleistet

[81] Riboli E. Nutrition and cancer: Background and rationale of the European Prospective Investigation into Cancer and Nutrition (EPIC). Annals of Oncology 1992; 3: 783–791.

die empfohlene tägliche Aufnahme von 75 bis 150 mg Vitamin C, von 2 bis 4 mg Beta-Karotin (Provitamin A) und 15 bis 30 mg Vitamin E. Ungefähr 15 Prozent der bundesdeutschen Frauen und Männer essen jedoch selten Obst und Gemüse und haben dann einen relativen Vitaminmangel, besonders wenn bei hohem Alkoholkonsum eine allgemeine Fehlernährung oder durch Rauchen ein erhöhter Vitamin-C-Bedarf vorliegt. Offensichtlich hat die Einnahme der Vitamine A, C, und E und von Selen nicht die gleiche krebsvorbeugende Wirkung wie obige gesunde Ernährungsumstellung. Diese Vitamine und Spurenelemente sind nur Leitsubstanzen der gesunden Ernährung, in der noch viele andere bekannte und unbekannte Inhaltsstoffe entscheidend zur präventiven Wirkung beitragen: beispielsweise Phenole, wie sie im grünen Tee entdeckt wurden, Arachidonsäure-Hemmer, bekannt durch das Aspirin®, genauso pflanzliche Sterole, Cyanate, Kumarine, Flavone, Diterpene u.a.

Auf die Frage, inwieweit Diätmaßnahmen den Verlauf einer bereits vorhandenen Krebserkrankung beeinflussen können, soll in einem späteren Kapitel eingegangen werden.

„Nichts ist, das dich bewegt, du selber bist das Rad,
das aus sich selber läuft und keine Ruhe hat.“

(Angelus Silesius, 1657)

„Eine isolierte Untersuchung von Streß ähnelt dem Klatschen einer Hand zu lauschen“

(Die psychoonkologischen Forscher Maggie Watson und Steven Greer, 1998)

Kommt Krebs von Streß?

Des einen Leid ist womöglich des andern Freud

„Bei dem Streß, den ich hatte, mußte irgendwann was kommen. Jetzt habe ich Krebs." In einer amerikanischen Befragung von Patientinnen mit Brustkrebs führten 41 Prozent dieser Frauen ihre Erkrankung auf Streß zurück[82]. Wenn Patienten in der Sprechstunde in dieser Weise ihre Krankheit erklären, so ist der Arzt nicht vorrangig gefragt, wissenschaftliche Erkenntnisse darzustellen, sondern er sollte an erster Stelle wahrnehmen, daß der Patient mit seiner vorangegangenen Lebenssituation nicht zufrieden war.

In der Alltagssprache bedeutet „viel Straß" nicht zur Ruhe zu kommen, Hektik, äußeren Anforderungen ausgesetzt zu sein, die belasten. Streß im wissenschaftlichen Verständnis meint eher umgekehrt Belastungen, die fordern, sogar überfordern, ohne daß notwendigerweise Geschäftigkeit im Spiel ist. Streß kann sich also auf ein unruhiges Berufsleben mit täglichen Überstunden beziehen oder auf Arbeitslosigkeit, die zur ungewollten Passivität zwingt. Eine Partnerbeziehung, die nur noch durch täglichen Streit zusammengehalten wird, ist sicher Streß, genauso aber auch der Tod eines geliebten Partners oder unfreiwillige Einsamkeit. Entgegengesetzte

[82] Taylor S, Lichtman R, Wood J. Attributions, Beliefs About Control, and Adjustment to Breast Cancer. Journal of Personality and Social Psychology 1984, 46: 489–502.

Belastungen – zuviel Arbeit oder Arbeitslosigkeit – können also gleichermaßen Streß sein. Menschen werten dasselbe oder gleiche einschneidende Ereignis sehr unterschiedlich: Manche erleben eine Scheidung als unbegreiflichen Schicksalsschlag, mit dem sie sich nicht abfinden können, andere dagegen möglicherweise als Befreiung mit der Chance eines Neubeginns. Diese individuelle Bedeutung von ähnlichen Lebenssituationen und Ereignissen wurde in der Streßforschung lange Zeit vernachlässigt, obwohl diese Bewertung entscheidend emotionale und körperliche Reaktionen beeinflußt, also auch die Fähigkeit, mit einer Belastung umzugehen oder fertig zu werden. Im Beispiel der Scheidung kann sich ein Mensch hilflos verlassen und ohnmächtig fühlen, genauso aber auch selbstbewußter, weil es ihm gelungen sei, den in der Ehe erlittenen Kränkungen ein Ende zu setzen, und er, wenn auch schmerzhaft, gelernt habe, z.B. „auf diesen Typ Mann – oder Frau – in Zukunft nicht mehr hereinzufallen".

Belastete Menschen leben meist ungesünder

Ausgehend von der Beobachtung, daß Streß beispielsweise anfälliger für Krankheiten machen kann, z.B. für Schnupfen oder Magengeschwüre, wurden Krebskranke in vielen Untersuchungen nach Belastungen in der Zeit vor der Diagnosestellung gefragt. Solche Belastungen fanden sich natürlich häufig. Belastende Ereignisse wie der Tod der Eltern, des Partners oder von anderen nahen Familienangehörigen sind natürlich immer mit dem Prozeß des Älterwerdens verbunden. Sie werden deshalb sehr oft von Patienten mit Tumorleiden genannt, deren Häufigkeit im Alter ebenfalls zunimmt, ohne daß damit schon ein ursächlicher Zusammenhang gegeben ist[83, 84]. Belastende Ereignisse gehören zum Leben, und es ist entscheidender, wie solche Ereignisse gewertet und verarbeitet werden.

---

[83] Scherg H, Cramer I, Blohmke M. Zur Altersabhängigkeit psychosozialer Faktoren und den möglichen Fehlschlüssen aus Fall-Kontroll-Studien in der Krebsforschung. Psychother med Psychol 1983; 33: 107–110

[84] Geyer S. Situationseffekte beim Berichten von Lebensereignissen? Ein Vergleich zweier Erhebungsmethoden. Psychother Psychosom med Psychol 1993; 43: 55–62.

Verschiedene Formen von Streß führen auch altersabhängig teilweise zu entgegengesetzten Veränderungen von Immunreaktionen des Körpers. Diese Veränderungen hängen außerdem davon ab, wie die Umgebung reagiert, beispielsweise ob Freunde in einer schwierigen Situation zur Seite stehen. Daß sich diese labormäßig nachweisbaren immunologischen Veränderungen auf das Krebsrisiko auswirken, ist trotz vieler angestellter Untersuchungen nicht gesichert[85]. Gründliche Studien zeigen zwar, daß lang anhaltende oder nachwirkende Belastungen anfälliger für Erkrankungen machen, aber nicht speziell für Krebskrankheiten. Außerdem ist zu bedenken, daß Menschen in schweren Belastungssituationen meist auch insgesamt ungesünder leben: Sie schlafen weniger und schlechter, achten kaum auf eine regelmäßige und vernünftige Ernährung, greifen dafür vielleicht mehr zu Kaffee, Alkohol und Zigaretten, bewegen sich weniger, schlucken öfters unkritisch Tabletten oder vernachlässigen bisherige notwendige Medikamente. Der deutsche Außenminister Joschka Fischer beschreibt sehr ehrlich und eindrücklich dieses Zusammenspiel von Streß und ungesunder Lebensweise – und ihre Bewältigung – am Beispiel seiner Person[86]. Solch ungesunde Lebensweise kann sich über Veränderungen von Stoffwechsel- und Regulationsabläufen und vermehrt einwirkende äußere Krebsrisikofaktoren durchaus allgemein krankheitsfördernd auswirken. Denkbar – aber keineswegs hinreichend belegt – ist dabei auch, daß verminderte immunologische Kontrollfunktionen[87] das Krebsrisiko erhöhen. Ein direkter spezifischer Zusammenhang zwischen Streß und Krebs ist dagegen unwahrscheinlich. Genauso wichtig wie belastende Ereignisse an sich sind die unterschiedlichen Verhaltensweisen, mit denen Menschen darauf reagieren.

---

[85] Redd W, Jacobsen P. Emotions and Cancer. New Perspectives on an Old Question. Cancer 1988; 62 (Suppl.): 1871–1879.

[86] Joschka Fischer. Mein langer Lauf zu mir selbst. Köln 1999, Kiepenheuer & Witsch.

[87] Brosschot JF, Benshop RJ, Godaert GLR, et al. Influence of life stress on immunological reactivity to mild psychological stress. Psychosomatic Medicine 1994; 56: 216–224.

Zwei Dinge trüben sich beim Kranken,
a) der Urin, b) die Gedanken.

Eugen Roth

Bin ich eine „Krebspersönlichkeit"?

Nicht die Probleme mit den Ursachen verwechseln!

Eine 42jährige, depressiv erscheinende Frau kommt von weit entfernt zum erstenmal in die Ambulanzsprechstunde. Ihr war einige Monate vorher ein Knoten der Brust aufgefallen, der sich bei der Operation als bösartig herausgestellt hatte und brusterhaltend vollständig entfernt worden war. Nach der Operation hatte sie sich zur weiteren Sicherheit einer lokalen Bestrahlung und einer Chemotherapie unterzogen. In der Zeit vor der Krebserkrankung hatte sich im Alltag der sensiblen, beruflich erfolgreichen Frau ein Gefühl eingeschlichen, so nicht weiterleben zu können. Einige Jahre zuvor hatte sie bewußt ihre Berufstätigkeit zurückgestellt, um für ihre kleinen Kinder genügend Zeit zu haben. Gegenüber ihrem netten Mann fühlte sie sich danach zunehmend im Hintertreffen. Seine beruflichen und sportlichen Aktivitäten gingen nahezu unverändert weiter, und er überließ ihr doch gern die Erziehung der Kinder und die damit verbundenen häuslichen Aufgaben. Die Frau begann zunehmend darunter zu leiden, daß sie, von außen betrachtet, eigentlich glücklich sein müßte, sich aber zunehmend „alt" und „abgestorben" fühlte. Die Krebserkrankung löste Ängste aus zu sterben, wenn sie nicht zur früheren Lebendigkeit und Lebensfreude zurückfänden. Doch dies erschien ihr aber gerade durch die bedrohliche Krankheit und Therapienebenwirkungen unmöglich. In der auswärtigen Klinik hatte sie ein psychologisches Gespräch angeboten bekommen und war danach an eine psychosoziale Beratungseinrichtung weiterverwiesen worden. In den zwei Gesprächen hatte man ihr gesagt, sie sei eine „Krebspersönlichkeit", und ihr beigebracht, daß die Krankheit als „körperlicher Ausdruck eines seelischen Konfliktes" aufgefaßt werden müsse. Man habe ihr dringend eine Psychotherapie nahegelegt, um ihr Krebsrisiko zu senken. Sie müsse „autonom werden". Deshalb habe sie jetzt einen Gesprächstermin vereinbart.

Um den weiteren Verlauf vorwegzunehmen: Die junge Frau war auswärts sehr kompetent medizinisch behandelt worden. Ich habe mit ihr psychotherapeutische Gespräche geführt: Wie es ihr denn gelingen könne, „autonomer" zu werden, wenn sie gerade das gehorsam befolge, was ihr von anderen Menschen aufgetragen worden sei, einschließlich sich einer Psychotherapie zu unterziehen? Warum nehme sie für sich eine „Krebspersönlichkeit" an? Und wie sehe sie sich als Person, die an Krebs erkrankt sei? Was sei jetzt in Beziehung zu sich selbst und zu anderen Menschen abgestorben? Und welche Gedanken verknüpfe sie mit der Krebserkrankung? In diesen Gesprächen, die in größeren Abständen geführt wurden, trat die Krebserkrankung zunehmend in den Hintergrund. Die Frau zeigte in den wechselnden Höhen und Tiefen ihrer Stimmung zunehmend Interesse für sich selbst nicht nur als Krebspatientin, sondern für sich als gesunder Mensch, mit Narben, Schwächen und Stärken. Sie nahm den Vorschlag von weiteren psychotherapeutischen Gesprächen an, die aber jetzt wohnortnah und zeitlich engmaschiger geplant werden sollten. Jahre danach fühlt sie sich gesund, in ihrer Familie lebendig und „wie neugeboren".

Die Wissenschaft ist nicht frei von Vorurteilen

Die Verknüpfung von Psyche und Krebs ist nahezu klischeehaftes Allgemeingut geworden, wenn man das Angebot in Buchhandlungen an psychologisierenden oder esoterischen Gesundheits- und Lebenshilfebüchern ansieht. Selbst von der Kinoleinwand philosophiert der amerikanische Filmkomiker und Regisseur Woody Allen: „Ich bekomme keine Depression, sondern dafür entsteht bei mir Krebs."

Die Medizin ist an der Vorstellung nicht unschuldig, daß es eine Krebspersönlichkeit gebe. Schon Hippokrates hatte bereits eine Verbindung zwischen melancholischem Gemüt und Krebsentstehung vermutet. Wie so oft in der Geschichte galt auch bei der „Krebspersönlichkeit" der Leitspruch: Was häufig genug und immer wieder behauptet wird, muß auch wahr sein. Einer der französischen Krebsspezialisten des letzten Jahrhunderts, Alexander Canquoin, hing offensichtlich dieser Haltung an, als er 1834 in seiner Studie „Die Behandlung des Krebses" schrieb: „Nach der Erfahrung aller Zeiten sind die Hauptursachen des Krebses: tiefer und andauernder Kummer (...), ein nervöses Temperament, mannbares Alter, die bei manchen Frauen verlängerte Unterdrückung der Menstruation ..."[88]

Es gibt aber in der Kulturgeschichte kaum ein dem jeweiligen Zeitgeist verhaftetes Vorurteil, das nicht von irgendeiner Seite „wissenschaftlich fundiert" erklärt wird. Dies sollte bedacht werden, wenn die lange historische Überlieferung von Krebspersönlichkeitsmerkmalen als Beweis für ihre Richtigkeit herangezogen werden, wie es auch in heutigen Veröffentlichungen immer wieder geschieht[89]. Eben vor hundert Jahren hatte sich noch eine anerkannte Kapazität in seinem Fachgebiet, Dr. Dr. Georg Buschan, im Einklang mit der überwältigenden Mehrheit der Ärzteschaft gegen die Zulassung von Frauen zum Medizinstudium ausgesprochen. Er begründete damals seine Ablehnung keineswegs als Patriarch, sondern als medizinischer Forscher mit seinen sehr genauen, vergleichenden Untersuchungen von männlichen und weiblichen Gehirnen: „Das Weib ist der Verarbeitung der erforderlichen wissenschaftlichen Materie nicht gewachsen, ... Es wird an Leib und Seele schaden nehmen, und zwar nicht allein für die eigene Person, sondern auch für den zu erwartenden Nachwuchs ... Eine Zunahme der Entartung unseres sowieso schon auf dem Wege der Decadenz befindlichen Volkes wird die unausbleibliche Folge sein." Die Gegebenheiten der Regelblutungen ließen ihn zudem schlußfolgern: „Das Weib ist also nur in Intervallen eines beständigen Krankseins gesund."[90] Es verwundert deshalb nicht, daß bei einer derartig „wissenschaftlich fundierten" Verknüpfung von Frauenbild, Entartung und Krankheit das Konzept der „Krebspersönlichkeit" anfangs

[88] Schramm P. Krebs – Eine Krankheit im Spiegel der Jahrhunderte. Taunusstein 1987, Edition Rarissima.

[89] Hürny Ch. Psyche and cancer. Odyssey of an old idea in the troubled waters of modern science. Annals of Oncology 1990); 1: 6–8.

[90] Gerst Th. „Das Weib ist der Verarbeitung der erforderlichen wissenschaftlichen Materie nicht gewachsen ...". Deutsches Ärzteblatt 1994; 91: B-391–392.

vorrangig aus der psychologischen Untersuchung von Frauen durch männliche Wissenschaftler abgeleitet wurde. Die häufigsten weiblichen Krebserkrankungen waren Brust- und Unterleibskrebs, so daß sexuelle Verhaltensmuster regelmäßig bei den Krebspersönlichkeitsmerkmalen aufgelistet wurden. Sie lauten schon 1926 in einer ersten psychologischen Untersuchung von Krebspatienten[91]: aggressive und sexuelle Gehemmtheit mit Autoritätsgläubigkeit, Selbstaufopferung und Tendenz zur Konformität. Paradoxerweise wurden also Merkmale einer gängigen geschlechtsspezifischen Erziehung als krebsgefährdend hingestellt, während wie oben angeführt gleichzeitig ein Ausbrechen aus konventionellen weiblichen Rollenzuschreibungen genauso mit Warnungen vor „Entartung" belegt wurde. In den nachfolgenden Jahrzehnten bis in die Gegenwart änderten sich die Eigenschaften der „Krebspersönlichkeit" wenig. Ergänzt wurden für Brustkrebspatientinnen: Verleugnung und/oder Verdrängung von Konflikten, verminderter oder übersteigerter Gefühlsausdruck, Masochismus, schwaches Selbstbewußtsein, Depressivität, Kontaktstörung, Wertlosigkeitsgefühl, hohes neurotisches Verhalten[92].

Weniger Ursache als Krankheitsfolge?

Mit den beschriebenen Persönlichkeitsmerkmalen ließ sich in vielen Untersuchungen von Patientinnen, die wegen eines Brustknotens in die Linik kamen, mit recht hoher Genauigkeit voraussagen, ob der Knoten bei der nachfolgenden Gewebsentnahme gutartig oder bösartig sein werde. Eine solche Übereinstimmung schien die Tatsache einer „Krebspersönlichkeit" schlichtweg zu beweisen. Inzwischen ist bei gründlichem Überprüfen solcher Befunde deutlich geworden, daß mit der gleichen Genauigkeit wie die Forscher die Patientinnen selbst, sogar ohne psychologische Fragebögen, das Ergebnis der Operation richtig voraussagen[93].

---

91 Evans E. A psychological Study of Cancer. New York 1926, Dodd and Mead.

92 Schwarz R. Psychosoziale Faktoren in der Karzinogenese: Zur Problematik der sogenannten Krebspersönlichkeit. Psychother Psychosom med Psychol 1993, 43: 1–9.

93 Schwarz R. Aufklärung über die Tumordiagnose und Vorwissen bei Patientinnen unter Brustkrebsverdacht. Psychother med Psychol 1984; 34: 111–115.

Die Eigenschaften der „Krebspersönlichkeit" charakterisieren nur die Krankheitsverarbeitung und entsprechen keineswegs der Krebsursache, sie hängen sogar eher mit der Befürchtung, krebskrank zu sein, zusammen als mit einer tatsächlichen Krebskrankheit. Als ab den fünfziger Jahren auch Patienten mit Bronchialkarzinomen, jetzt also Männer, psychologisch untersucht wurden, fanden sich bei ihnen ebenfalls viele der oben beschriebenen „Krebspersönlichkeitseigenschaften". Bei diesen Tumorkranken unterstrichen die Forscher aber eine eher geringe neurotische Tendenz und ein nach außengerichtetes (extravertiertes) Verhalten beziehungsweise eine Suchtstruktur und Harmonisierung. Diese Merkmale entsprechen aber weitgehend krebsgefährdenden Verhaltensmustern, wie sie sich bei Bronchialkrebspatienten häufig aufdecken lassen, z.B. Suchtverhalten und Tabakrauchen. In späteren aussagekräftigen, systematischen Untersuchungen besaßen schließlich die angeführten Persönlichkeitsmuster bei Lungenkrebskranken keine Aussagekraft mehr. War damit die Krebspersönlichkeit wieder ein typisch weiblicher Makel? Bei Frauen stimmen die sogenannten Krebspersönlichkeitsmerkmale einfach mit noch gängigen Erwartungen an die Geschlechtsrolle überein. Aussagekräftige Unterschiede zu nicht krebskranken Patientinnen schienen trotzdem besonders in den Bereichen Selbstlosigkeit (Altruismus) und erinnerte Verlusterlebnisse (z.B. Trennung, Tod von Bezugspersonen) zu bestehen. Diese Merkmale sind aber deutlich altersabhängig, finden sich genauso wie Krebserkrankungen in älteren Bevölkerungsgruppen häufiger. Bei alterskontrollierten Vergleichsgruppen verschwinden die Unterschiede völlig. Da in manchen frühen psychosomatischen Theorien von Krebs dem erkrankten Organ auch eine Aussage über einen ursächlichen Konflikt unterschoben wurde, rücken bei den häufig untersuchten weiblichen Krebserkrankungen Probleme der weiblichen Rolle und Sexualität in den Mittelpunkt des damals meist männlich geprägten Forscherinteresses. Interessanterweise beschäftigen sich diese Forscher dagegen kaum mit Prostatakrebs, immerhin die inzwischen häufigste Krebsart bei Männern. Selbst die durch Untersuchungen belegte Verknüpfung von Depression und später erhöhtem Krebsrisiko, die so plausibel erschien, da sich doch bei depressiven Störungen auch verminderte Immunreaktionen zeigen ließen, konnte in nachfolgenden langjährigen Untersuchungen nicht bestätigt werden[94, 95].

1985 prägte die amerikanische Forscherin Lydia Temoshok in Anlehnung an Typ-A und Typ-B-Verhaltensmuster, die mit dem erhöhten Herzinfarktrisiko in Verbindung gebracht wurden, den Begriff Typ-C-Persönlichkeit (Cancer): Patienten, die sich eher passiv verhielten, verdrängten oder negative Gefühle (Ärger, Zorn) verleugneten, wiesen bei frisch diagnostiziertem Melanom (Schwarzer Hautkrebs) öfters einen prognostisch ungünstigeren Befund auf[96]. Gerade solche Ergebnisse erlauben keine Aussage über die Krankheitsursache, sie sprechen allenfalls, wie bei Streß, dafür, daß psychische Faktoren bei dem Krankheitsverlauf eine Rolle spielen.

Es gibt weder *den* Krebs noch *die* Krebspersönlichkeit

Zusammenfassend sollte das Konzept der „Krebspersönlichkeit" auf dem medizingeschichtlichen Scherbenhaufen skurriler, zeitgeistgeprägter Krebstheorien endgelagert werden. Das Konzept der Krebspersönlichkeit erfreute und erfreut sich leider immer noch einer großen Popularität, weil gesellschaftsbestimmende Merkmale einer offensiven, egoistischen, männlichen Ellbogenmentalität gleichsam wissenschaftlich als krebsverhütend gerechtfertigt schienen. Dem entgegenlaufende sensible, „weibliche", auf andere bezogene („altruistische") Haltungen konnten als krebsgefährdend pathologisiert werden.

Moderne psychosomatische Medizinkonzepte weisen fest zugeordnete Persönlichkeitsmerkmale als Ursache für jeweils spezielle Krankheiten zurück[97]. Mit den Worten des psychoonkologischen

---

94 Stein M, Müller AH, Trestmann RL. Depression and the Immune System. In: Ader R, Felten DL, Cohen N. (Hrsg.) Psychoneuroimmunology. 2nd ed. San Diego 1991, Academic Press.

95 Kapfhammer HP. Epidemiologie der Depression im Rahmen von Tumorerkrankungen. In: Staab HJ, Ludwig M (Hrsg.). Depression bei Tumorpatienten, Stuttgart 1993, Thieme. S. 29–41.

96 Temoshok L, Heller WB, Sagebiel RW et al. The relationship of psychosocial indicators in cutaneous malignant melanoma. J Psychosm Res 1985; 29: 139–153.

97 Hürny Ch. Psychische und soziale Faktoren in Entstehung und Verlauf maligner Erkrankungen. In: Uexhüll Th v et al. (Hrsg.). Psychosomatische Medizin. (4. Aufl.) München 1990: Urban und Schwarzenberg, S. 903–915.

Forschers Prof. Reinhold Schwarz ist die Medizin davon abgekommen, Menschen zu „botanisieren", sie also in Kategorien von Magengeschwür-, Asthma-, Herzinfarkt-, Hochdruck-, Colitis-, Rheuma- oder Krebspersönlichkeit zu klassifizieren. Das bedeutet nicht, daß psychische und soziale Faktoren bei der Krebsentstehung überhaupt keine Rolle spielen. Der vorangestellte Patientenbericht macht auch deutlich, daß psychotherapeutische Maßnahmen trotzdem bei Krebskranken eine Berechtigung haben. Für eine Psychotherapie ist, wie für andere Therapien in der Medizin auch, eine klare Indikation und Zielvorstellung notwendig. Ein Patient, der an Krebs erkrankt ist, benötigt nicht allein schon deshalb eine Psychotherapie, aber immer einen einfühlsamen behandelnden Arzt, der sich erinnert, daß „Sprechstunden" und „Visiten"[98] eine kommunikative Beziehung einfordern.

Psychische und soziale Situationen verändern sich, sie sind altersabhängig und werden beeinflußt durch ein soziales Umfeld und einen kulturellen und geschichtlichen Hintergrund. Die Vorgänge bei der Krebsentstehung erstrecken sich oft über einen Zeitraum von mehreren Jahrzehnten. Einschneidende psychosoziale Ereignisse und Gegebenheiten, die der klinischen Diagnosestellung nur ein bis zwei Jahre oder gar nur Monate vorausgehen, haben wahrscheinlich weniger mit dem ersten Schritt der Krebsentstehung, der Tumorinitiation zu tun, sondern allenfalls mit den folgenden Abschnitten der Tumorbildung, der Promotion und Progression[99]. Die gleichen Prozesse beeinflussen dann auch den Krankheitsverlauf nach Diagnosestellung. Die Krebsinitiation entspricht gleichsam mehreren Schlüsseln, die in ein kompliziertes Tresorschloß gesteckt werden. Bei der Promotion werden diese Schlüssel nach einer bestimmten Reihenfolge gedreht. Diese beiden Schritte können langsam, rasch oder mit Unterbrechungen erfolgen, ohne daß ein Blick ins Tressorinnere frei wird. Erst beim langsamen oder schnellen Aufziehen der Tür – dieser Vorgang entspricht der Diagnose – zeigt sich der Inhalt.

98 Visite heißt, aus dem lateinischen übersetzt, nichts anderes als Besuch.

99 Siehe auch: Berti L, Hoffmann SO, Möbus V. „Traditioneller" vs. „modifizierter" Forschungsansatz im Rahmen psychoonkologischer Studien. Psychother Psychosom med Psychol. 1993, 43: 151–158.

Krebsursache: meist sind viele Faktoren beteiligt

In den bisherigen abschnitten zur Krebsentstehung ist deutlich geworden, daß die vielen Krebserkrankungen nur grob und eher selten definierten Einzelursachen zugeordnet werden können. Im plakativen Vergleich gesprochen: Hinter Krebs steht selten ein Einzeltäter, sondern meist eine komplex organisierte kriminelle Vereinigung mit Kleinhehlern und Großganoven! Verschiedene Ursachen stören über verschiedene Wege und Querverbindungen letztlich immer die genetisch kontrollierte Wachstumsregulation in und zwischen den Körperzellen. Veränderungen dieser molekularbiologischen „Endstrecke" einer Ursacheneinwirkung dürfen deshalb nicht mit der Krebsursache gleichgesetzt werden. Viren beispielsweise können direkt die genetische Information und genetisch gesteuerte Wachstumsregulation von Zellen verändern, sie können auch die Immunregulation stören, indem – beispielsweise bei der HIV-Infektion – nur spezielle Immunzellen von den Viren befallen und zerstört werden. Viren können darüber hinaus Zellen empfindlicher für Schadstoffe machen. Chemische Stoffe und Strahlenwirkungen können sich gegenseitig in ihrer schädigenden Wirkung verstärken, dabei allgemein krankheitsanfälliger machen oder direkt die Erbsubstanz von Körper und Keimzellen verändern. Virale Erkrankungen oder Schadstoffbelastungen in der Um- und Arbeitswelt lassen andererseits soziale Beziehungen und die körperliche und psychische Befindlichkeit von Menschen nicht unberührt. Selbst psychosoziale Belastungen können die Fähigkeit von Körperzellen mindern, Genschäden zu reparieren. Daneben verändern sie die Immunitätslage und verleiten Menschen auch dazu, sich gegenüber schädlichen, auch krebsfördernden Außeneinflüssen anders zu verhalten. Außenwelt, Psyche. Immunsystem, Systeme der biochemischen, hormonellen und nervlichen Steuerung und Regulation sind nicht voneinander unabhängig, sondern im modernen Medizinverständnis „vernetzte Systeme", deren Funktion und Natur nicht allein in einfachen Ursache-Wirkungs-Zusammenhängen beschrieben werden können.

Zu Beginn habe ich die Frage nach der Krebsursache mit der Frage nach einer Autounfallursache verglichen. Dieses Beispiel kann auch abschließend die dargestellte Ursachenvernetzung verdeutlichen. Der Unfallschaden ist Folge eines Denkfehlers (falsche Einschätzung der Fahrsituation), genauso eines Bremsfehlers (zu spät), eines Lenkfehlers (Kurve übersehen), eines „Witterungsfehlers" (glitschige Fahrbahn) und eines „Landschaftsfehlers" (Was hat die Kurve an der Stelle zu suchen?). Ein und jeder weitere Fehler erhöhen das Unfallrisiko, müssen aber bei günstigen Bedingungen noch nicht unbedingt zum Unfall führen. Aber ein einziger grober Fehler kann selbst bei ansonst günstigen Bedingungen der Fahrt ein plötzliches Ende setzen. Ähnlich wirken Vererbung, Viren, chemische und biologische Kanzerogene in der Arbeits- und Umwelt, krebsfördernde Strahlen, Ernährungsfaktoren, Lebensstil und allgemein psychosoziale Faktoren bei der Krebsentstehung zusammen.

„... Leben heißt Veränderung
sei neu und gehe weiter" ..."

(aus einem Lied von Erika Pluhar)

Nicht stehenbleiben beim Schnee von gestern!

Sie haben dieses Buch in die Hand genommen, weil Sie sich mehr Klarheit verschaffen wollten, was die Diagnose „Krebs" für Sie selbst oder einen Angehörigen oder Freund bedeutet. Sie suchen nach Orientierungspunkten, nachdem plötzlich die bisherige Lebenslandschaft Ihren Augen unwirklich, verfremdet oder bedrohlich erscheint. Vielleicht sind die statistischen und naturwissenschaftlichen Ausführungen zu den sehr komplizierten Zusammenhängen bei der Krebsentstehung manchmal selbst wie frostige Böen über Sie hinweggebraust. Sie haben in Ihrer jetzigen Situation aber vorrangig Anspruch auf fundierte ärztliche Kompetenz. Wahrscheinlich werden Sie im Laufe Ihrer Auseinandersetzung mit der Krebserkrankung auf genügend diplomierte oder selbsternannte „Experten" stoßen, die Ihnen für „den Krebs" Erklärungen von bestechender Einfachheit und sehr plausibel erscheinende Maßnahmen anbieten werden. Diese haben aber allesamt den Fehler, zwar wünschenswert verständlich, aber falsch zu sein.

Vielleicht glauben Sie jetzt die Ursache der Krebskrankheit zu wissen, die Sie zu diesem Buch greifen ließ. Vielleicht sind Sie aber noch genauso ratlos, weil doch alle angeführten Krebsursachen auf Ihre Situation nicht zutreffen. Sie sollten erinnern: Es gibt viele Menschen, sogar die Mehrzahl von uns allen, auf die mehrere Krebsrisikofaktoren einwirken, ohne daß sie an Krebs erkranken. Und andererseits finden sich Krebskrankheiten auch bei vielen Menschen, für die krebsgefährdende Gegebenheiten nicht bekannt sind. Kein Mensch lebt auch bei sehr gesundheitsbewußter Lebensweise in einer völlig heilen Welt. Nach der Diagnose einer Krebserkrankung trägt die Frage nach der Krebsursache meist wenig dazu bei, Ihnen in Ihrer Krankheit zu helfen. Vorstellungen zur Krebsursache können zwar beitragen, die bedrohliche Lebenssituation mit Ihrem persönlichen Verständnisrahmen auszuloten, um zukünftig eventuelle krebsgefährdende Einflüsse zu vermeiden. Eine Antwort auf die Frage nach der Krebsursache ist aber noch keine Behandlung und erweitert auch nicht die Therapiemöglichkeiten. Patienten, die sich damit zufriedengeben, einfach nicht zu wissen, warum ihre Krebserkrankung entstanden ist, bewältigen ihre Krankheit keineswegs schlechter, während ein endloses Fragen „Warum ich" eher eine starke psychische Belastung signalisiert[100]. Offene Gespräche mit einem verständnisvollen Gegenüber können hier sehr helfen. Krebsursachen sind gleichsam die Wetterkarte von gestern. Sie hilft Ihnen nicht, um wieder auf die Beine zu kommen, nachdem Sie auf der Straße ausgerutscht sind, auch wenn Sie mit ihr begreifen, warum sich – wie bereits angekündigt oder völlig überraschend – Glatteis gebildet hat. Grübeln Sie auf der kalten Straße liegend nicht zu lange über die Wetterkarte, es gibt angenehmere Orte und auch interessantere Beschäftigungen! Die nächsten Abschnitte dieses Buches sollen Ihnen beim Aufstehen helfen, Ihnen auch mehr Klarheit verschaffen, ob und wie schwer Sie sich beim Hinfallen verletzt haben. Sie müssen sich keineswegs mögliche Schmerzen oder Befürchtungen verkneifen. Es ist äußerst hilfreich und beruhigend, wenn Freunde zur Seite stehen, aber nicht jeder besorgte Begleiter wird nützliche Erste-Hilfe-Regeln kennen. Manche Ratschläge von heraneilenden Helfern oder Schaulustigen können Sie getrost in den Wind schlagen, und anderen vermitteln Sie am besten sehr bald, daß Sie zwar mit Schmerzen auf dem Boden, aber keineswegs im Grab liegen.

Mit diesem Vergleich soll eine Krebsdiagnose nicht verniedlicht werden. In den Tagen nach der Diagnosestellung unterscheiden sich die zukunftsorientierten Fragen, Unsicherheiten und Ängste des Patienten und seiner nächsten Umgebung nicht grundsätzlich von denen in der Akutsituation nach einem Unfall: Was ist passiert? Wie schlimm steht es? Wer kann helfen? Was können Angehörige und Freunde tun? Die Fragen beim Unfall gehen lediglich eher von bestehenden körperlichen Verletzungen oder Beschwerden aus, während die gleichen Fragen bei einer Krebsdiagnose auch unabhängig von aktuellen Beeinträchtigungen und augenscheinlichen Befunden ins Bewußtsein rücken. Eine Krebsdiagnose wird

---

[100] Lowery BJ, Jacobsen BS, DuCette J. Causal Attribution, Control, and Adjustment to Breast Cancer. J Psychosocial Oncology 1993; 10: 37–53.

eben fast regelhaft als schwere „innere Verletzung" des eigenen zukunftsorientierten Selbstbildes empfunden und führt dementsprechend häufig zu gleichem „Blaulichtdenken" wie bei einem schweren Unfall, bei dem jede Minute bis zur Hilfe die Prognose entscheidet. Bei einer Krebsdiagnose liegt aber eher selten eine Notfallsituation vor, die zu einer sofortigen Behandlungseinleitung zwingt. Wenn sich die Möglichkeit einer Krebsdiagnose verdichtet, ist es meist schwer, nicht in Panik zu geraten. Versuchen Sie Ihre Befürchtungen und Ängste anzusprechen: mit Ihrem Partner, mit Ihrem Arzt. Lassen Sie sich von ihm die notwendigen weiteren Schritte und Maßnahmen erklären, besonders auch, warum sie wichtig sind. Meist können notwendige Untersuchungen und die sinnvolle Behandlung in Absprache mit dem Arzt auch einige Tage, manchmal sogar einige Wochen hinausgeschoben werden, ohne daß sich dadurch die Therapiechancen ändern. Falls keine Beschwerden vorliegen, sollte bei manchen onkologischen Erkrankungen nach der Diagnose sogar überhaupt mit einer speziellen Therapie zugewartet werden. Eine derartige Entscheidung kann aber nur von einem kompetenten Arzt getroffen werden und ist abhängig von der genauen Krebsart, ihrer Ausbreitung im Körper (Tumorstadium), dem Alter des Patienten, seinen Beschwerden und bestehenden Begleiterkrankungen. Danach entscheidet sich auch, wo, wie und wann Sie behandelt werden sollten, damit Ihnen die Therapie nützt und alle Chancen gewahrt werden.

Diagnostik in der Krebsmedizin

Unterschiede, die einen Unterschied machen

Leitsymptome für Krebserkrankungen können auch fehlen

Wie ist Ihre Krebsdiagnose gestellt worden? Ist die Diagnose sicher? Warum sollen dann noch weitere Untersuchungen durchgeführt werden? Wollen die Ärzte nur „routinemäßig" ihre Apparate auslasten?

Ihre Krebserkrankung kann auf sehr verschiedene Weise augenfällig geworden sein:

- Sie haben Ihren Arzt zu einer regelmäßigen Vorsorgeuntersuchung oder einem „Gesundheits-Check" aufgesucht, obwohl Sie sich gesund fühlten. Der Arzt hat dabei Befunde erhoben, deren Abklärung zur Krebsdiagnose führten. Es fällt Ihnen schwer, die Diagnose zu glauben, weil Sie sich vielleicht noch nie im Leben so gesund gefühlt haben.
- Oder Sie waren beunruhigt, weil sich Ihre Leistungsfähigkeit in den letzten Monaten verschlechtert hatte. Sie wurden bei leichter körperlicher Anstrengung, die Ihnen früher gar nichts ausgemacht hatte, schnell müde, beim Treppensteigen mußten Sie schwerer atmen. Sie wollten vom Arzt die Ursache für diesen Leistungsknick untersuchen lassen.
- Sie waren wegen einer anderen Erkrankung in ärztlicher Behandlung. Beispielsweise war eine schon längere Zeit hinausgeschobene Gallenblasenoperation erfolgt, dabei hatten die Chirurgen zusätzlich neben den bekannten Gallensteinen auch einen Tumor festgestellt.
- Oder Ihnen waren plötzlich aus „heiterem Himmel" Veränderungen des Körpers und seiner Funktionen aufgefallen, die sie beunruhigt hatten: ein Knoten in der Brust oder am Hals, ein „Leberfleck" der Haut, den Sie früher noch nicht bemerkt hatten, Blutbeimengungen im Stuhl oder plötzliche Schmerzen, die nach einer Woche trotz Massagen eher zugenommen hatten.

Diese unterschiedlichen Möglichkeiten – es gibt noch viele andere – zeigen auf, daß es spezielle Symptome, die ausschließlich bei

Krebserkrankungen auftreten, nicht gibt. Wohlbefinden schließt eine Krebserkrankung nicht völlig aus. Andererseits müssen typische Beschwerden keineswegs Krebs bedeuten. Knoten in der Brust erweisen sich beispielsweise bei der ärztlichen Abklärung in 80 Prozent der Fälle als gutartig.

Erst das Mikroskop gibt den Durchblick!

Eine Krebsdiagnose ist letztlich nur erlaubt, wenn eindeutige Tumorzellen unter dem Mikroskop nachgewiesen werden. Deshalb ist es notwendig, Gewebsproben von verdächtigen Veränderungen des Körpers zu untersuchen. Dazu wird bei verschiedenen Untersuchungen oder durch eine kleine Operation aus dem auffälligen Organbereich ein kleines Gewebestück entnommen. Im medizinischen Sprachgebrauch redet man von *Biopsie,* die sofort zur mikroskopischen Untersuchung zu einem dafür besonders qualifizierten Facharzt, dem Pathologen, geschickt wird. Sein Untersuchungsbericht über die Feinstruktur der Gewebsprobe oder des eingesandten Zellmaterials ist unerläßlich und ausschlaggebend für eine Krebsdiagnose. Wir Ärzte sprechen meist einfach von *„Histologie“* (Gewebsuntersuchung) und *„Zytologie“* (Zelluntersuchung). Diese mikroskopische Gewebsuntersuchung gibt Auskunft auf die wichtigen Fragen:

1. Von welchem Organ stammt die Gewebsprobe, z.B. von einem Lymphknoten oder einem Stück Darmwand? Der behandelnde Arzt möchte ja auch sicher sein, daß die beurteilte Gewebsprobe tatsächlich aus dem verdächtigen Organbezirk stammt.
2. Liegen im untersuchten Material krankhafte Zellveränderungen vor und sind diese gutartig (z.B. entzündlich) oder bösartig (maligne) in Form von eindeutigen Krebszellen? Man spricht von der *Dignität* des Gewebes. Falls Krebszellen gefunden werden:
3. Aus welchem Organgewebe haben sie sich entwickelt, also welche Krebsart liegt vor?
4. Stammt die krankhafte Gewebsprobe aus dem Ausgangstumor *(Primärtumor)* oder aus einer Tumorabsiedlung (*Metastase*).
5. Welcher spezielle Zelltyp dieser Krebsart liegt vor? Bei Brustkrebs lassen sich etwa zehn verschiedene Zelltypen klassifizieren, die zudem häufig noch gemischt vorkommen.

6. Zeigen die Krebszellen eher Zeichen eines aggressiven, schnellen Wachstums, oder unterscheiden sie sich nur wenig von den normalen Zellen ihres Ausgangsgewebes? Wir Ärzte sprechen von „*Grading*“ und unterteilen hier von G 1 (gut differenziert, große Ähnlichkeit zu normalen Zellen) bis G 3 (entdifferenziert, Merkmale des Ausgangsgewebes kaum oder nicht mehr erkennbar).

7. Bei größeren Gewebsproben sind noch weitere Aussagen möglich: Wie groß ist der Tumorknoten? Ist er in der Gewebsprobe vollständig von normalem Gewebe eingebettet, also im Gesunden entfernt, oder reichen Krebszellen bis zum Schnittrand? Sind Gewebsgrenzen eines Organs durch Tumorzellen durchbrochen? Sind mikroskopisch Tumorzellen in Lymph- oder Blutgefäßen des untersuchten Gewebes nachzuweisen? Sind in der Gewebsprobe enthaltene Lymphknoten von Tumorzellen infiltriert?

8. Bei manchen Zellarten kann der Pathologe durch Spezialuntersuchungen sogar bestimmte Zellmerkmale, beispielsweise Hormonrezeptoren, nachweisen, die eine bessere Behandlungsplanung erlauben.

Nicht immer sind alle diese Informationen für Behandlungsentscheidungen notwendig. Manchmal genügt allein die Aussage über die Dignität eines Knotens, also die Information: Krebszellen oder nicht. Diese Information kann schon durch die Punktion eines Knotens mit einer dünnen Nadel (*Feinnadelbiopsie*) gewonnen werden. Solche wenig belastenden, oft ambulant möglichen Punktionen können heute unter Ultraschall- oder Röntgensicht auch in vielen Organen erfolgen, die früher eine größere Operation erfordert haben. Befürchtungen, daß durch solche Punktionen Tumorzellen in den Körper gestreut, also eventuell Metastasen gesetzt werden könnten, haben sich als unbegründet erwiesen.

Bei manchen Tumorknoten sollte anstatt einer Gewebsprobe von einem Spezialisten gleich der gesamte verdächtige Gewebsbereich herausgeschnitten werden. Mit dieser vollständigen operativen Entfernung ist dann bei manchen Krebskrankheiten, z. B. bei gewissen Hautkrebsarten, möglicherweise schon die ausreichende definitive Behandlung erfolgt.

Die Diagnose einer onkologischen Erkrankung mittels einer Blutuntersuchung ist nur bei manchen Leukämieerkrankungen möglich. In der Regel ist selbst hier noch eine nähere Untersuchung des Knochenmarkes mittels einer *Knochenmarkspunktion* notwendig, in dem die Blutbildung erfolgt, um eine genaue Einordnung der Bluterkrankung zur entsprechenden Therapieplanung vorzunehmen. Bei den meisten onkologischen Systemerkrankungen, also bösartigen Erkrankungen des Blut- und Lymphsystems, reichen kleine Gewebsproben zur Behandlungsplanung aus. Selbst wenn operativ beispielsweise bei einem malignen Lymphom („Lymphknotenkrebs") alle vergrößerten Lymphknoten entfernt werden könnten, kann so eine Heilung nicht erreicht werden. Ein solches Vorgehen würde dem Patienten eher schaden. Es genügt die Entfernung eines Lymphknotens zur Diagnosesicherung, weitere Gewebsproben können allerdings zur Bestimmung des Krankheitsstadiums notwendig sein.

Überdiagnostik ist wie Übergewicht: meist schädlich, immer eine Last!

Ist eine Krebserkrankung histologisch gesichert worden, so sind oft vor der endgültigen Behandlung weitere Untersuchungen notwendig. Diese Untersuchungen sollen

1. über das Krankheitsstadium aufklären („*Staging*")
2. die Behandlungsplanung erleichtern und auf Risiken hinweisen
3. Ausgangsbefunde für die Erfolgskontrolle der Behandlung liefern.

Diese Untersuchungen dienen also dazu, zu entscheiden, welche Behandlung Ihnen am besten nützt und wie Risiken und Nebenwirkungen bei der Therapie möglichst vermieden oder eingeschränkt werden können. Steht aufgrund des Tumorbefundes außer Zweifel, daß operiert werden muß, so genügen manchmal ganz wenige einfache Untersuchungen, beispielweise zur Abschätzung des Operationsrisikos. Genaue weitere Informationen zum Krankheitsstadium liefert dann die Operation selbst, oder sie können nach der chirurgischen Tumorentfernung gewonnen werden. Bei manchen Tumorleiden können hingegen erst zeitaufwendige und sehr komplizierte Voruntersuchungen klären, welche Behandlung Ihnen am besten nützen wird.

Das *Krankheitsstadium* bezieht sich auf die Ausbreitung der

Krankheit im Körper. Es informiert darüber, inwieweit die Krebszellen auf das Ausgangsgewebe beschränkt sind und ob bereits andere Organstrukturen und Körperfunktionen von der Krankheit mitbetroffen sind. Die Untersuchungen, die die Ausdehnung der Krebserkrankung feststellen, werden im Medizinerenglisch der Ärzte mit *„Staging"-Untersuchungen* zusammengefaßt. Sie sind keineswegs für die vielen verschiedenen Krebserkrankungen gleich. Verschiedene Tumore unterscheiden sich nämlich in ihren Metastasierungsvorlieben bei der Ausbreitung im Körper. Eine *Computertomographie* (abgekürzt *CT*, dies ist eine computergesteuerte Röntgenuntersuchung) des Gehirns, ist etwa bei Darmkrebs zur Therapieplanung oder Bestimmung des Krankheitsstadiums kaum nützlich, sehr wohl aber bei bestimmten Lungenkrebsarten.

Fragen Sie Ihren Arzt, welche Untersuchungen auf Sie zukommen und was diese bezwecken sollen. Ein kompetenter Arzt wird keineswegs an Ihnen demonstrieren wollen, welches umfangreiche Arsenal an ausgefeilten und technisch faszinierenden Untersuchungsmöglichkeiten die heutige Medizin zu bieten hat, sondern er wird Ihnen nur die Untersuchungen vorschlagen, deren Ergebnisse auch eine Bedeutung für die Behandlungsplanung besitzen, Ihnen somit nützen. Alle anderen Untersuchungen vergrößern nicht Ihre Sicherheit, sondern nur den Umfang Ihrer Krankengeschichte, sie schaden Ihnen somit, weil Sie unnötig belästigt werden, möglicherweise sogar wichtige Zeit verstreicht und der mit der unnötigen Diagnostik beschäftigte Arzt noch weniger Zeit findet, Ihnen die Ergebnisse und das weitere Vorgehen ausreichend zu erklären.

Die kompetente Diagnostik ist vergleichbar mit einer vernünftigen Ernährung: Sie gelingt nur, wenn jeweils aus den überreichen Nahrungsangeboten des Marktes mit Verstand und Augenmaß ausgewählt wird. Ein guter Küchenchef wird Ihren Teller nicht mit Fleisch, Fisch, Gemüselasagne und Haferflocken gleichzeitig füllen.

Überdiagnostik ist für Sic wie Übergewicht: meist schädlich und immer zumindest eine Last[101, 102].

---

101 Gallmeier WM, Bruntsch U. Unnötige Diagnostik (Überdiagnostik) in der Onkologie. Münch med Wschr 1985; 127: 390–394.

102 Gallmeier WM. Tumormedizin nach Maß. Medizinische Welt 1986; 37: 1245–1248.

Welches Krebsstadium?

Ihrer Krebserkrankung wird durch gezielte Diagnostik ein Tumorstadium zugeordnet, das das Ausmaß der Krankheitsausbreitung im Körper „verschlüsselt" wiedergibt und abzuschätzen hilft, wie die Erkrankung mit den besten Chancen geheilt oder zumindest eingedämmt werden kann. Einteilungen von Tumorstadien erlauben erst, den Nutzen verschiedener Therapieansätze vernünftig zu vergleichen und einen Qualitätsvergleich auch von Behandlungseinrichtungen durchzuführen. Werden beispielsweise bei der gleichen Tumorart in einem Krankenhaus nur Patienten mit günstigem Tumorstadium behandelt und Kranke mit weiter fortgeschrittenem Tumorleiden an ein anderes Krankenhaus verwiesen, dann ist die Qualität der jeweiligen Tumortherapie sehr unterschiedlich, wenn die Behandlungsergebnisse annähernd gleich sind.

Tumorstadien beziehen sich immer auf folgende Informationen:

1. Größe des Primärtumors und sein eventuelles Einwachsen in Gewebsstrukturen der Umgebung;
2. Ausmaß der tumornahen (lokalen) oder tumorfernen Lymphknotenmetastasierung;
3. Ausmaß der Fernmetastasierung, also vom Primärtumor getrennte Tumorabsiedlungen in anderen Organen außerhalb von Lymphknoten.

Für diese jeweiligen Informationen gibt es verschiedene gebräuchliche Klassifikationssysteme, die bei der Angabe des Tumorstadiums deshalb genannt werden müssen und sich weitgehend ineinander „übersetzen" lassen. International kann beispielsweise das sogenannte *TNM-System* für alle soliden Tumore angewendet werden. Bei Brustkrebs bedeutet z. B. das Stadium pT1a pN2 M0, einen Primärtumorknoten (T), der kleiner als 2 cm mißt, nicht mit dem Brustmuskel oder der Haut verwachsen ist, aber bereits Lymphknotenmetastasen (N) in der gleichseitigen Achselhöhle gesetzt hat, die miteinander verwachsen sind. Diese Befunde wurden durch den Pathologen (p), also unter dem Mikroskop, gesichert, nicht nur durch Abtasten oder Ultraschall. Für Fernmetastasen (M) liegen keine Hinweise vor. Ein anderes Klassifikationssystem würde bei diesem Befund lediglich von einem Tumorstadium III sprechen. Aus dem Beispiel wird auch schon ersichtlich, wie Stadieneinteilungen für jede Krebsart besonders festgelegt werden. Bei onkologischen Systemerkrankungen, bei denen nicht von Metastasen gesprochen wird, wird die Ausbreitung im Körper nach anderen Merkmalen festgelegt.

Es gibt also nicht *das* Krebsstadium, sondern verschiedene Klassifikationssysteme, die Krankheitsstadien jeweils für eine *bestimmte* Krebsart definieren. Die gebräuchlichen Klassifikationssysteme werden auch regelmäßig international von Experten überarbeitet. Das Tumorstadium eines Patienten soll nämlich auch wirklich eine Aussage zur Therapieentscheidung und zur Prognose erlauben. Die Informationen, die unterschiedliche Tumorstadien unterscheiden, müssen für die Behandlungsplanung einen Unterschied machen. Wäre beispielsweise die Therapie bei Brustkrebs immer gleich, unabhängig vom Ausmaß der Erkrankung, und würde das angegebene Krankheitsstadium auch keine Abschätzung der Prognose erlauben, so wäre eine derartige Stadieneinteilung für den behandelnden Arzt nur unnütze bürokratische Fleißarbeit für ein wissenschaftliches Poesiealbum. Ermöglicht dagegen eine Stadieneinteilung eine Entscheidung, wann nach Entfernung eines Tumorknotens sich eventuell eine weitere Operation, Bestrahlung oder Chemotherapie anschließen sollte und wann mit der gleichen Sicherheit auf eine weitere Behandlung verzichtet werden kann, dann ist eine solche Stadieneinteilung ein sehr nützlicher Wegweiser[103].

Es gibt keinen allgemeinen Krebstest!

Eine endgültige Krebsdiagnose benötigt den mikroskopischen Nachweis von Tumorzellen. Ein erfahrener Arzt ist aber oft bereits aufgrund der Schilderung Ihrer Beschwerden und von sehr offensichtlichen Befunden bei der körperlichen Untersuchung und der weiterführenden Apparate- und Labordiagnostik in der Lage, mit Sicherheit von einer Krebserkrankung zu sprechen. Er wird diese Diagnose und die genaue Krebsart aber stets histologisch bestätigen. Die meisten Krebserkrankungen fallen nicht durch typische Blutwerte auf, diese können auch bei fortgeschrittener Metastasierung völlig normal sein. Spezielle Blutteste, sogenannte *Tumormarker*, weisen nur bei wenigen Krebserkrankungen auf die Krankheit hin.

---

103 Kölbl O, Kiricuta JC, Willner J, Bohndorf. Prognosefaktoren für das metastatische Geschehen beim Mammakarzinom. Tumordiagn u Ther 1994; 15: 1–5.

Sie ersetzen nicht die mikroskopische Tumorbestätigung. Tumormarker sind meist Zucker-Eiweiß-Moleküle, die von normalen Körperzellen, abgesehen von besonderen Umständen, nur in geringen Mengen gebildet werden. Manche Tumorzellen geben diese Stoffe dagegen vermehrt ins Blut ab und führen zu einem Anstieg ihrer im Blut meßbaren Konzentration. Ungewöhnlich hohe Werte machen, falls andere mögliche Ursachen ausgeschlossen sind, eine Krebserkrankung wahrscheinlich, sie beweisen diese allein aber noch nicht hinreichend. Andererseits kann durch die Bestimmung von Tumormarkern nie eine Krebserkrankung ausgeschlossen werden. Tumormarker werden nicht zuletzt wegen ihres eingängigen, suggestiven, eben Sicherheit und Präzision vorspiegelnden Namens in ihrem allgemeinen Stellenwert für die Krebsdiagnostik weit überschätzt. Sie sind insgesamt für die meisten Krebsdiagnosen weit weniger wesentlich als die Schilderung Ihrer Beschwerden und die körperliche Untersuchung durch den Arzt. Erhöhte Tumormarker allein rechtfertigen noch keine Krebsbehandlung! Tumormarker bieten sich eher zur Verlaufskontrolle der Behandlung an – aber nur, wenn sie bei der Diagnosestellung überhaupt erhöht waren. Waren entsprechende Tumormarker zu dem Zeitpunkt, zu dem Tumorgewebe im Körper nachgewiesen wurde, unauffällig, so können sie auch später keine Aussage zulassen, ob sich wieder Tumorgewebe gebildet hat oder nicht. Sie sind dann genausowenig nützlich wie der ständige Blick auf eine defekte Benzinuhr beim Autofahren.

„Krebsteste" bei den gesetzlich geregelten *Krebsvorsorgeuntersuchungen* (KVU) zielen auf eine Krebsfrüherkennung ab. Es handelt sich um Abstriche, die eine Entartungstendenz von Gebärmutterhalszellen mikroskopisch erkennen lassen, und Untersuchungen, die auf Frühbefunde mancher anderen Krebserkrankungen hinweisen können, wie das Abtasten der Brüste und Lymphknoten, die Fingeruntersuchung des Enddarmes und der Prostata oder die Stuhluntersuchung auf Blut.

Sehr davon zu unterscheiden sind sogenannte allgemeine „Krebsteste" aus dem Blut oder Urin, die von vielen Heilpraktikern und auch etlichen Ärzten angeboten werden. Diese Untersuchungen, beispielsweise der Carcinochromtest aus dem Urin oder die Untersuchung der Strukturen eines getrockneten Bluttropfens erlauben entgegen dem verwendeten pseudowissenschaftlichen Sprachgebrauch keine Aussage über Krebs, auch wenn das Ergebnis von elektronischen Geräten ausgedruckt wird. Die Verläßlichkeit ist nicht größer als beim Pendeln oder der Irisdiagnostik, unkonventionellen Verfahren, aus denen deren Vertreter ebenfalls nicht selten gegenüber Patienten eine Krebsdiagnose oder noch öfters eine „starke Krebsgefährdung“ herleiten. Wir haben etliche Patienten erlebt, die sehr von diesen Methoden überzeugt waren, da sie nach der „Krebsdiagnose“ oder Diagnose einer „Präkanzerose“ durch eine meist recht kostenträchtige Behandlung von der „Krebserkrankung“ geheilt worden seien und die Heilung schon seit vielen Jahren anhalte. Eine wirkliche Krebserkrankung hatte aber nie vorgelegen.

Übrigens ist jeder Mensch, der Interesse an Ihnen zeigt und über eine gute Beobachtungsgabe und Menschenkenntnis verfügt, in der Lage, Ihnen sehr viel über Sie zu erzählen, bevor Sie richtig Platz genommen oder überhaupt den ersten Satz gesprochen haben. Es gibt sogar verschiedene Therapie- und Beratungstechniken, die sorgfältig und gezielt solche nichtsprachlichen Botschaften aufgreifen und einsetzen. Auch wenn solche Techniken und Fähigkeiten Sie auf den ersten Blick verblüffen und sogar sehr skeptische Menschen für skurrile Krankheitserklärungen und Verhaltensanweisungen öffnen können, machen sie doch fundiertes onkologisches Fachwissen und eine kompetente Diagnostik nicht überflüssig. Auf der anderen Seite betrachten aber leider viele Ärzte zu ausschließlich Laborwerte und Apparatebilder. Sie kennen nur Tumormarker auf Laborbögen, nicht die „Krankheitsmarker“ in den Gesichtern und Bewegungen ihrer Patienten. Die meisten sind sehr ungeübt in einer Situations- und Beziehungsdiagnostik, da oft an den Universitäten Medizin nicht als Heilkunst, sondern als Behandlungstechnik gelehrt wird.

Andererseits unterscheiden sich von ehrlich bemühten Ärzten unkonventionelle Krebsdiagnostiker keineswegs grundsätzlich durch eine verständnisvollere Zuwendung zum Patienten. Manche machen sich nie die Mühe, den Patienten und bisherige Befunde anzuschauen. Sie geben sich mit einem Becher Urin oder einer Spritze Blut für den „Krebstest“ völlig zufrieden. Erstaunlich viele Menschen, die in einer Kfz-Werkstatt nie akzeptieren würden, daß die Fahrtüchtigkeit ihres Autos an seiner Lackbeschaffenheit beurteilt wird, vertrauen derartigen pauschalen „Krebstesten“. In ihrer verständlichen Angst vor einer Krebserkrankung sind sie oft über lange Zeit dankbar, in obskuren „Krebsexperten“ abwiegelnde Komplizen bei ihrer Krankheitsverdrängung gefunden zu haben.

Krebstherapie in der Praxis

„Es gibt keine Methode und keine Richtung medizinischer Forschung, die nicht an der Krebsfrage versucht worden wäre.“

(A. Dietrich, 1931)

Heilkunst und Behandlungstechnik

Die Schulmedizin gibt es genausowenig wie *den* Krebs

Voltaire, der große Philosoph der Aufklärung, spöttelte über das Heilwesen seines 18. Jahrhunderts: „Das Geheimnis der Medizin besteht darin, den Patienten abzulenken, während die Natur sich selber hilft." Diese Einschätzung muß durchaus als höflich betrachtet werden, denn Patienten leben aus statistischer Sichtweise erst in unserem Jahrhundert länger, wenn sie bei ernsten Beschwerden einen Arzt aufsuchen. Natürlich haben auch früher Ärzte Kranken geholfen. Gerade bei schweren Krankheiten wie Krebs waren aber die „Ablenkungen" der früheren Medizin doch meist alles andere als gesundheitsfördernd gewesen: häufiger Wundbrand nach chirurgischen Eingriffen oder Vergiftungen durch die beliebten Krebsmittel Quecksilber und Arsenik. Aderlaß bis zur Erschöpfung wurde noch im letzten Jahrhundert von manchen Ärzten für die einzig wirksame Krebstherapie gehalten, dann aber doch zunehmend als „Vampirismus" kritisiert und verlassen. Angesichts der eher zufälligen Erfolge der historischen Krebsmedizin ist durch die gesamte westliche Medizingeschichte bei den an Universitäten und Hochschulen ausgebildeten Ärzten („den Schulmedizinern") eine Spaltung in zwei Lager zu verfolgen. Vertreter der einen Gruppe mahnten bei Krebs zur sehr zurückhaltenden Therapie, getreu der Unterweisung des alten Meisters Hippokrates: „Alle, die an verborgenen Krebsschäden leiden, läßt man am besten unbehandelt; denn behandelt gehen sie rasch zugrunde; unbehandelt hingegen bleiben sie noch lange am Leben". Ärzte der anderen Richtung wollten einen solchen „therapeutischen Nihilismus" nicht gelten lassen und setzten sich immer wieder für einen „therapeutischen Aktivismus" ein, da nach ihrer Auffassung bei einer fortschreitenden Krankheit lieber wenig erfolgversprechende Methoden eingesetzt werden sollten, als „nichts zu tun“. Nur dadurch bestünde die Chance, auf besser wirksame Mittel zu stoßen. Wieder zeigt der geschichtliche Vorspann auf, wie sich die gewichtigen Argumente beider Richtungen genauso noch in den heutigen Diskussionen der Krebsmedizin widerspiegeln. „Sanfte Medizin“ und „Apparatemedizin“ mit „aggressiver“ Therapie sind jahrhundertalte, polarisierte Positionen der „Schulmedizin“, also nicht die Unterscheidungsmerkmale zwischen „Schulmedizin“ und „Alternativmedizin“.

Soll ich in einem Krebszentrum behandelt werden?

Die moderne Onkologie kann ihre Erfolge sehen lassen. Jeder zweite bis dritte Patient kann inzwischen hoffen, von seiner Krebserkrankung langfristig geheilt zu werden. Dieser Weg dorthin, ausgehend von eher überraschenden Einzelerfolgen, wurde dadurch möglich, daß die wissenschaftliche Krebsmedizin sehr kritisch gängige Behandlungsweisen auf ihre Wirksamkeit untersuchte und neue Ansätze einer systematischen Prüfung unterzog, bevor sie allgemein als für Patienten nützlich eingestuft und breit angewendet wurden. Tumorzentren wurden aufgebaut, die sich ausdrücklich die Aufgabe setzten, Forschungserkenntnisse und klinische Erfahrungen auch strukturell zu bündeln und gezielt Krebsbehandlungsmöglichkeiten fortzuentwickeln. Dieser systematische, rationale Ansatz in der Behandlungsplanung ist einerseits zwar wegen der unbestreitbaren Erfolge inzwischen von anderen Fächern der Medizin übernommen worden. Andererseits ließ er Vorwürfe an die Onkologie laut werden, die Ärzte würden sich nur für verschiedene Krebserkrankungen und für Krebsstatistiken interessieren, nicht aber für den individuellen krebskranken Menschen. In der Tat bezeugt die Namengebung „Tumorzentrum“ oder „Krebsforschungszentrum“ – angelehnt an das Vorbild amerikanischer *Cancer Center* – eine Denkweise, in der sich die Aufmerksamkeit auf die Krankheit richtet, weniger auf kranke Menschen. Jedoch gingen gerade die Impulse der letzten Jahre, bei der Krebsbehandlung mehr die Lebensqualität der Kranken zu berücksichtigen und zu erforschen, gerade auch von diesen Tumorzentren aus.

In der Bundesrepublik Deutschland gibt es inzwischen genügend regionale Tumorzentren, so daß für alle Patienten mit Krebserkrankungen fast überall eine heimatnahe kompetente Behandlung möglich ist. Krebsspezialisten arbeiten aber auch an vielen anderen Krankenhäusern oder als niedergelassene Fachärzte. Onkologische Schwerpunktpraxen, in denen mehrere Fachärzte, meist sogar verschiedener Richtungen, zusammenarbeiten, sind in den letzten Jahren in vielen Städten entstanden und erweitern sehr sinnvoll die ambulanten Behandlungsmöglichkeiten. Viele niedergelassene Allgemeinärzte und onkologisch spezialisierte Fachärzte haben sich auch zu onkologischen Arbeitskreisen zusammengeschlossen, die eng mit den regionalen Tumorzentren zusammenarbeiten.

Bei den mehr als vierzig verschiedenen Fachärzten gibt es nicht *einen* Krebsspezialisten (*Onkologen),* sondern mehrere verschiedene spezialisierte Fachärzte, entsprechend den unterschiedlichen bewährten Krebstherapieformen: Tumorchirurgen (*chirurgische Onkologen),* Strahlentherapeuten (*Radioonkologen*) und Internisten, die sich für die Diagnostik und medikamentöse Behandlung von Patienten mit Blut- und Krebserkrankungen besonders qualifiziert haben (*internistische Onkologen* und *Hämatologen*). Zudem sind verschiedene weitere Fachärzte als Tumorspezialisten für die Krebsarten in ihrem Fachgebiet weitergebildet, beispielsweise viele Frauenärzte, Urologen, Hautärzte, Lungenfachärzte, Neurologen, Kinderärzte, Hals-Nasen-Ohren-Ärzte und Neurochirurgen. An Tumorzentren sind Fachabteilungen eingerichtet, in denen diese verschiedenen Spezialisten Krebspatienten behandeln. Sie konzentrieren sich an Tumorzentren vorwiegend auf sehr schwierige oder intensive Behandlungen, die nur stationär in einem sehr leistungsfähigen Krankenhaus mit vielen Fachabteilungen durchgeführt werden können und bei denen zudem auch spezielle Erfahrungen von Pathologen, Krankenschwestern und Laborexperten notwendig sind. Daneben beraten die Krebsspezialisten an Tumorzentren im großen Umfang Ärzte anderer Krankenhäuser und niedergelassene Fach- und Hausärzte bei der Diagnostik und Behandlung ihrer onkologischen Patienten. Diese Beratung kann oft telefonisch erfolgen, oder Onkologen kommen ans Krankenbett des Patienten im anderen Krankenhaus – dies nennen die Ärzte „Konsil" –, oder der Patient wird von den bisher behandelnden Ärzten in einer Ambulanz des Tumorzentrums vorgestellt, damit von Spezialistenseite eine weiterführende spezielle Diagnostik, Krankheitsbeurteilung und eine Behandlungsempfehlung erfolgt.

Je enger und besser Ärzte mit Spezialisten in Tumorzentren zusammenarbeiten, um so seltener ist die Behandlung ihrer Patienten im Tumorzentrum selbst notwendig, weil dann dort auch keine andere Therapie erfolgen würde und das Behandlungskonzept von Beginn an zwischen den Ärzten abgestimmt wird.

Dagegen erweist sich besonders bei seltenen Krebserkrankungen, deren Behandlung ein sehr spezialisiertes Wissen erfordert, eine Therapie im Tumorzentrum von Vorteil, weil durch internationalen Informationsaustausch neueste Erkenntnisse bei der Behandlungsplanung berücksichtigt werden können. Gerade bei den Krebserkrankungen, die nur in der sorgfältigen Zusammenarbeit von verschiedenen Spezialisten geheilt werden können, entscheidet eine besondere ärztliche Erfahrung bei der Therapieplanung und -durchführung in manchen Fällen darüber, ob die möglichen Heilungschancen genutzt und absehbare Komplikationen vermieden werden. Erfolgt eine Vorstellung im Tumorzentrum oder beim niedergelassenen onkologischen Spezialisten erst dann, wenn das gewünschte Behandlungsziel nicht erreicht worden ist oder Komplikationen aufgetreten sind, so sind wesentliche Weichenstellungen oft nicht mehr zu korrigieren. Sie sollten durchaus mit dem Arzt, der Ihre Krebserkrankung festgestellt hat, oder mit dem Krebsspezialisten, bei dem Sie zur weiteren Beurteilung vorgestellt werden, besprechen, durch wen und wo Sie am besten behandelt werden sollten. Übrigens gibt es auch an manchen kleineren Krankenhäusern hervorragende Spezialisten, so daß eine Behandlung in einer Universitätsklinik oder einem anderen großen Krankenhaus keineswegs immer besser ist.

Was ist möglich? – Kuratives oder palliatives Therapieziel?

Wenn Sie sich mit Ihrer Krebserkrankung einem Arzt anvertrauen, so suchen Sie gleichsam einen Bergführer, der Ihnen mit seiner Sachkenntnis und Erfahrung durch schwieriges, unbekanntes Gelände hilft. Ein erfahrener Bergführer wird mit Ihnen, bevor Sie zusammen aufbrechen, erörtern, welche Ziele bei den aktuellen Wetterverhältnissen, Ihrer Ausrüstung, Kondition und Bergerfahrung zu verwirklichen sind. Manche Ihrer Wunschziele wird er auch bei bester Ausrüstung und bestem Honorar als nicht durchführbar ablehnen. Andererseits gibt er auch keine „Gipfelgarantie“: widrige Umstände unterwegs zwingen manchmal dazu, auch ein realistisches Ziel aufzugeben.

Ähnlich wird Ihr betreuender Arzt mit Ihnen Ihre Krankheitssituation besprechen und mit seiner Kompetenz beurteilen, welches Behandlungsziel realistisch ist. Verspricht ein Arzt eine Heilung, die realistisch gar nicht erreichbar ist, so ist bereits das Ende dieser Täuschung absehbar – im Sinne einer Enttäuschung und eines Vertrauensverlustes des Patienten. Genausowenig ist dem Patienten gedient, wenn sich der Arzt gleichsam eine Art juristischer Identität anmaßt und von „Todesurteil“ redet. Sie als Patient erwarten kompetente und konkrete Hilfe, die selbst dann möglich ist, wenn Ihre Krankheit nicht geheilt werden kann.

Die wichtigste Entscheidung bei Therapiebeginn besteht zwischen *kurativem* und *palliativem* Behandlungsansatz. Kurativ bedeutet, das Ziel ist die definitive Heilung der Krebserkrankung. Die Krankheit soll nicht nur vorübergehend, sondern auf Dauer verschwinden. Dies hohe Ziel wird eventuell nur erreicht, wenn vorübergehend auch größere Behandlungsrisiken und Nebenwirkungen akzeptiert werden. Kurative Behandlungen können operativ erfolgen, durch Strahlentherapie, durch Medikamente – also durch eine Chemotherapie – oder durch eine koordinierte Kombination dieser verschiedenen Behandlungsmethoden. Sie als Patient sollen im Gespräch erfahren, wie hoch die Chancen liegen, das angestrebte Ziel der Heilung auch zu erreichen und welche Risiken dagegenstehen. Eine Garantie für einen Behandlungserfolg kann Ihnen ein Arzt nie geben. Bei manchen Krebsarten ist die endgültige Heilung auch dann noch als realistisches Ziel möglich, wenn bereits Metastasen im Körper nachweisbar sind. Metastasen bei verschiedenen Krebsarten und in verschiedenen Organen dürfen hier nicht gleich gewertet werden. Dutzende von kleinen und auch größeren Lungenmetastasen erlauben beispielsweise einem Patienten mit Hodenkrebs trotzdem gute Heilungsaussichten durch eine gut geplante intensive Chemotherapie. Bei Darmkrebs dagegen gibt es nur unter eher seltenen Umständen noch Heilungschancen, wenn Leber- oder Lungenmetastasen nachgewiesen sind.

Ist auch bei Einsatz verfügbarer Mittel der modernen Medizin das Ziel einer Heilung nicht zu erhoffen, so sprechen wir in der Onkologie von palliativer Situation. Diese kann bereits bei Diagnosestellung der Krebserkrankung vorliegen, oder sie ergibt sich während oder nach einer mit dem Ziel einer Heilung begonnenen Krebsbehandlung, wenn die Krankheit auf die Therapie nicht genügend anspricht oder nach einem guten anfänglichen Therapieerfolg ein Krankheitsrückfall (*Rezidiv*) eintritt. Eine palliative Situation bedeutet keineswegs „Man kann nichts mehr tun!" Vielmehr zeigt sich gerade in dieser Situation, wie durch onkologische Kompetenz und Erfahrung Ihnen als Kranken mit einer individuell auf Sie abgestimmten Therapie geholfen werden kann. *Ziel ist immer eine Behandlung, die Ihnen nützt und Sie nicht lediglich beschwichtigt, daß „was gemacht wird".*

Deshalb muß von ärztlicher Seite auch klar mit Ihnen als Patient besprochen werden, worin der mögliche Nutzen einer solchen palliativen Therapie besteht. Palliativ bedeutet im ursprünglichen Wortsinn „lindernd": Beschwerden werden gelindert, ohne daß unbedingt deren Ursache beseitigt wird. Palliative Therapie im heutigen Verständnis geht aber über solche rein beschwerdeorientierte, also „symptomatische" Maßnahmen hinaus, indem darunter auch durchaus Behandlungsansätze verstanden werden, die am Tumorgeschehen direkt wirksam werden und Krankheitsbeschwerden ursächlich angehen. Ziele einer palliativen Therapie können sein:

- Längere Überlebenszeit: Eine tumorspezifische Behandlung (Operation, Bestrahlung, medikamentöse Therapie) kann viele Krebserkrankungen lange – oft auch über viele Jahre – unter Kontrolle bringen, auch wenn eine Heilung auf Dauer nicht gelingt;
- verlängertes symptomfreies Überleben: Häufig können tumorspezifische Behandlungsmaßnahmen krankheitsbedingte Beschwerden und Komplikationen verhindern oder beseitigen, so daß Patienten längere Zeit von ihrer Krebserkrankung im Alltag wenig beeinträchtigt werden. Die gesamte Überlebenszeit wird dabei nicht unbedingt verlängert, aber der Patient lebt länger;
- bessere Symptomkontrolle: Direkte und indirekte Krankheitsbeschwerden (Schmerzen, Übelkeit, Durchfälle, Juckreiz, Husten, Luftnot, Angst, Depression) lassen sich durch konsequente Maßnahmen fast immer gut unter Kontrolle bringen, auch wenn die ursächliche Krankheit fortschreitet und nicht unter Kontrolle gebracht werden kann.

Die Maßnahmen der palliativen Krebstherapie unterscheiden

sich nicht grundsätzlich von denen der kurativen Therapie. Operation, Strahlentherapie und moderne medikamentöse Maßnahmen sind bei beiden Behandlungsansätzen wirksame Instrumente, die zur Verfügung stehen und überlegt eingesetzt werden können. Ist das hohe Ziel einer Heilung nicht realistisch, so müssen noch sorgfältiger die Nebenwirkungen und Risiken einer Therapie gegen den möglichen Nutzen für den Patienten abgewogen werden. Die Therapie soll Beschwerden verhindern oder nehmen und nicht schlimmer sein als die Krankheit ohne Behandlung. Im Gegensatz zu einem kurativen Therapieansatz kann in einer palliativen Situation oft mit dem Behandlungsbeginn sogar längere Zeit zugewartet werden, wenn keine Beschwerden vorliegen, diese auch nicht in nächster Zeit befürchtet werden müssen und ein späterer Therapiebeginn die Erfolgschancen nicht mindert. Eine vorschnelle Behandlung würde hier allenfalls durch mögliche Nebenwirkungen Beschwerden verursachen. Ein beschwerdefreies Leben mit und trotz der Krankheit würde also eher verkürzt und damit ein Ziel der palliativen Therapie umgekehrt[104]

Sowohl bei kurativem als auch bei palliativem Therapieansatz versteht man unter *supportiver* (unterstützender) Behandlung alle Maßnahmen, die nicht direkt auf das Tumorgeschehen ausgerichtet sind, aber krankheits- oder behandlungsbedingte Beschwerden und Risiken mindern, beispielsweise Bluttransfusionen, Antibiotika, Schmerzmittel, Medikamente, die Übelkeit und Erbrechen unterbinden (Antiemetika), pflegerische Maßnahmen und Zellwachstumshormone, die die Zeitdauer einer Infektgefährdung verringern. Solche Therapiemaßnahmen sind also ein wichtiger und keineswegs zweitrangiger Bestandteil sowohl der kurativen als auch palliativen Therapie; sie sind häufig sogar ausschlaggebend dafür, daß sich mit tumorspezifischen Therapiemethoden die jeweils unterschiedlichen Behandlungsziele erreichen lassen. In manchen Situationen helfen und nützen dem Patienten sogar ausschließlich diese Maßnahmen, während zusätzliche tumorspezifische Methoden nur Nebenwirkungen, aber keinen größeren Erfolg bringen würde. Es gilt, das kostbare Leben auf Zeit zu beschützen und so lebenswert wie möglich zu erhalten.

---

[104] Porzsolt F, Tannock I. Goals of Palliative Cancer Therapie. J Clin Oncol 1993; 11: 378–381.

Wie erkenne ich für mich einen guten Arzt?

Vielleicht sind Sie sich unsicher, ob Sie mit Ihrer Krebskrankheit bei Ihrem Arzt gut aufgehoben sind. Sie können sich einige klärende Fragen beantworten:

- Hat der Arzt eine spezielle onkologische Weiterbildung und besondere Erfahrung in der Krebstherapie?
- Arbeitet er auch mit anderen Spezialisten zusammen?
- Hört der Arzt Ihnen zu?
- Untersucht Sie der Arzt gründlich?
- Erklärt er Ihnen die Krankheitssituation und die Möglichkeiten einer Hilfe? Geht er auch auf Risiken und Nebenwirkungen ein?
- Erklärt der Arzt, wie der Erfolg der Behandlung kontrolliert werden soll?
- Ist der Arzt für Sie erreichbar, wenn Beschwerden oder Komplikationen auftreten? Bespricht er mit Ihnen, an wen Sie sich wenden können, wenn er nicht verfügbar ist? Fühlt sich der Arzt auch zuständig, wenn die Behandlung nicht erfolgreich ist und die Krankheit fortschreitet?

Sehr vorsichtig sollten Sie sein, wenn der Arzt bei Ihnen nur eine Therapiemöglichkeit sieht, wenn Sie diese selbst oder zusätzlich bezahlen, da die Krankenkasse „diese erfolgreiche Behandlung nicht bezahlen würde".

Haben Sie aber auch Verständnis, daß sich der Alltag von verantwortungsvoll bemühten Ärzten wenig mit dem von beliebten Fernsehserien deckt. Ärzte haben bürokratischen Ärger, mürrische Tage, sie bleiben vom Schicksal ihrer Patienten nicht unberührt, haben Grenzen der Belastbarkeit und sind keineswegs mit ihren Pflegemitarbeitern allein in unserer Gesellschaft für Menschlichkeit zuständig.

„Zweite Meinung?" „Ja, manchmal." – „Meinungsumfragen?" „Nein!"

Lassen Sie sich von Ihrem behandelnden Arzt die Ziele und Auswirkungen der Ihnen vorgeschlagenen diagnostischen und therapeutischen Maßnahmen so erklären, daß sie verstehen, wie Ihnen diese nützen können. Sie sollen sich *be*handelt fühlen und nicht *miß*handelt. Sie werden eine Behandlung auch besser vertragen, wenn Sie sie voll mittragen und nicht mit innerlicher Skepsis ablehnen, obwohl Sie sich dafür entschieden haben.

Letztlich benötigen Sie ein Vertrauen zu dem Arzt, der Sie mit ihrer Krankheit behandeln und betreuen soll, daß Sie sich in kompetenten Händen befinden. Vielleicht wollen Sie sich mit einigen Zweifeln über viele Aspekte Ihrer Krankheit und Therapie noch anderweitig sachkundig machen. Wahrscheinlich werden Sie zudem von Bekannten und Freunden immer wieder gutgemeinte Empfehlungen und Informationsschnitzel aus Zeitschriften oder Büchern zugereicht bekommen. Sprechen Sie Ihre Fragen und mögliches Unbehagen offen bei Ihrem Arzt an. Als unmöglich für Sie wird es sich erweisen, durch eigenes Literaturstudium und Sammeln aller verfügbaren Informationen über Ihre Krebserkrankung prüfen zu wollen, ob das Vorgehen Ihres Arztes sinnvoll ist. Suchen Sie sich einen behandelnden Arzt Ihres Vertrauens, und versuchen Sie gar nicht, gleichsam ein Medizinstudium und die so entscheidende Behandlungserfahrung nachzuholen. Sie verlieren dadurch nur Zeit zum Leben und verunsichern sich ständig!

Falls Sie bereits von einem kompetenten Onkologen betreut werden, dem Sie vertrauen, ist es nur recht selten hilfreich, eine „Zweite Meinung" eines anderen Experten einzuholen. Wenn Sie jedoch Ihre Krankheitssituation von einem anderen Arzt beurteilen lassen möchten, wird Ihnen Ihr Arzt Krankheitsunterlagen zur Verfügung stellen und diesen Wunsch nicht unbedingt als Mißtrauen auslegen. Sie sollten sich aber genau überlegen und auch mit dem Arzt besprechen, welche noch offenen Fragen Sie durch eine „Zweite Meinung" klären wollen: Stimmt die Diagnose? Gibt es andere, weniger einschneidende Therapiemöglichkeiten? Wer sollte mich behandeln? Sie sollten auch sicher sein, daß Sie die „Zweite Meinung" auch wirklich von einem für Ihre Krankheit kompetenten Experten einholen. Andernfalls werden Sie mit Sicherheit durch unterschiedliche Einschätzungen verwirrt und zur weiteren Klärung eine dritte und vierte Meinung benötigen, ohne daß damit die Schwierigkeit gelöst ist, welcher Expertenmeinung Sie folgen wollen. Oft verrinnt wertvolle Zeit, die schließlich manche Behandlungsmöglichkeiten bereits ausscheiden läßt. Ihr Arzt wird kaum über die Zeit verfügen, die unterschiedlichen Aussagen zu interpretieren, die Sie bei solchen „Meinungsumfragen" erhalten. Er wird Ihnen erklären, warum er seine Vorgehensweise vorschlägt. Andere Therapeuten müssen Ihnen selbst darlegen, warum sie eventuell andere Maßnahmen vorziehen würden. Sie als Patient müssen sich letztlich entscheiden, wer die Behandlungsverantwortung übernehmen soll. Ein Arzt kann Sie nämlich nur mit seinem Fachwissen und seiner Erfahrung beraten und Ihnen diagnostische und therapeutische Vorgehensweisen vorschlagen. Er darf keine Entscheidungen, die Sie betreffen, ohne Ihr Einverständnis fällen. Ein verantwortungsvoller Arzt wird aber auch keine Maßnahmen, die er für bedenklich hält, bei Ihnen durchführen, selbst wenn Sie diese auf anderweitige Empfehlungen hin wünschen. Sie dürfen gerne für Gespräche mit dem Arzt Menschen Ihres Vertrauens mitnehmen, beispielsweise Ihren Partner, Ihre Kinder, einen Freund oder eine Freundin. Manchmal ist es ja für einen Patienten schwierig, nachdem er sich für eine bestimmte Therapieform entschieden hat, diese Behandlung auch gegenüber Familienangehörigen und Freunden zu vertreten, die andere Maßnahmen als wünschenswerter erachten.

Besonders wenn verschiedene Spezialisten und Therapeuten gleichzeitig Maßnahmen durchführen, sollten Sie stets mit den verschiedenen Ärzten klären, wer letztlich die Verantwortung für ein Gesamtbehandlungskonzept tragen soll. Andernfalls riskieren Sie eine Situation, in der viele Therapeuten Sie behandeln, also Hand anlegen, ohne daß Maßnahmen gut koordiniert sind und ohne daß sich die verschiedenen Therapeuten über ihre jeweilige Verrichtung hinaus für Sie als kranken Menschen zuständig fühlen. Dann werden Sie beispielsweise von einem Internisten mit Chemotherapie behandelt, damit kombiniert wird vom Strahlentherapeuten eine Bestrahlung durchgeführt und zusätzlich spritzt ein anderer Arzt oder Heilpraktiker regelmäßig Thymus- und Mistelspritzen oder weitere Medikamente, und der Hausarzt betrachtet sich während der laufenden Behandlung auch nicht für zuständig.

Klären Sie also immer, wer die Gesamtverantwortung für Ihre Behandlung tragen soll. Viele Kranke stehen allein oder fühlen sich alleingelassen, weil sie diese Frage nie ausgesprochen haben.

Operation – die meisten Heilungen erfolgen mit dem Skalpell

Den Tumor entfernen bedeutet oft bereits dauerhafte Heilung

Seit den Anfängen der Medizin ist die operative Entfernung einer Krebsgeschwulst der Hauptpfeiler einer Behandlung, die auf eine Heilung abzielt. Aber erst in den letzten hundert Jahren wurde durch Möglichkeiten der künstlichen Beatmung, der Schmerzkontrolle, Infusionstherapie und der Prophylaxe und Bekämpfung von Wundinfektionen eine sehr leistungsfähige Tumorchirurgie auch für Krebserkrankungen von inneren Organen möglich. Die Risiken bei den operativen Eingriffen konnten zunehmend verringert werden, und heute sind operativ oder durch eine nachfolgende Strahlentherapie oder Chemotherapie bei Krebserkrankungen in manchen Situationen Heilungen möglich, in denen früher nicht einmal an eine Operation gedacht werden konnte. Bei vielen Patienten mit Brustkrebs, Lungenkrebs, Magen- oder Darmkrebs, Hautkrebs, Eierstocks- und Gebärmutterkrebs ist nach vollständiger operativer Entfernung der Krebsgeschwulst die Therapie der Tumorerkrankung bereits abgeschlossen. Wir Ärzte sprechen von einer *kurativen Operation.* Eine Heilung läßt sich aber erst durch einen weiteren tumorfreien Verlauf bestätigen, wenn eben bei Kontrolluntersuchungen in den folgenden Jahren kein erneutes Krebswachstum auffällt. Bei manchen Tumorarten sind Rückfälle (Rezidive) bereits nach zwei Jahren selten, beispielsweise bei vielen Hodenkrebsformen, bei anderen Krebsarten nimmt zwar das Rückfallrisiko mit der Zeit ständig ab, Metastasen sind aber beispielsweise bei Brustkrebs selten sogar noch nach zwanzig Jahren möglich. Bei den meisten Krebserkrankungen kann zwar nicht mit absoluter Sicherheit, aber doch mit großer Wahrscheinlichkeit eine definitive Heilung angenommen werden, wenn fünf Jahre nach der kurativen Behandlung kein Rezidiv aufgetreten ist. Statistiken bezeichnen diese Rezidivfreiheit somit oft auch Fünf-Jahres-Heilung. Ähnlich wird manchmal von Zwei-Jahres- oder Zehn-Jahres-Heilung gesprochen, um anzugeben, wie viele der früheren Krebspatienten nach dieser Zeitspanne weiterhin tumorfrei leben. Je länger diese rezidivfreie Zeitspanne ist, desto mehr kann von einer endgültigen Heilung ausgegangen werden. Der Zahlenanteil an „geheilten" Patienten liegt also bei vollständiger Tumorentfernung unmittelbar nach der Operation bei 100 Prozent, er sinkt mit der weiteren Beobachtungszeit ab und bleibt dann bei vielen Krebsarten, jedoch nicht bei allen, nach einem gewissen Zeitraum unverändert. Dann erst sollte von einer endgültigen *Heilung*, vorher besser von *Rezidivfreiheit* gesprochen werden. Das Risiko eines Krankheitsrückfalles in Form einer erneuten Krebswucherung im Bereich des früheren Primärtumors – *Lokalrezidiv* – oder von auftretenden Metastasen an anderer Stelle hängt vom Tumorstadium ab, das deshalb bei der operativen Krebsentfernung festgestellt wird. Diese Risikoabschätzung erlaubt dann zu entscheiden, ob eine anschließende Bestrahlung oder medikamentöse Behandlung empfohlen werden sollte.

Mehr wegschneiden bedeutet nicht immer mehr Sicherheit!

Ziel der Behandlung ist es, mit möglichst wenig Nebenwirkungen eine möglichst hohe Sicherheit dahingehend zu erreichen, daß die Krebserkrankung anhaltend überstanden ist. Denn nicht immer bedeuten eine intensivere Therapie und mehr Nebenwirkungen auch mehr Sicherheit in Hinsicht auf eine definitive Heilung. Brustkrebserkrankungen sind hier ein gutes Beispiel: Auch im Mittelalter wurde bereits als Therapie mit heute abenteuerlich anmutenden Instrumenten die tumorbefallene Brustdrüse entfernt. 1890 entwickelte der Chirurg Halsted die sogenannte *radikale Mastektomie,* bei der zusammenhängend das gesamte Brustdrüsengewebe und die darunterliegenden Brustmuskel, des weiteren das Fettgewebe mit den Lymphknoten der Achselhöhle entfernt wurden. Nachdem durch diese Operationstechnik im Vergleich zu früher mehr Patientinnen auf Dauer geheilt werden konnten, blieb sie mit einigen Änderungen über nahezu hundert Jahre der chirurgische Standard. Da aber trotzdem bei einem Teil der operierten Patientinnen später Metastasen auftragen, versuchten manche

Chirurgen mit noch eingreifenderen – „supraradikalen" – Operationen die Heilungschancen weiter zu verbessern. Eine bis in jüngste Zeit fast routinemäßig durchgeführte Nachbestrahlung, der operierten Brustwand sollte noch zusätzliche Sicherheit geben. Diese Erwartungen wurden enttäuscht: Lediglich Operationsrisiken und unerwünschte Behandlungsfolgen nahmen zu, die Patientinnen lebten jedoch durchschnittlich nach der eingreifenden Behandlung nicht länger. Somit wurde in der Krebstherapie der umgekehrte Weg beschritten und die Frage untersucht, ob nicht durch eine kleinere Operation die gleiche Sicherheit mit geringerem Risiko erreicht werden könne. In der Tat waren bei nicht ausgedehnten Tumoren weniger verstümmelnde Operationstechniken, bei denen die Brustmuskel teilweise (*modifizierte radikale Mastektomie*) oder vollständig belassen wurden (*einfache Mastektomie*) genauso erfolgreich. Bei kleinen Tumoren erwies sich nach der Brustamputation eine anschließende Bestrahlung als nicht notwendig. Zuerst in Italien und dann in den USA verzichteten die Chirurgen dann bei kleinen Tumoren völlig auf die Brustamputation. Sie entfernten nur die Krebsgeschwulst aus dem Brustdrüsengewebe und ließen das restliche Brustdrüsengewebe, in dem sich manchmal noch kleine Tumorabsiedlungen finden, nachbestrahlen, ohne dadurch die Heilungschancen der so behandelten Frauen zu schmälern. Ein derartiges Vorgehen erscheint inzwischen sogar bei größeren Tumoren möglich, und abgesehen von einigen Einschränkungen sollte nach Meinung von erfahrenen Krebsexperten die brusterhaltende Operation mit anschließender Nachbestrahlung heute Standard der Therapie des Brustkrebses sein. Besonders wenn die mehrwöchige Strahlentherapie lange tägliche Anfahrtswege oder eine erneute stationäre Behandlung bedeutet, ist dadurch eine schnelle Rückkehr zum bisherigen Alltag nicht möglich. Manche Frauen erleben somit diese im Vergleich zur alleinigen Brustamputation längere Behandlungszeit als stark belastend. Einige Patientinnen bevorzugen für sich auch deshalb eine vollständige Entfernung der Brustdrüse, da sie die Restbrust angstvoll grübeln läßt, ob nicht darin doch noch Krebszellen wachsen. Solche Befürchtungen können oft im Gespräch ausgeräumt werden. Frauen, die im ausführlichen Gespräch mit ihrem Arzt bei der Entscheidung entweder zur Brustamputation oder zur möglichen brusterhaltenden Operation wirklich mitbestimmen können, unterscheiden sich später nicht in ihrer Zufriedenheit und Krankheitsbewältigung[105]

Mikrometastasen entscheiden die Prognose

Bei Brustkrebs ist weniger das lokale Tumorgeschehen für den weiteren Krankheitsverlauf ausschlaggebend, sondern die heilungsaussichten werden begrenzt durch Krebszellen, die schon frühzeitig – oft bevor die bösartige Krankheit überhaupt entdeckt werden kann – im Körper streuen und unter bestimmten Bedingungen später Fernmetastasen bilden können. Die Heilungschancen von Patientinnen mit Brustkrebs werden deshalb weniger durch eine besonders ausgedehnte Operation und Nachbestrahlung verbessert, sondern mehr durch Maßnahmen, die mögliche im Körper gestreute Krebszellen, sogenannte *Mikrometastasen,* am Wachstum hindern. Um das Risiko von vorliegenden, aber nicht direkt nachweisbaren Mikrometastasen abzuschätzen, entfernt der Operateur nicht nur den Brustkrebsknoten, sondern auch Lymphknoten der zugehörigen Achselhöhle. Krebszellen können sowohl über Lymphbahnen als auch direkt ins Blut gelangen. Ein Großteil der feinen Lymphgefäße der Brustdrüse sammelt sich eben in Lymphbahnen, die über die Achselhöhle abfließen. Lymphknoten sind gleichsam kleine Filter, in denen Tumorzellen zurückgehalten werden können, die sich in ihnen aber weiter vermehren können und damit mikroskopische oder tastbare und bei der Operation bereits mit bloßem Auge erkennbare Metastasen bilden können. Die Operation der Achsellymphknoten (*axilliäre Lymphdissektion*) zielt nicht darauf ab, auch den letzten Lymphknoten herauszuschneiden. Die mikroskopische (histologische) Untersuchung der entfernten Lymphknoten dient bei Brustkrebs vorwiegend der Risikoabschätzung: Je mehr Lymphknoten durch Krebszellen infiltriert sind, desto höher ist das Risiko, daß bereits Tumorzellen auch in anderen Organen vorhanden sind und später Fernmetastasen auftreten werden. Dies gilt für die Brustkrebserkrankung jedoch keineswegs für alle Krebsarten gleichermaßen.

---

[105] Schain WS, Fetting JH. Modified radical mastectomy versus breast conservation: Seminars in Oncology 1992, 19: 239–243.

Manchmal auch Heilungschancen bei unvollständiger Operation

Das Beispiel Brustkrebs verdeutlich, warum Tumorchirurgen bei der Operationsplanung genau berücksichtigen müssen, wie sich eine bestimmte Krebsart ausbreitet. Während beim Brustkrebs weniger eingreifende Operationstechniken die Heilungschancen nicht verringern, ist bei anderen Krebsarten erst durch eine konsequente ausgedehntere Operation ein Behandlungsfortschritt erzielt worden. Bei Eierstockskrebs (Ovarialkarzinom) sollte beispielsweise nicht nur der Tumor entfernt werden, sondern auch Teile des Bauchfelles und in der Regel auch Gewebsproben von der Unterseite des Zwerchfelles, da dort frühzeitig tumorferne Metastasen beobachtet werden. Bei fortgeschrittenen Ovarialkarzinomen hängen mögliche Heilungschancen entscheidend davon ab, ob das Tumorgewebe weitgehend entfernt worden ist. Hinterbleiben nach der Operation Tumorreste von mehr als 1 cm Dicke, so muß fast immer ein Krankheitsrückfall befürchtet werden, auch wenn sich dieses restliche Tumorgewebe im Verlauf einer postoperativen Chemotherapie völlig zurückbildet. Um Heilungschancen zu wahren, ist es somit manchmal sinnvoll, vor einer Weiterbehandlung einen sehr erfahrenen Tumorchirurgen um eine erneute Operation zu bitten, falls bei dem ersten Eingriff große Tumorknoten im Bauchraum als „inoperabel" zurückgelassen worden sind. Solche Operationen zur Verkleinerung der „Tumormasse" machen in der Regel nur dann Sinn, wenn nach der Operation weitere wirksame Therapiemaßnahmen im Sinne einer Bestrahlung oder Chemotherapie gegeben sind.

Palliative Operationen – Beschwerden werden beseitigt

Eine Operation, die die Tumormasse verringern soll, kann Patienten aber in bestimmten Situationen durchaus nützen, beispielsweise wenn bei langsam wachsenden Tumoren Beschwerden und Komplikationen zumindest für längere Zeit abgewendet werden können und die Patienten durch die Operation zwar nicht geheilt werden, aber länger besser leben. Andere chirurgische Eingriffe können bereits bestehende tumorbedingte Komplikationen beseitigen, ohne daß unbedingt ein größerer Tumoranteil entfernt wird. Solche *palliative Operationen* können in jedem Abschnitt der Erkrankung notwendig und sinnvoll werden, beispielsweise bei Tumorblutungen in den Bauchraum, Darmverschluß, Abszessen, bei einem Nierenaufstau durch Abdrücken eines Harnleiters, Druck von Tumorknoten auf Nerven, metastasenbedingten Knochenbrüchen, die genagelt oder verschraubt werden müssen usw. Nach derartigen Operationen können Patienten oft wieder ohne wesentliche Beschwerden mit und trotz der Krankheit leben.

Staging-Operationen: Eingriffe, die Weichen stellen

Bei Krebserkrankungen, die durch eine Strahlentherapie oder eine Chemotherapie geheilt werden können, zielt die Operation nicht darauf ab, sämtliches Tumorgewebe zu entfernen, selbst wenn dies möglich wäre. Der chirurgische Eingriff hat vielmehr eine diagnostische Bedeutung: eine ausreichende Gewebsprobe erlaubt dem Pathologen, den genauen Typ einer onkologischen Erkrankung zu bestimmen. Außerdem läßt sich aus gezielten weiteren Gewebsproben feststellen, wie weit sich die Krankheit im Körper ausgebreitet hat. Zudem erlauben Befunde während einer Operation oft, eine weitergehende Operation mit größeren Risiken und möglicherweise belastenden Folgen zu vermeiden. Solche Operationen, die nicht auf eine Heilung oder direkte Beschwerdelinderung ausgerichtet sind, sondern Informationen für die weitere kurative oder palliative Behandlungsplanung liefern, heißen *diagnostische* oder *explorative* oder auch *„Staging"-Eingriffe* (s. S. 117). Sie erfolgen in der Regel in sehr enger Zusammenarbeit zwischen Operateur und Pathologen, der oft während eines operativen Eingriffs Ergebnisse seiner mikroskopischen Gewebsuntersuchungen ständig mitteilt und damit eine individuelle Operationsgestaltung ermöglicht.

Können auch Metastasen operiert werden?

Auch für Metastasen gilt: Nicht immer nützt eine Operation, wenn sie technisch möglich ist. Selten macht es beispielsweise Sinn, einige dem Chirurgenmesser gut zugängliche Hautmetastasen herauszuschneiden, wenn sie im Alltagskontakt wenig auffallen, keine Beschwerden machen und viele weitere Metastasen im Körper verbleiben, die den Krankheitsverlauf eher entscheiden werden. Andererseits können selbst „kosmetische" Metastasenoperationen manchmal sehr hilfreich sein, wenn Kranke dadurch soziale Kontakte unbefangener pflegen können und nicht ständig im wahrsten Wortsinn ihre Tumorerkrankung ansehen müssen. Bei einzelnen oder wenigen oberflächlichen Metastasen ist die Operation oft das Mittel der Wahl, das am schnellsten den besten Erfolg verspricht, selbst wenn dadurch eine dauerhafte Heilung nicht möglich wird.

Die Operation von isolierten Metastasen kann bei manchen Erkrankungen – insgesamt leider selten – sogar eine Heilung bedeuten oder sich zumindest auf den Krankheitsverlauf günstig auswirken. Als Beispiele sind zu nennen: einzelne Leber- oder Lungenmetastasen nach Darmkrebs, isolierte Metastasen bei langsam wachsenden Sarkomen, Metastasenreste nach einer intensiven Chemotherapie bei Hodenkrebs.

Für die Metastasenchirurgie gibt es keine für alle Krebskranken gleichermaßen gültigen Regeln. Das Gespräch zwischen dem onkologisch kompetenten Arzt und dem Patient über grundsätzliche Möglichkeiten, eventuelle Vorteile und Risiken einer Metastasenoperation ist deshalb nicht zu ersetzen.

Auch ohne Messer schneiden – Neue Operationstechniken

Neue Techniken der letzten Jahre ermöglichen in manchen Situationen ein sehr schonendes operatives Vorgehen. Mit der *Kryochirurgie* (Kältechirurgie) lassen sich bei fortgeschrittenen, von außen zugänglichen Krebserkrankungen mit geringem Risiko Eingriffe durchführen: Vor allem Hauttumore können entfernt werden, blutende oder den Darmausgang versperrende Tumorknoten lassen sich oft schonend ausreichend abtragen.

Große, vor allem palliative Möglichkeiten bietet die *Laserchirurgie.* Mit energiereichem fein gebündeltem Licht lassen sich über flexible Instrumente (*Endoskope)* im Körper Tumorwucherungen auflösen oder verkleinern, oft ohne Operationsschnitt. Auf diese Weise gelingt es, Bronchien wieder durchgängig zu machen, die durch Tumorgewebe verschlossen sind, oder auch Engstellen in der Speiseröhre oder in Darmabschnitten zu beheben.

Eine vielversprechende neue Technik ist die *photodynamische Lasertherapie (PDT):* Ein Farbstoff, der über eine Vene in den Körper gespritzt wird, reichert sich vorrangig in Tumorgewebe an. Wird danach auf das Tumorgewebe ein auf den Farbstoff abgestimmtes, energiereiches Laserrotlicht gerichtet, so wird dieses vom Farbstoff absorbiert. Durch die dabei stattfindende Energieübertragung werden chemische Reaktionen ausgelöst, die farbstoffspeichernde Zellen zerstören können. Da das bisher verwendete Licht nur 4 bis 8 Millimeter in Gewebe eindringen kann, können nur kleinere Tumore mit dieser Methode behandelt werden. Sie müssen zudem mit der Lichtquelle auch erreichbar sein. Diese noch experimentelle Behandlung beschränkt sich vor allem auf oberflächliche Hauttumore oder -metastasen, Karzinome im Mundbereich und Tumore in Hohlorganen, die über Lichtsonden zugänglich sind: Bronchialkarzinome, Blasenkarzinome, Krebs der Speiseröhre, des Magens, des Darmes und des Gebärmuttermundes. Jedoch werden alle Zellen, die den Farbstoff aufnehmen, unter der Lichteinwirkung geschädigt, und bisher gelingt es noch keineswegs, ausschließlich Krebszellen anzufärben. Die PDT ist ein elegantes „schonendes Messer", aber keine Therapieform, mit der bisher unheilbare Tumore geheilt werden können.

Viel berichtet und geschrieben wurde in den letzten Jahren auch über die *minimale invasive Chirurgie (MIC)*, eine Operationstechnik, bei der starre Sonden in Körperhöhlen eingeführt werden, über die dann mit speziellen Instrumenten Gewebe entfernt wird. So gelingen beispielsweise Gallenblasenoperationen und Eingriffe an der Lunge ohne großen Hautschnitt. Auch in der Tumortherapie hat sich diese moderne Technik inzwischen in den Händen von erfahrenen Chirurgen bewährt, die damit bei bestimmten Voraussetzungen auch Lungen- oder große Darmoperationen durchführen können. Von solchen Operationen erholen sich Patienten im Vergleich zu herkömmlichen Operationstechniken sehr schnell.

Bei Tumoren, die durch eine Operation zu heilen sind, gilt grundsätzlich: Eine schonende Operationstechnik ist dann anzustreben, wenn dadurch die Heilungschancen des Patienten nicht geschmälert werden.

Bestrahlung: unsichtbare Heilmittel

Eben 100 Jahre, aber nicht veraltet!

Bereits vier Jahre nachdem 1895 Wilhelm Conrad Röntgen in Würzburg die nach ihm benannten elektromagnetischen Strahlen entdeckt hatte, wurden diese erstmals erfolgreich gegen Hautkrebs eingesetzt. Wenig war aber in den ersten Jahrzehnten über ihre biologische Wirkweise, Spätfolgen und einen deshalb notwendigen Strahlenschutz bekannt. Im Vergleich zu den heutigen Möglichkeiten der Strahlentherapie (*Radiotherapie*) sind die früheren technischen Gegebenheiten allenfalls mit den chirurgischen Möglichkeiten vor Einführung der Narkose und Intensivmedizin zu vergleichen. Auch wenn die unsichtbaren und nicht wahrnehmbaren Strahlen vielen Menschen unheimlich sind, sind sie heute ein wichtiger und unverzichtbarer Pfeiler der Krebstherapie. Mit allen hochwirksamen Instrumenten – dies gilt für Skalpell, Strahlen und Medikamente – läßt sich beim fahrlässigen oder sorglosen Einsatz auch viel Schaden anrichten. Damit werden aber noch nicht diese Instrumente untauglich, genausowenig wie leistungsfähige Autos verantwortlich sind, daß ihre Fahrer Unfälle verursachen.

Strahlen sind nicht gleich Strahlen!

Bei der Strahlentherapie kommen zwei Strahlenarten zur Verwendung: *Teilchenstrahlung* und elektromagnetische Strahlen (*Photonenstrahlung*). Teilchenstrahlung bestehen aus verschiedenen Atomkernbestandteilen: Ähnlich wie Gewehrkugeln besitzen diese *Elektronen, Neutronen, Protonen* oder Heliumkerne (*Alphastrahlen*) entsprechend ihrer unterschiedlichen Masse, Energie und elektrischen Ladung nur eine bestimmte Reichweite oder Eindringtiefe, bis die Teilchen völlig abgebremst sind und damit ihre gesamte Bewegungsenergie an das durchstreifte Gewebe abgegeben haben.

Elektronenstrahlen lassen sich im Teilchenbeschleuniger (*Betatron*) auf eine gewünschte Eindringtiefe ins Gewebe „zuschneidern". Je nach ihrer Energie entfalten sie dann ihre Hauptwirkung direkt unter der Haut oder einigen Zentimeter tiefer. Strahlenwirkungen auf Gewebsstrukturen jenseits der Eindringtiefe entfallen vollständig. Solche „Elektronenbäder" eignen sich deshalb besonders gut zur Bestrahlung von oberflächlichen Tumoren und Hautmetastasen, auch nach einer früheren Vorbestrahlung, ohne daß kritische Belastungen von tiefer liegenden Körperorganen befürchtet werden müssen.

Die im Vergleich zu Elektronen selten eingesetzten „großkalibrigen" *Neutronen-* und *Protonenstrahlen* durchdringen den Körper dagegen nahezu ungebremst. Sie erweisen sich bisher nur in wenigen Krankheitssituationen vorteilhaft.

Alphastrahlen hingegen vermögen Gewebe nur Millimeterbruchteile zu durchdringen. Sie kommen bei der *nuklearmedizinischen Therapie* zur Anwendung, bei der radioaktive Medikamente verabreicht werden, die sich in bestimmten Zellen anreichern. Jod beispielsweise wird im Körper nur von Schilddrüsengewebe aufgenommen. Wird nach der Operation mancher Schilddrüsenkrebsarten radioaktives ^{131}Jod verabreicht, so spürt es über den Blutweg im Körper verbliebene jodspeichernde Tumorzellen gezielt auf. Diese Tumorreste oder Metastasen werden dann sehr wirksam bestrahlt, ohne das umgebende Gewebe zu beeinträchtigen.

Die größte Bedeutung in der Radiotherapie fällt der elektromagnetischen Photonenstrahlung zu – den *Röntgen-* und *Gammastrahlen.* Diese beiden Strahlungsarten sind vom Wesen her völlig gleich, sie unterscheiden sich nur durch die unterschiedliche Entstehung: *Gammastrahlen* werden beim radioaktiven Zerfall von Atomkernen freigesetzt und können deshalb nicht abgeschaltet, sondern nur abgeschirmt werden. *Röntgenstrahlen* werden dagegen künstlich durch Hochspannungsgeräte erzeugt, aber nur solange die Spannung eingeschaltet ist. Von anderer elektromagnetischer Strahlung (Funkwellen, Mikrowelle, Infrarotlicht, sichtbares Licht, UV-Strahlen) unterscheiden sich Röntgen- und Gammastrahlen durch die tausend- bis billionenfach kürzere Wellenlänge. Je kürzer aber die Wellenlänge, desto energiereicher – „härter" – ist eine elektromagnetische Strahlung und desto tiefer kann sie in Gewebe eindringen.

Elektromagnetische Strahlen haben im Gegensatz zu Teilchenstrahlen keine definierte Reichweite, sondern ähnlich wie die Helligkeit von Licht nimmt ihre Intensität, abhängig von der jeweiligen Umgebung, schnell auf die Hälfte ab (*Halbwertsdicke*).

Gammastrahlen, die beim radioaktiven Zerfall, beispielsweise von ^{60}Kobalt, frei werden und in medizinischen Geräten (Gammatron oder *„Kobaltbombe"*) genutzt werden, haben immer ein für einen bestimmten radioaktiven Zerfall typisches Energiespektrum. Ihre Tiefenwirkung im Gewebe ist damit festgelegt und nur begrenzt durch Filter zu regulieren. Hingegen lassen sich an anderen modernen Bestrahlungsgeräten, den Linearbeschleunigern, Photonenstrahlen einer gewünschten Energie und Tiefenwirkung erzeugen, sogenannte *„ultraharte" Röntgenstrahlen* oder *Megavolt-Photonen*.

Konventionelle Röntgenstrahlen („weiche" und „harte" *Orthovoltstrahlen*) werden übrigens lediglich in der Röntgendiagnostik und heute allenfalls noch für oberflächliche Tumorbestrahlungen verwendet. Da derartige recht energiearme Strahlen im Körpergewebe sehr schnell abgeschwächt werden, liegt die Strahlendosis an der Körperoberfläche viel höher als an tiefen Stellen im Körper. Dort wiederum werden diese Strahlen beispielsweise von Knochen viel stärker aufgenommen als von Weichteilgewebe, wodurch sich eine sehr ungleiche Dosisverteilung ergibt. Verbrennungen der Haut und nicht selten Schädigungen anderer Gewebe waren somit früher fast unvermeidlich, wenn ein tiefliegender Tumorknoten mit einer wirksamen Dosis bestrahlt werden sollte. Heute kommen dagegen für die moderne Strahlentherapie von tiefen Gewebsstrukturen ausschließlich energiereiche Gammastrahlen und „ultraharte" Röntgenstrahlen zum Einsatz, weil sie unterschiedliche Gewebsstrukturen gleichmäßig durchdringen. Dabei liegt das Dosismaximum durch spezielle „Aufbaueffekte" nicht mehr an der Körperoberfläche, sondern tiefer im Gewebe. Wird ein im Körperinnern gelegener Tumor dabei noch von verschiedenen Seiten bestrahlt – durch Positionswechsel des Patienten oder durch eine sogenannte Pendeltechnik des Strahlengerätes –, so kann die maximale Strahlendosis dort erreicht werden, wo sie letztlich wirksam werden soll: im Tumorgewebe. Die Haut und das Gewebe in der Tumorumgebung werden so weit weniger belastet. Bei manchen kleinen Hirntumoren lassen sich Gamma- oder Röntgenstrahlen durch eine ausgefeilte Technik, ähnlich wie Sonnenlicht mit einem Brennglas, genau in der Krebsgeschwulst bündeln. Durch die dadurch fast punktförmig sehr hohe Strahlendosis gelingt es oft die Krebszellen zum Absterben zu bringen, ohne das umgebende gesunde Gewebe stark zu belasten. Man spricht von Punktbestrahlungen (*stereotaktische Bestrahlung*) oder forsch von *„Gamma-Knife"*, da die Wirkung an eine operative Entfernung erinnert.

Manchmal ist aber gerade der rasche Dosisabfall im Gewebe erwünscht, wenn die Strahlenquelle sehr nah an den Tumor herangeführt werden kann. Im Unterschied zur sonstigen *Teletherapie* (z. B. Telekobaltbestrahlung), bei der die Strahlungsquelle einen größeren Abstand zum Körper beibehält, werden bei einer derartigen Nahbestrahlung (*Brachytherapie*) Strahlungssonden über Körperhöhlen oder während einer Operation unmittelbar an das Tumorgewebe im Körperinnern herangebracht. Werden die entsprechenden Sonden erst dann mit dem strahlungsaktiven Material bestückt, nachdem sie an der gewünschten Stelle im Körper plaziert sind, sprechen die Strahlentherapeuten von der *Afterloading*-Technik. Da die verwendeten Strahlen rasch im Gewebe abgeschwächt werden, verschonen sie weitgehend Organstrukturen in der Umgebung der bösartigen Geschwulst.

Die moderne Strahlentherapie verfügt somit über sehr verschiedene „Instrumente", die im Vergleich zu früher eine weit leistungsfähigere und gleichzeitig risikoärmere, situationsgerechte Behandlung ermöglichen.

Nicht nur Geräte: Kompetente Planung im Hintergrund

Jede Operation setzt ein Mindestsortiment an Instrumenten voraus. Ohne das Können des Chirurgen und seiner Helfer würden sich die verschiedenen Messer, Zangen und Überwachungsgeräte leicht von Heilmitteln zu Tatwaffen wandeln. Gleiches gilt für die sehr leistungsfähigen „Instrumente" der Strahlentherapie. Nur in Notfallsituationen wird eine Bestrahlung umgehend begonnen und die genaue Bestrahlungsplanung während der weiteren Behandlung vervollständigt. In allen anderen Fällen entwerfen Strahlentherapeuten und Strahlenphysiker vorher einen sorgfältigen, individuellen Therapieplan. Viele Fragen müssen dabei beantwortet werden:

- Hat die Strahlentherapie eine kurative oder palliative Zielsetzung?
- Welche Strahlendosis ist im Tumorbereich für dieses Ziel notwendig?
- Mit welchen Strahlen und welcher Bestrahlungstechnik läßt sich diese Dosis im Tumor mit den geringsten Auswirkungen auf andere Organe erreichen?
- Auf wie viele Einzelbestrahlungen in welchen Abständen sollte die Gesamtdosis aufgeteilt werden *(Fraktionierung)*?
- Wie groß müssen die Strahlenfelder auf die Haut gezeichnet werden?
- Müssen gewissen Organstrukturen besonders abgeschirmt werden?
- Sollte die Bestrahlung mit einer anderen Behandlungsmaßnahme kombiniert werden, beispielsweise mit einer gleichzeitigen Chemotherapie *(Radiochemotherapie)* oder einer Gewebsüberwärmung *(Hyperthermie)*?

Mit Hilfe von Röntgencomputern lassen sich heute auch Strukturen im Körperinnern sehr gut anschaulich machen. Millimetergenau kann am räumlichen Modell die Bestrahlung berechnet und vorgeplant werden. Diese entscheidende Arbeit der Strahlentherapeuten und der Strahlenphysiker geschieht im Hintergrund. Somit wird es verständlich, warum mit den Terminen für *„Simulation“*, Anfertigung einer *„Maske“* und *Einzeichnung* der Strahlenfeldbegrenzungen auf die Haut einige Wochen verstreichen können, bis die erste Bestrahlung erfolgt.

Wie wirken Strahlen?

Strahlen wirken zellschädigend, indem sie beim Durchtritt durch Gewebe ihre Energie zumindest teilweise abgeben und dabei Zellstrukturen, vorrangig die genetische Information der Zellen, verändern. Schwere Veränderungen führen zum Absterben der Zellen, andere Störungen lassen die Zellen äußerlich unverändert, aber diese teilen sich nicht mehr. Wieder andere Zellen vermehren sich zwar weiter, aber alle oder ein Teil der Tochterzellen sterben durch die Störung genetischer Informationen ab. Bei noch anderen Zellen treten derartige biologische Schäden erst bei höheren Dosen auf.

Derartige unempfindliche Zellen heißen *strahlenresistent* und vermögen offensichtlich im Gegensatz zu den frühzeitig geschädigten, *strahlensensiblen* Zellen Strahlenschäden sehr effektiv zu reparieren. Derartige Reparatursysteme sind in Tumorzellen oft gestört, so daß normale Körpergewebe meist weniger strahlenempfindlich sind als die aus ihnen hervorgegangenen Krebszellen. Für strahlenresistente Tumorzellen bestätigten Untersuchungen tatsächlich, daß sie Strahlenschäden wirksam reparieren können. Schlecht durchblutete Tumorgewebe und Zellen, die sich nur langsam oder gar nicht teilen, erweisen sich ebenso recht unempfindlich gegenüber Strahlen[106]. Die Wirksamkeit und unerwünschten Nebenwirkungen einer Strahlentherapie hängen deshalb nicht nur von der verabreichten Gesamtdosis ab, sondern auch von der zeitlichen Abfolge der einzelnen Bestrahlungen und der Tumorlokalisation.

Obwohl sich strahlenempfindliche und strahlenresistente Krebsarten in der Regel gut zuordnen lassen, verhalten sich manche Krebsarten nicht ganz einheitlich. Maligne Melanome (Schwarzer Hautkrebs) sind beispielsweise meistens wenig strahlenempfindlich. Manchmal jedoch bilden sich Melanomknoten sehr gut unter einer Strahlentherapie zurück.

Die Zielsetzung ist entscheidend!

Wie bei chirurgischen Eingriffen ist auch bei der Planung der Strahlentherapie die palliative oder kurative Zielsetzung maßgeblich.

Manche örtlich begrenzte Tumorerkrankungen werden durch eine alleinige Strahlentherapie geheilt (*primär kurative Strahlentherapie*), beispielsweise bösartige Lymphknotenerkrankungen (maligne Lymphome), die sich noch einem frühen Krankheitsstadium zuordnen lassen.

Weit mehr Krebserkrankungen erfordern jedoch eine *kombinierte Behandlung* gemeinsam durch Chirurgen, internistischen Onkologen und Strahlentherapeuten, damit für den Kranken mög-

[106] Hellman S. Principles of Radiation Therapie. In: DeVita VT, Hellman S, Rosenberg S. (Hrsg.). Cancer – Principles & Practice of Oncology. (4th ed.) Philadelphia 1993, Lippincott.

liche Heilungschancen voll genutzt werden können. Im weiter fortgeschrittenen Krankheitsstadium lassen sich beispielsweise noch manche der eben angeführten malignen Lymphome durch eine abgestimmte Kombination von Chemotherapie und Strahlentherapie heilen.

In der Zusammenarbeit mit Chirurgen erfolgen Bestrahlungen manchmal bereits vor einer Krebsoperation, bei bestimmten Zielsetzungen sogar während des Eingriffs *(intraoperative Strahlentherapie)*, in den meisten Fällen, in denen eine Strahlentherapie notwendig ist, aber nach einer operativen Tumorentfernung.

Von einer *adjuvanten Strahlentherapie* sprechen wir Ärzte, wenn durch eine vorausgegangene Operation oder Chemotherapie sämtliche Tumorzeichen bereits beseitigt sind und die zusätzliche Bestrahlung darauf abzielt, ein Rückfallrisiko zu vermindern.

Eine noch größere Rolle spielt die Strahlentherapie in palliativen Situationen, also dann, wenn eine Heilung nicht mehr möglich erscheint (*palliative Strahlentherapie*). Manche nicht operable Tumore lassen sich durch eine Bestrahlung gut zurückbilden, ohne daß deshalb eine Heilung auf Dauer erhofft wird. Auch Metastasen, die Beschwerden machen oder Komplikationen befürchten lassen, können sehr hilfreich bestrahlt werden, vorausgesetzt, das Tumorgewebe ist nicht bekanntermaßen strahlenresistent. Umgrenzte Tumorschmerzen können vielfach durch relativ niedrige Strahlendosen beseitigt oder gemildert werden, so daß Schmerzmedikamente abgesetzt oder verringert werden können. Auch gewisse Tumorblutungen lassen sich durch Bestrahlung stillen, beispielsweise Blutungen aus der Scheide bei inoperablen Cervixkarzinomen. Bei Hirnmetastasen bilden sich unter einer Bestrahlung manchmal sämtliche Beschwerden, wie Wesensänderungen, Störungen der Sprache oder des Bewußtseins oder Lähmungserscheinungen, innerhalb von wenigen Wochen völlig zurück, selbst wenn die zugrundeliegende Krankheit nicht geheilt werden kann. Eine Strahlentherapie kann deshalb durchaus auch bei sehr fortgeschrittener Krankheit hilfreich sein, wenn dadurch schnell Beschwerden für das verbleibende Leben gemildert werden.

Strahlentherapie im Patientenalltag

Verzeihen Sie, wenn wir Sie im letzten Abschnitt mit einer hohen Informationsdosis „bestrahlt" haben und Sie sich gar keinen Kompaktkurs in Strahlenphysik, Bestrahlungstechnik und Tumorbiologie gewünscht hatten. Vielleicht haben Sie manche Seiten einfach überblättert, weil bei Ihnen oder Ihrem Angehörigen sowieso keine Strahlentherapie geplant ist. – Gut so! Machen Sie dies auch bei anderen Abschnitten dieses Buches, die Sie derzeit nicht interessieren. Für andere Patienten hingegen werden diese Informationen, möglicherweise erst beim zweiten Lesen, hilfreich gewesen sein, weil sie die vielseitigen Anwendungsziele, Instrumente und Techniken der heutigen Strahlentherapie veranschaulichen. Manchmal führen ja lediglich Erinnerungsbilder aus der Vergangenheit zu emotionalen Fehlentscheidungen nach dem Motto: „Eine Bestrahlung kommt bei mir nie in Frage! Mein Onkel wurde wegen eines Lungenkrebses bestrahlt, seine Haut war ganz verbrannt, und ein halbes Jahr später war er tot." Die Informationen haben ihr Ziel erreicht, wenn sie deutlich machen, daß viele früher häufigen Strahlenkomplikationen bei kompetenter Strahlenanwendung heute nur noch selten auftreten und eine Strahlentherapie krebskranken Menschen eine bessere Lebensqualität oft auch dann ermöglichen kann, wenn ihnen nur noch ein kurzes Leben verbleibt.

Fragen Sie stets den Strahlentherapeuten nach der Zielsetzung und den Gegebenheiten Ihrer Bestrahlung, nach Nebenwirkungen, die Sie befürchten müssen und danach, was Sie dagegen unternehmen können. Eine Strahlentherapie darf wie jede andere medizinische Maßnahme nur mit Ihrer Zustimmung erfolgen.

Falls die allgemeine Krankheitssituation dies erlaubt und die Strahlentherapie nicht mehrmals täglich oder in Kombination mit einer überwachungsbedürftigen Chemotherapie oder Hyperthermie erfolgt, kann sie in der Regel ambulant durchgeführt werden.

Viele Patienten haben verständlicherweise erstmals Angst vor den „unheimlichen" Geräten, die die unsichtbaren Strahlen erzeugen und sich zudem aus Strahlenschutzgründen in der Regel in abgeschirmten Untergeschossen oder entlegenen Krankenhausbereichen befinden. Außerdem halten sich Ärzte und Strahlentherapieassistenten während der eigentlichen Bestrahlung außerhalb gewisser Schutzgrenzungen auf und lassen den Patienten im Bestrahlungsraum allein.

Die Bestrahlung selbst dauert aber jeweils nur wenige Minuten, außer bei speziellen Methoden, bei denen kleine Strahlenquellen für längere Zeit in Körperhöhlen eingeführt werden, beispielsweise Radiumeinlagen bei manchen gynäkologischen Tumoren. Die Strahlen sind nicht spürbar. Zwar geben viele Kranke immer wieder ein Brennen, Wärmegefühl, Kribbeln oder andere Gefühlswahrnehmungen für die kurze Bestrahlungszeit an. Diese Empfindungen beruhen allerdings mehr auf mit der Bestrahlung verknüpften Vorstellungen und der entsprechenden Erwartungshaltung. Jeder Mensch kennt ähnliche Vorgänge, beispielsweise verspüren die meisten Menschen bei einem Gespräch über Flöhe einen Juckreiz.

Lassen Sie sich in der Zeit der vorbereitenden Planung in einer ruhigen Minute den Raum und das Gerät zeigen, in dem und mit dem Sie bestrahlt werden sollen. Überlegen Sie sich dann auch, wie Sie für sich die Wartezeiten vor der Bestrahlung gestalten können, nehmen Sie sich Musik mit, die sie über einen Kopfhörer gerne hören, bitten Sie einen Freund oder Freundin, sie zu begleiten. Als Patient sind Sie der Experte dafür, wie eine Strahlentherapieeinrichtung auf Kranke wirkt. Geben Sie Ihre Eindrücke an die dort tätigen Ärzte und ihre Mitarbeiter weiter, machen Sie auch Vorschläge, was Sie am Organisationsablauf oder gestalterischen Behandlungsklima ändern würden. Zögern Sie nicht, ein Gespräch mit dem für Sie verantwortlichen Arzt zu vereinbaren, bevor Sie über aufgetretene Beschwerden oder beunruhigende Fragen lange grübeln. Ihre Strahlentherapeuten sind nicht nur Behandlungstechniker, sondern Fachärzte einer Heilkunst, die ihnen zusammen mit anderen Ärzten in Ihrer Krankheitssituation bestmöglich helfen wollen.

Chemotherapie – Heilmittel aus der Apotheke

Ein Begriff, der Angst macht

„Hoffentlich brauche ich keine Chemotherapie!" – „Was stellen Sie sich unter Chemotherapie vor?" – „Chemotherapie, das sind doch Gifte, die die Haare ausfallen lassen und gegen die sich der Körper durch Erbrechen wehrt. Wenn ich Chemotherapie brauche, dann heißt das doch, daß ich nicht mehr lange zu leben habe. Die Leute, an die ich mich erinnere, sind trotz Chemotherapie gestorben!"

Derartige Äußerungen sind für den Praxisalltag der Krebsmedizin recht typisch. An solchen Vorstellungen vieler Menschen von Chemotherapie sind auch Ärzte nicht unschuldig, die diese Medikamente eher eingesetzt haben, um „noch etwas zu tun", ohne zu fragen, ob und wie eine Chemotherapie einem Patienten in seiner Krankheitssituation nützen kann. „Chemotherapie" löst zudem häufig bei Kranken, genauso aber auch bei Heilpraktikern und manchen Ärzten düstere Phantasien aus, der Körper werde zusätzlich mit „Chemie" belastet, wo doch die Krebskrankheit möglicherweise gerade durch Chemie in der Umwelt entstanden sei und zur Heilung im Körper ein natürliches Gleichgewicht wiederhergestellt werden müsse. Die negativen Assoziationen beim Begriff „Chemotherapie" im Vergleich zu eher positiven Vorstellungsbildern beispielsweise zu „Immuntherapie" oder „Naturheilverfahren" sind insofern erstaunlich, da in Deutschland jährlich sicher mehrere Tausend Kranke durch Chemotherapie auf Dauer geheilt werden, während bei bösartigen Erkrankungen bisher Heilungsmöglichkeiten durch Immuntherapie oder Naturheilverfahren nicht gegeben sind.

Bezeichnungen sind eben wie Ansichtskarten, die einen Ort nur von einem bestimmten Blickwinkel und in einem bestimmten Licht wiedergeben. Am Ort selbst ist dann manchmal das Motiv der Ansichtskarte gar nicht wiederzufinden, weil die dargestellte Idylle einer anderen Jahreszeit oder gar unwiederbringlich der Vergangenheit angehört. Andererseits lassen beispielsweise bekannte Ansichtskarten des Ruhrgebietes mit Batterien von qualmenden

Schloten und dampfenden Kühltürmen Erstaunen aufkommen, wenn dort erholsame Seen und Waldlandschaften angetroffen werden. Ansichtskarten vermitteln eben stets nur einen Bruchteil der Wirklichkeit, die wir an einem Ort vorfinden werden. Somit möchten wir Sie bitten, die ihnen vertraute „Ansichtskarte" von Chemotherapie beiseite zu legen, um den Blick für weitere Ansichten und Einsichten zu öffnen.

Chemotherapie war ursprünglich gegen Infektionskrankheiten gerichtet!

Als der spätere Medizin-Nobelpreisträger Paul Ehrlich Anfang des Jahrhunderts den Begriff Chemotherapie prägte, verstand er darunter keineswegs Krebsmedikamente, sondern die Bekämpfung von Infektionskrankheiten mit chemischen Substanzen. Er hatte 1885 entdeckt, daß manche Farbstoffe zwar gewisse Bakterien und Parasiten anfärbten, keineswegs aber sämtliche Zellstrukturen. Aus seiner Beobachtung folgerte er scharfsinnig, daß es innerlich anwendbare Mittel geben müßte, die Mikroben vernichten, ohne das umgebende Körpergewebe zu schädigen. Ab 1904 gelang es ihm in der Tat, verschiedene gegen Malariaerreger wirksame Farbstoffe herzustellen, und wenige Jahre später markierte sein Arsenfarbstoff Salvarsan einen epochalen Durchbruch in der Behandlung der damals weitverbreiteten und fast stets unheilbaren Syphilis. Chemotherapie meinte also ursprünglich ausschließlich die Behandlung von Infektionskrankheiten mit gezielt synthetisch hergestellten Medikamenten. Hier hat inzwischen der einprägsamere Name Antibiotika, der mit Beginn der Penicillinära lange Zeit nur für entsprechende biologische Substanzen galt, den ursprünglichen Begriff (*antimikrobielle*) Chemotherapie weitgehend abgelöst.

Was hat dieser geschichtliche Ausflug aber mit der Krebsbehandlung zu tun, denn daran denken heute die meisten Leute zuerst, wenn das Wort Chemotherapie fällt? Die so erfolgreiche Methode von Paul Ehrlich, gezielt und systematisch Medikamente auf ihre Wirksamkeit zu prüfen und synthetisch fortzuentwickeln, wurde bereits Anfang des Jahrhunderts für die Krebstherapie übernommen. Analog zur *antimikrobiellen* Chemotherapie bei Infektionserregern sollten Medikamente entwickelt werden, die gesunde Zellen weitgehend unbehelligt lassen, dagegen für Krebszellen *zytostatisch* wirken, das heißt sie im Wachstum hemmen – eben *„Zytostatika"* für eine *antineoplastische Chemotherapie.* Heute spricht man dann einfach von *Chemotherapie,* wenn der Bezug zur Krebsmedizin klar ist. Die Bezeichnungen *„Zytostase"* (Stillstand der Zellen) für Chemotherapie und *„Zytostatika"* für entsprechende Medikamente verabschieden sich immer mehr. Denn diese Arzneimittel geben sich natürlich nicht damit zufrieden, Tumorzellen gleichsam einen Mittagsschlaf zu gönnen. Sie wollen vielmehr auf sehr verschiedene Weise so auf Krebszellen einwirken, daß diese wieder sterblich werden und dann mittels körpereigener Hilfen abgebaut werden können.

Ist Chemotherapie „chemische Kriegsführung"?

Die eigentliche Entdeckung wirksamer Medikamente für die Krebstherapie spielte sich wie so oft in der Medizin vor einem tragischen Hintergrund ab: Im Zweiten Weltkrieg explodierten in einem italienischen Hafen amerikanische Kampfgasdepots. Nachdem bei den überlebenden Opfern der Senfgaseinwirkung eine starke Zellverminderung in Lymphknoten und im Knochenmark auffiel, wurde an der amerikanischen Universität Yale 1943 ein aus diesem Kampfgift entwickeltes Medikament bei Patienten mit fortgeschrittenem Lymphknotenkrebs eingesetzt, der damals immer zum Tode führte. – Die bösartigen Lymphknoten bildeten sich dramatisch zurück! Schnell wurde die tumorhemmende Wirkweise aufgeklärt, die nichts mit der eigentlichen Kampfgiftwirkung gemein hat, und in der Folgezeit ließen sich viele andere Wirkstoffklassen finden, die die Möglichkeiten der Krebstherapie entscheidend erweiterten. Erstmals in der Medizingeschichte gelang dann schon in den fünfziger Jahren, bereits metastasierende Krebskrankheiten allein durch ein Medikament zu heilen: Mit dem noch heute segensreichen Medikament *Methotrexat* waren junge Frauen mit metastasierendem Chorionkarzinom behandelt worden, die früher mit dieser recht seltenen Krankheit kaum länger als ein Jahr überlebt hätten.

Da immer wieder die onkologische Chemotherapie als „chemische Kriegsführung" verzerrt wird, ist es wichtig, diesen geschichtlichen Hintergrund zu kennen. Chemotherapiemedikamente haben in ihrer gegen Krebszellen gerichteten Wirkung mit chemischen Kampfgiften genausoviel gemeinsam wie Antibiotika mit Arsen oder ein Skalpell mit einer Guillotine. Es handelt sich vielmehr um hochwirksame Heilmittel, die auf sehr verschiedene Weise in Funktionsabläufe von Zellen, besonders von Tumorzellen, eingreifen[107]. Da es sich aber bei Tumorzellen im Gegensatz zu Mikroben um keine grundsätzlich körperfremden Strukturen handelt, ist es bisher aber noch nicht gelungen, Medikamente zu entwikkeln, die ausschließlich gegen Krebszellen wirken.

Die Chemotherapie gibt es nicht!

„Wenn der Krebs nicht operiert werden kann, dann sage ich gleich jetzt: Die Chemotherapie möchte ich bei meiner Mutter auf keinen Fall!" Wegen solcher Äußerungen in der Sprechstunde kann nicht oft genug betont werden: *Die* Chemotherapie bei der Krebsbehandlung gibt es nicht. Manche Formen der Chemotherapie sind, um die Risiken für Patienten möglichst gering zu halten, nur unter den Pflege- und Überwachungsbedingungen einer Intensivstation möglich. Andere Chemotherapiemedikamente beeinträchtigen dagegen nur gering, können somit ambulant verabreicht werden und stören dann bisherige Aktivitäten kaum – erlauben also beispielsweise auch während der Behandlungszeit Berufstätigkeit, Hausarbeiten, sportliche Anstrengungen oder Urlaubsreisen. Zur onkologischen Chemotherapie zählen inzwischen mehr als fünfzig verschiedene Arzneimittel. Sie lassen sich nach ihrer Herkunft, chemischen Struktur, ihren Wirkmechanismen und jeweiligen Nebenwirkungen unterschiedlich einteilen. Waren die ersten Krebsmedikamente wirklich rein chemisch synthetisierte Stoffe, wie sie in der Natur nicht vorkamen, so fanden sich bald hochwirksame Wirkstoffe in Pilzen, ähnlich dem Penicillin (z.B. *Adriamycin, Bleomycin),* in biologischen Fermenten (z.B. *L-Asparaginase)* und auch in Pflanzen, beispielsweise in Immergrünarten (z.B. *Vincristin, Vinblastin, Vinorelbine)* und Berberitzen (z.B. *Etoposid, Teniposid).* Eben 1994 wurden zwei neue, aus bestimmten Eibenarten gewonnene Medi-

---

[107] Hossfeld D. K. Was leistet die zytostatische Therapie bei Patienten mit epithelialen Tumoren? Deutsches Ärzteblatt 1992; 89: A1–1842–1853.

kamente (*Taxol, Taxotere)*, zugelassen, die in manchen Zeitungen als „Wundermittel" dargestellt wurden, weil sie oft auch dann noch gegen fortgeschrittenen Eierstockkrebs wirken, wenn andere Medikamente bereits versagt haben. Zu den neueren synthetisch hergestellten hochwirksamen Chemotherapiemedikamenten gehören zudem Farbstoffe und Platinmetallverbindungen (z.B. *Cisplatin, Carboplatin, Oxaliplatin)* und sehr neue Medikamente wie Gemcitabine, Fludarabin oder Cladribin). Andere Wirkstoffe (z.B. *5-Fluorouracil* und *Gemcitabine*) hemmen das Krebszellwachstum deshalb, weil sie sich nur wenig von den natürlichen Bausteinen des Organismus unterscheiden. Sie werden mit diesen verwechselt und stören gleichsam als funktionslose Attrappen die Lebensvorgänge besonders in Tumorzellen, da diese im Vergleich zu gesunden Körperzellen über schlechtere Kontrollmechanismen verfügen. Aber auch größere Bausteine der Zellen können inzwischen durch gezielt entwickelte Medikamente beeinflußt werden: Beispielsweise vermögen synthetische *Antihormone* und *Rezeptorantikörper* lang bekannte Hormone und neu entdeckte feinregulierende Zellhormone – *Zytokine* – in ihrer Wirksamkeit zu blockieren. Manche dieser biologischen Zytokine (z.B. Interferone und Interleukine) werden darüber hinaus selbst als neue Krebsmedikamente eingesetzt. Je mehr wir die Lebensvorgänge auf den molekularen, zellulären und übergeordneten Ebenen des Organismus verstehen, desto punktueller lassen sich Tumorzellen am Wachstum hindern, beispielsweise mit neu verfügbaren Hemmstoffen des für die Zellteilung notwendigen Enzyms Topoisomerase: Irinotecan und Topotecan. Immer weniger läßt sich bei Krebsmedikamenten eine scharfe Grenzziehung zwischen „eigentlicher" Chemotherapie, Hormontherapie, biologischer Therapie und Immuntherapie aufrechterhalten. Allgemein unter Chemotherapie zusammengefaßt wird häufig bereits die Behandlung Krebskranker mit allen Medikamenten, die in das Zellwachstum eingreifen, in Abgrenzung zur Krebsoperation und Strahlentherapie.

Die „Achillesferse" der Krebszellen treffen!

Krebszellen sind im Vergleich zu gesunden Zellen bei Belastungen von außen – beispielsweise Strahlen, Hitze, Medikamente – störanfälliger in ihren Lebensfunktionen. Das macht sie therapeutisch verwundbar. Vergleichen Sie Krebszellen mit einem Auto, das im Vergleich zur Standardausführung zwar schneller fährt, aber reparaturanfällig ist, sehr viel Benzin benötigt, über schlechte Bremssysteme und über keine Scheibenwischer verfügt. Bei schönem Wetter, flacher Strecke ohne Hindernisse und einem dichten Tankstellennetz wird ein solches Auto oft schnell am Ziel sein. Ist dagegen das Tankstellennetz sehr dünn, sind sehr kurvenreiche Bergstrecken zu bewältigen, setzt gar ein starker Regen ein oder treten technische Pannen auf, dann wird sich das Standardmodell deutlich überlegen zeigen. Die medikamentöse Krebstherapie zielt darauf ab, im Körper Bedingungen zu schaffen, die gleichsam Regen, kurvenreichen Bergstrecken, fehlenden Tankstellen und geschlossenen Reparaturwerkstätten entsprechen. Die „Standardmodelle" (gesunde Körperzellen) werden hier zwar auch gefordert, aber ihr Ziel trotzdem erreichen, d.h. ihre Zellfunktionen weiterhin erfüllen, im Gegensatz zu den anfälligen „Schönwetterkarosserien" (Krebszellen), die unter diesen Belastungen „auf der Strecke bleiben".

Tumore, bei denen dieses Ziel gelingt, heißen *chemotherapiesensibel.* Leider ist jedoch etwa ein Drittel aller Krebserkrankungen auf die bisherigen Chemotherapiemedikamente nicht oder kaum empfindlich – *chemotherapieresistent.* Die „Schwachstellen" dieser Krebszellen werden eben durch die bisherigen Medikamente nicht bloßgelegt. Solche resistenten Zellen haben beispielsweise die Fähigkeit, Arzneimittel, die im Zellinnern angreifen sollen, sehr schnell wieder aus der Zelle zu pumpen oder bereits erfolgte Störungen der genetischen Information leistungsfähig zu reparieren. Eine herkömmliche Chemotherapie ist somit bei diesen Tumorarten nur selten gerechtfertigt und sollte deshalb auch nicht gegeben werden, weil sie dem Kranken nicht nützen kann.

Nebenwirkungen sind sehr unterschiedlich!

Unerwünschte Nebenwirkungen sind bei den verschiedenen Wirkmechanismen der Chemotherapiemedikamente ebenfalls sehr unterschiedlich, zudem dosisabhängig und außerdem noch von Patient zu Patient individuell ausgeprägt. Manche Nebenwirkungen treten bei einem Medikament ab einer gewissen Dosis praktisch immer, andere häufig und wieder andere nur höchst selten auf. Viele Nebenwirkungen können heute durch Begleitmedikamente verhindert oder zumindest abgemildert werden. Keineswegs bedeutet eine Chemotherapie immer Übelkeit oder Haarausfall, und keineswegs sind Arzneimittel aus biologischen Vorstufen, z.B. aus Pflanzen oder Pilzen, weniger nebenwirkungsbehaftet als synthetische, naturfremde Substanzen.

Beim Lesen der jeweiligen Beipackzettel könnten Sie aber in jedem Fall weiche Knie verspüren und sich fragen, ob Ihr Arzt ein skrupelloser Sadist geworden ist. Wenn Sie Vertrauen in die onkologische Kompetenz Ihres behandelnden Arztes haben, so falten Sie an kreativen Tagen den Beipackzettel ruhig ungelesen zu einem schönen Papierflieger. Die Informationspflicht der Arzneimittelhersteller über bekanntgewordene Nebenwirkungen und Risiken ist sehr wichtig. Beipackzettel dienen aber bisher an erster Stelle der juristischen Absicherung der Hersteller, danach dem Gedächtnis der verschreibenden Ärzte und praktisch nie in geeigneter Weise dem Patienten zur hilfreichen Information. – Selbst wenn Sie bei Kopfschmerzen zu Ihrer bewährten rezeptfreien Tablette greifen, aber vor dem Einnehmen den Beipackzettel lesen, kann Ihnen dieser zusätzliche Kopfschmerzen bewirken – oder die Einschätzung, daß die Tablette im Moment gar nicht mehr dringend ist.

Falls Ihr Arzt Ihnen eine Chemotherapie vorschlägt, muß und wird er Sie vorher über die therapeutische Zielsetzung und die *bei Ihnen wahrscheinlichen* Nebenwirkungen, Risiken und Beeinträchtigungen informieren. Sprechen Sie ihm gegenüber Ihre Fragen und Befürchtungen aus, bevor Sie sich grübelnd um Ihren erholsamen Schlaf bringen. Sie sollen sich ja vernünftig für die Behandlung entscheiden können und innerlich auch wirklich überzeugt sein, *be*handelt und nicht *miß*handelt zu werden.

Krebsmedikamente zielen vorrangig auf die Besonderheiten von Tumorzellen, an erster Stelle ihre unkontrollierte Zellteilung, die gleichzeitig ihre „Achillesferse" darstellt. Nebenwirkungen sind somit vor allem auch in Körperbereichen zu erwarten, in denen sich gesunde Zellen ebenfalls häufig vermehren: im Knochenmark, im Bereich der Haut, besonders der Haarwurzeln, der Schleimhäute, des Verdauungstraktes und in den Keimdrüsen (Eierstock, Hoden). Manche Medikamente führen möglicherweise zu unerwünschten Nebenwirkungen an jeweils ganz bestimmten anderen

Organen, beispielsweise am Nervensystem, an Nieren, Herz, Leber oder Lunge, deren Funktionen deshalb während der Therapie mit den entsprechenden Arzneimitteln besonders kontrolliert werden. Relativ häufige unerwünschte Wirkungen auf Organ- und Funktionssysteme sollen näher erläutert werden:

Knochenmark:
Im Knochenmark werden täglich mehr als hundert Milliarden weiße (*Leukozyten*) und rote Blutkörperchen (*Erythrozyten*) neu gebildet, außerdem die für die Blutgerinnung wichtigen Blutplättchen (*Thrombozyten*). Chemotherapiemedikamente hemmen diese Blutbildung vorübergehend, so daß in der Regel eine Woche später die Anzahl der Leukozyten *(„Leukos")* und Thrombozyten *(„Thrombos")* im Blut absinken. Bei sehr starker Verminderung der Leukozyten besteht einer erhöhte Infektanfälligkeit, bei einem hochgradigen Abfall der Thrombozyten können Blutungen auftreten. Deshalb sind während einer Chemotherapie regelmäßige Blutbildkontrollen notwendig, um möglichen Risiken rechtzeitig zu begegnen. Die Erholung der Knochenmarkszellen benötigt in der Regel etwa eine Woche, nach sehr intensiven Behandlungen möglicherweise auch mehrere Wochen. Die Zahl der roten Blutkörperchen *(„Erys")* und ihr Blutfarbstoff *(Hb-Wert)* nehmen verzögert nur bei einer intensiven Chemotherapie ab.

Verdauungstrakt:
Zu achten ist bei vielen Medikamenten in hohen Dosierungen auf schmerzhafte Entzündungen der Schleimhäute (*Mukositis*) von Mund, Speiseröhre und Darm. Appetitlosigkeit, Übelkeit oder Erbrechen können sehr unterschiedlich ausgeprägt sein und lassen sich inzwischen recht erfolgreich durch Begleitmedikamente verhindern. Nicht immer sind diese Beschwerden auch direkte Medikamentenfolge. Einige Medikamente bewirken selten Durchfälle, andere können zu einer Darmträgheit mit Verstopfung führen, die bis zur Darmlähmung ausgeprägt sein kann und dann eine Behandlung erfordert.

Haare und Fingernägel
Viele, aber nicht alle, Chemotherapiemedikamente führen zu einem vorübergehenden Haarausfall, der nach etwa zwei Wochen be-

ginnt. Bei manchen Medikamenten ist dann ein vollständiger Haarverlust innerhalb von wenigen Tagen zu erwarten, bei anderen hingegen auch nach Monaten allenfalls eine etwas weniger dichte Behaarung, die durch eine geschickt angepaßte Frisur Außenstehenden nicht auffällt. Sogenannte Kältekappen haben sich in manchen Situationen bewährt, um den Ausfall des Kopfhaares zu verhindern. Häufig kommt es zur Rillenbildung an den Fingernägeln. Bei einigen pflanzlichen Medikamenten (Taxanen) können sich die Nägel gelb färben und auch ablösen.

Keimdrüsen:
Chemotherapiemedikamente bewirken eine Störung der Samenbildung und damit eine befristete – bei manchen Medikamenten nach längerer intensiver Behandlung – auch eine dauernde Einschränkung der Zeugungsunfähigkeit. Bei Frauen können die Regelblutungen während der Chemotherapie unregelmäßiger auftreten oder vorübergehend ausbleiben. Besonders bei Frauen über vierzig Jahren können durch eine intensive Therapie. die Wechseljahre früher beginnen, und die Regelblutungen setzen auch nach Beendigung der Chemotherapie nicht wieder ein.

Sexualität und Schwangerschaft
Wie bei allen starken Belastungen des Körpers ist während einer intensiven Chemotherapie bei Männern und Frauen das sexuelle Verlangen (Libido) verringert. Eine Impotenz tritt aber kaum als unmittelbare Medikamentennebenwirkung auf, das heißt, die Gliedsteife des Mannes und die sexuelle Erlebensfähigkeit beider Partner werden nicht beeinträchtigt.
Chemotherapiemedikamente können aufgrund ihrer Wirkweise auch die embryonale Entwicklung stören *(teratogenes Risiko)*. Eine Schwangerschaft soll deshalb während und zumindest im Jahr nach einer Chemotherapie verhütet werden. Gründliche Untersuchungen fanden kein erhöhtes Risiko für Kindesmißbildungen bei späteren Schwangerschaften.

Nervensystem:
Nebenwirkungen am Nervensystem treten nur bei recht wenigen Medikamenten dosisabhängig auf. Typisch sind Kribbeln, Taubheitsgefühl, Pelzigkeit, selten auch eine zusätzliche Muskelschwä-

che, die meist an Finger und Zehenspitzen beginnen und sich bei weiterer Anwendung aufsteigend ausbreiten können. Häufig wird das Geruchs- und Geschmacksempfinden verändert. Besonders bei Platinmedikamenten soll auf eine eventuelle, meist vorübergehende Hörstörung geachtet werden. Medikamente stehen gelegentlich auch mit einer gereizten oder gedrückten Stimmung (Depression) in Zusammenhang.

Zweitmalignome:
Ähnlich und ungefähr im gleichen Ausmaß wie nach einer Bestrahlung ist Jahre bis Jahrzehnte nach einer intensiveren Chemotherapie das Risiko erhöht, an einer anderen bösartigen Neubildung zu erkranken. Dieses Zweittumorrisiko ist abhängig von den jeweils verabreichten Medikamenten, ihrer Gesamtdosis und besonders bei einer zusätzlichen ausgedehnten Strahlentherapie zu beachten, für die meisten Chemotherapien aber kaum von Belang.
Wie für die Strahlentherapie gilt auch für die Chemotherapie: Eine völlige risikofreie Therapie ist nicht möglich, und die unkontrollierte oder wiederkehrende Krebserkrankung ist das weit höhere Risiko. Andernfalls wird Ihnen kein verantwortungsvoller Onkologe zu einer Chemotherapie raten.

Die Dosis macht den Erfolg

Wenn schon sehr verschiedene Chemotherapiemedikamente verfügbar sind, warum werden dann nicht vorsichtig dosiert ausschließlich diejenigen angewendet, die kaum größere Risiken und Beeinträchtigungen erwarten lassen? Selbst chemotherapiesensible Krebsarten sind keineswegs auf alle Medikamente gleichermaßen empfindlich. Eine niedrige Dosis wird dabei zwar wenig Nebenwirkungen, aber auch keine wesentlichen Wirkungen haben. Bei sehr hohen Dosierungen hingegen werden Reparatur- und Kontrollfunktionen sowohl von bösartiger als auch von gesunden Zellen überfordert, so daß eine bessere Tumorwirkung durch lebensbedrohliche Komplikationen wertlos wird. Für sinnvolle Behandlungsmaßnahmen steht als *therapeutisches Fenster* nur der Dosisbereich zwischen Wirkungsbeginn und nicht mehr akzeptablen folgen offen – bei den verschiedenen Arzneimitteln und Krebsarten jeweils unterschiedlich weit. Auch bei sehr chemotherapiesensiblen Tumoren muß immer mit einem kleinen Anteil von weniger empfindlichen Krebszellen gerechnet werden. Eine Krebsgeschwulst bildet sich dann vielleicht unter einer Chemotherapie anfangs sehr schnell eindrucksvoll zurück, zeigt dann aber plötzlich wieder ein Wachstum, das kaum mehr auf Medikamente anspricht. Diese *sekundäre Resistenz* entstand, indem die empfindlichen Zellen abgestorben sind, nicht aber die anfangs nur wenigen schwächer empfindlichen Zellen, die sich weiter vermehrt haben und jetzt die Mehrheit bilden.

Je mehr Krebszellen jeweils bei einer Chemotherapie absterben, desto kleiner ist das Risiko, daß im verbleibenden Tumorgewebe resistente Zellen entstehen und damit eine mögliche Heilung gefährden. Recht kleine Dosisunterschiede machen hier vor allem im mittleren Bereich des therapeutischen Fensters erhebliche Unterschiede: Eine doppelte Dosis kann bei schnell wachsenden Tumoren oft zu einer zehnfachen Absterberate von Tumorzellen führen. Umgekehrt kann bereits eine Dosisverringerung von 20 Prozent die Heilungschancen um mehr als 50 Prozent verringern, obwohl beide in den Nebenwirkungen kaum unterschiedliche Dosierungen zu einer *Vollremission* führen, das heißt, die nachweisbaren Tumorzeichen bilden sich praktisch gleich schnell und „vollständig" zurück. Sie erinnern sich: Eine Milliarde Krebszellen bilden gerade einen Tumorknoten im Durchmesser etwa eines Zentimeters. Unterschiede von einigen Millionen verbleibender Tumorzellen sind nur in sehr seltenen Ausnahmefällen bei einer Zwischenkontrolle feststellbar. Eine „milde" Medikamentendosierung kann bedeuten, daß bei kaum geringeren Nebenwirkungen die langfristigen Heilungschancen verspielt werden[108]. Deshalb sollte jede kurative Chemotherapie von Anfang an durch einen dafür kompetenten Krebsspezialisten geplant werden. Erfolgt eine angemessene Therapieplanung erst beim Mißerfolg oder Rückfall, so sind die Würfel der therapeutischen Erfolgsmöglichkeiten leider oft schon gefallen, die Heilungschancen meist verspielt.

---

[108] DeVita VT. Principles of Chemotherapy. In: DeVita VT, Hellmann S, Rosenberg S (eds.). Cancer – Principles & Practice of Oncology. 4th ed.) Philadelphia 1997, Lippincott.

Einmal mehr ist die Zielsetzung entscheidend!

Die aufgezeigten kleinen Unterschiede einer Chemotherapie mit großen Folgen beziehen sich auf das Ziel der endgültigen Krebsheilung. Bei etwa 12 Prozent aller Krebskranken (bei Kindern sogar bei 60–70 Prozent) liegen Diagnosen oder eine Krankheitssituation vor, die eine Heilung durch eine Chemotherapie, manchmal selbst im fortgeschrittenen Stadium, noch realistisch erscheinen lassen. Die Bedeutung dieser *kurativen Chemotherapie* wird dabei mit diesem niedrigen Zahlenanteil leicht unterschätzt, da meist recht junge Menschen von diesen heilbaren onkologischen Krankheiten befallen werden und somit der durch die Behandlung mögliche Gewinn an Lebensjahren hoch ist.

Eine Heilung läßt sich natürlich nicht sofort nach einer Krebsbehandlung feststellen, sondern nur durch den weiteren rezidivfreien Verlauf. Bereits ein sehr kleiner Tumor kann Krebszellen im Körper streuen. Metastasen entstehen dabei wirklich aus solchen Zellen des ursprünglichen Primärtumors, auch wenn die Tumoroperation mit einer eventuellen Nachbestrahlung schon Jahre zurückliegen. Das Risiko für mögliche, aber noch nicht nachweisbare Mikrometastasen läßt sich an Hand der jeweiligen Tumormerkmale abschätzen. Nach einer vollständigen operativen Tumorentfernung kann bei einigen Krebsarten eine zusätzliche *adjuvante Chemotherapie* im unterschiedlichen Ausmaß verhindern, daß solche Mikrometastasen zu einem Krankheitsrückfall führen: Bei Hodenkrebs wird eine definitive Heilung nahezu sicher. Bei Brustkrebs oder Darmkrebs sinkt das Rezidivrisiko immerhin um etwa 20–30 Prozent, während später nachweisbare Metastasen zwar auf Chemotherapiemedikamente oft ansprechen, aber kaum mehr eine langfristige Heilung erhoffen lassen. Etwas mißverständlich – als *neoadjuvante Chemotherapie* – wird in den letzten Jahren eine Chemotherapie zur Tumorverkleiderung *vor* einer vollständigen späteren Tumorentfernung bezeichnet.

Bei dem realistischen Ziel einer Heilung werden stets mehrere verschiedene Chemotherapiemedikamente kombiniert eingesetzt – in Form eines überlegten „*Chemotherapieschemas*“ oder *Chemotherapieregimes.* Unterschiedliche Angriffspunkte der Medikamente verbessern dabei die Wirkung auf das Krebsgeschehen und vermindern eine Resistenzentwicklung, ohne daß stärkere Nebenwirkungen befürchtet werden müssen.

Bei etwa der Hälfte aller fortgeschrittenen Krebserkrankungen, die nicht mehr operativ oder strahlentherapeutisch geheilt werden können, läßt sich durch eine Chemotherapie die Krankheit für eine verschieden lange Zeit zurückbilden und unter Kontrolle bringen, eine Heilung ist aber nicht möglich. Eine derartige *palliative Chemotherapie* soll ein möglichst langes und dabei möglichst beschwerdefreies Leben mit und trotz der Krebserkrankung gewährleisten. Somit muß von ärztlicher Seite jeweils genau überlegt werden, inwieweit und zu welchem Zeitpunkt eventuelle Beeinträchtigungen durch eine Chemotherapie diesem Behandlungsziel auch dienen. Manche fortgeschrittenen Krebserkrankungen sind oft über lange Zeiträume auch ohne Behandlung stabil, machen keine Beschwerden und bedrohen auch keine Organfunktionen. Wenn eine Heilung nicht möglich ist, kann dann – im Gegensatz zur kurativen Therapie – mit einer Behandlung manchmal längere Zeit zugeartet werden, ohne daß sich die Behandlungsaussichten verschlechtern. Eine sofortige Chemotherapie würde dagegen das Befinden durch Nebenwirkungen beeinträchtigen. Die Therapie soll aber Beschwerden nehmen und nicht mehr Beschwerden machen! Die Empfehlung, trotz einer metastasierenden Krebserkrankung mit einer an sich möglichen Chemotherapie zuzuwarten, bedeutet nicht, daß der Arzt nicht für den Kranken da ist. Behandlung bedeutet nicht nur Handanlegen und umfaßt neben der rezeptpflichtigen Medizin auch eine für Krebskranke wichtige „sprechende" Medizin.

Ist es eine „schwache" oder „starke" Chemotherapie?

Die onkologische Chemotherapie ist kein Griff in einen Schrank mit klein- und großkalibrigen Waffen, mit denen gleichsam auf „den" Krebs geschossen werden kann. Hochwirksame Medikamente müssen keineswegs notwendigerweise zu starken Nebenwirkungen führen, und umgekehrt bedeuten stärkere Nebenwirkungen nicht unbedingt eine bessere Erfolgsaussicht bei der Krebsbehandlung. Nebenwirkungen hängen sehr von notwendigen Dosierungen und Medikamentenkombinationen ab. Eine Unterscheidung zwischen „schwacher" und „starker" Chemotherapie ist im Behandlungsalltag mißverständlich und nicht hilfreich, selbst wenn sie sich ausschließlich auf Nebenwirkungen bezieht. Nebenwirkungen einiger Arzneimittel, die noch vor wenigen Jahren Patienten sehr beeinträchtigt haben, sind inzwischen durch verbesserte Arzneimittel und wirksamere Begleitmedikamente recht unproblematisch geworden, ohne daß sich dadurch „starke" Medikamente zu „schwachen" gewandelt haben. Sinnvoller ist es danach zu fragen, wie erfolgversprechend eine Chemotherapie für das jeweilige Behandlungsziel eingeschätzt wird und welche Beeinträchtigungen unvermeidlich oder nur möglicherweise damit verbunden sein werden. Übrigens sind, verglichen mit ihren Ärzten, Krankenschwestern und der Allgemeinbevölkerung, die meisten Patienten – nicht alle – schon bei geringerer Erfolgsaussicht bereit, Behandlungsnebenwirkungen in Kauf zu nehmen[109]. Deshalb genügen die Befunde der Krankenakte nicht allein, um eine Therapie festzulegen. Damit sie wirklich der Krankheit und dem kranken Menschen gerecht wird, bleibt auch für diese Entscheidung das Gespräch zwischen Arzt und Patient unerläßlich.

Hochdosis-Chemotherapie – das therapeutische Fenster öffnen!

Natürlich sind wir Krebsärzte nicht damit zufrieden, daß die bei chemotherapieempfindlichen Erkrankungen grundsätzlich mögliche Heilung nur bei einem Teil dieser Patienten auch wirklich auf Dauer gelingt. Mit zunehmender Tumormasse nimmt bei jeder chemotherapieempfindlichen Krebsart auch die Anzahl von Zellen zu, die sich zwar gegenüber den Medikamenten nicht völlig resistent, aber doch weniger empfindlich verhalten. Diese Krebszellen, die letztlich zu Rezidiven führen, lassen sich durch eine höhere Arzneimitteldosierung durchaus noch beeinflussen. Im oberen Bereich des therapeutischen Fensters gilt aber nicht mehr die Regel der großen Folgen von kleinen Unterschieden, sondern dieser Zusammenhang kehrt sich eher um: Um die Wirkung auf Krebszellen

109 Slevin ML, Stubbs L, Plant HJ, Wilson P et al. Attitudes to chemotherapy: comparing views of patiens with cancer with those of doctors, nurses, and general public. BMJ 1990; 300: 1458–1460.

zu verdoppeln, muß die Dosis weit mehr als um das Zweifache gesteigert werden. Dies wird nur dann praktikabel, wenn die höheren Risiken und unerwünschten Wirkungen auf gesunde Körperzellen auch aufgefangen werden können[110]. Die meisten Chemotherapiemedikamente waren in der Vergangenheit in ihrer Dosierung nach oben vor allem durch ihre unerwünschten Auswirkungen auf das Knochenmark und seine blutbildenden Stammzellen begrenzt. Inzwischen lassen sich Blutstammzellen mittels ausgeklügelter Technik vor einer intensiven Behandlung aus dem Blut entnehmen, tiefgefroren konservieren und kurze Zeit nach Beendigung einer hochdosierten Chemotherapie dem Körper zuführen. Diese von der Medikamentenwirkung verschonten Zellen bilden dann ungestört neue Blutzellen. Dieses Vorgehen bezeichnet man als *Hochdosis-Chemotherapie mit autologer Knochenmarkstransplantation* – autolog heißt: vom eigenen Körper stammend. Außerdem sind inzwischen verschiedene Zellhormone entdeckt worden, mit denen sich nach einer Chemotherapie die Bildung von weißen Blutkörperchen sehr wirksam beschleunigen läßt. Zusammen mit den verbesserten Möglichkeiten der Infektionsvorbeugung und -behandlung zeigen diese dadurch eröffneten Möglichkeiten einer intensivierten Chemotherapie inzwischen unbestreitbar Erfolge. Bei akuten Leukämien bei Erwachsenen war zwar auch bisher bei etwa drei Viertel der Patienten durch die Chemotherapie eine vollständige Krankheitsrückbildung (Vollremission) erreicht worden. Krankheitsrückfälle innerhalb von Monaten oder weniger Jahre waren aber bis auf etwa 10 Prozent der Patienten die Regel. Mit den Möglichkeiten der Hochdosistherapie bleibt inzwischen etwa ein Drittel dieser Patienten langfristig krankheitsfrei. Ähnlich eröffnen sich bei anderen onkologischen Krankheiten für einige Patienten vorher nicht realistische Heilungschancen.

In bestimmten Krankheitssituationen werden für eine intensive Therapie Blutstammzellen von verwandten oder nichtverwandten Spendern sinnvoll. Eine solche *allogene Knochenmarkstransplantation* – allogen heißt: von anderen Menschen stammend – mittels eines *Familien*- oder *Fremdspenders* – ist noch mehr risikobehaftet als eine autologe Knochenmarkstransplantation. Sie stellt aber bei

---

[110] Schilsky RL. Introduction: Opening the Therapeutic Window. Seminars in Oncology 1993; 20: 1–2.

manchen Bluterkrankungen bisher noch die einzige Möglichkeit einer langfristigen Heilung dar. Auf Knochenmarkstransplantationen soll in diesem Buch aber nicht näher eingegangen werden, da Kranke, für die diese Behandlungsform nützlich sein kann, stets in onkologischen Zentren behandelt werden und dort vor ihrer Zustimmung sehr eingehend informiert werden. Sie sollten aber wissen: Für solche intensive und somit auch sehr kostenträchtige Behandlungsmaßnahmen reicht die finanzielle Solidarität aller Krankenversicherten allein keineswegs aus. Es müssen sich auch Mitmenschen als Blut- und Knochenmarksspender bereitstellen. Um einen passenden Knochenmarksfremdspender zu finden, müssen in der Regel die Verträglichkeitsmerkmale (Gewebegruppen, *HLA-Typ* u. a.) von mehreren Hunderttausenden Blutproben eventueller Knochenmarkspender verglichen werden. Eine realistische Chance für einen Kranken, einen gewebsverträglichen Knochenmarksspender zu finden, besteht also nur, wenn mehrere Millionen zu einer Knochenmarksspende bereite Mitmenschen ihre Blut- und Gewebemerkmale mittels einer einfachen Blutprobe in einem Spenderregister haben erfassen lassen.

Eine Knochenmarksspende bedeutet übrigens für den Spender nur ein sehr geringes Komplikationsrisiko bei der Entnahme und hat wie eine Blutspende keinerlei Spätfolgen.

Die verschiedenen Arten einer Hochdosis-Chemotherapie mit oder ohne Knochenmarkstransplantation erweitern jedoch nur bei einem sehr kleinen Prozentsatz der jährlich in Deutschland neu diagnostizierten Krebserkrankungen die Behandlungsmöglichkeiten. Keineswegs zeigt eine Hochdosis-Chemotherapie Erfolge bei den bisher unempfindlichen oder resistent gewordenen Krebsarten. Zudem steigen die Risiken einer derartigen intensiven Behandlung mit zunehmendem Alter steil an, dann also, wenn Krebserkrankungen am häufigsten vorkommen.

Medikamente vor Ort: regionale Chemotherapie

Chemotherapiemedikamente gelangen über die Blutbahn zu den Tumorzellen im Körper, meist indem sie als Tablette oder Kapsel geschluckt oder direkt in ein Blutgefäß gespritzt oder infundiert werden. Keineswegs immer lassen sich damit auch im eigentlichen

Tumorgewebe wünschenswerte Arzneimittelkonzentrationen erzielen. Manche Chemotherapiemedikamente werden somit in bestimmten Krankheitssituationen direkt in tumorbefallene Körperräume gespritzt, beispielsweise in den Bauchraum oder Rippenfellspalt *(Pleuraraum)*. Dort werden dann an Bauchfell- oder Rippenfellmetastasen hohe Wirkstoffkonzentrationen erreicht. Unerwünschte Nebenwirkungen auf andere Körperbereiche bleiben dabei gering, da die Arzneimittel nur beschränkt ins Blut aufgenommen werden.

Besonders Tumorzellen, die Gehirn- und Nervenhäute befallen *(Meningeosis carcinomatosa)* lassen sich nur durch eine direkte Medikamenteninjektion in das Rückenmarkswasser *(Liquor)*, durch eine recht unproblematische *Lumbalpunktion*, ausreichend medikamentös beeinflussen.

Seit vielen Jahren wird außerdem auf vielfache Weise versucht, Medikamente über Gefäßkatheter direkt in die Blutgefäße zu spritzen, die die Tumorknoten mit Nährstoffen versorgen. Vor allem Lebertumore und -metastasen sind häufig in dieser Weise behandelt worden. Durch die höheren Arzneimittelkonzentrationen schrumpfen die Tumorknoten zwar öfters vorübergehend mehr, ohne daß sich aber dadurch der Krankheitsverlauf im Vergleich zu einer einfacheren herkömmlichen Therapie über eine Armvene eindeutig verbessern ließ.

Besonders bei Tumoren im Bereich der Arme oder Beine kann manchmal mittels ähnlicher operativer Kathetertechniken nur das Tumorgewebe – nicht dagegen der sonstige Körper – mit hohen Arzneimittelkonzentrationen „durchspült" werden. Diese noch experimentellen Verfahren erlauben aber trotzdem kaum eine Heilung und erweisen sich lediglich in speziellen Tumorsituationen nützlich. Insgesamt haben mit eher wenigen Ausnahmen die Ansätze einer *regionalen Chemotherapie* die in sie gesetzten Hoffnungen bisher weitgehend enttäuscht.

Manche Zellen mögen's nicht so heiß: Hyperthermie

Die Empfindlichkeit von Krebszellen gegenüber Chemotherapiemedikamenten und Strahlen kann auch dadurch erhöht werden, daß das Tumorgewebe von außen auf eine Temperatur bis maximal

43 Grad Celsius überwärmt wird. Übrigens wurden offensichtlich bereits vor etwa 5000 Jahren in Indien und auch im alten Ägypten Krebspatienten durch Überwärmung behandelt. Eine Überwärmung schädigt ab einer bestimmten Temperatur die Funktion von Körpereiweißstoffen und läßt dadurch bereits allein einen Teil von Tumorzellen absterben, die im Vergleich zu gesunden Körperzellen empfindlicher auf Hitze reagieren. Genauso wie sehr hohes Fieber birgt jedoch auch eine allgemeine Überwärmung für den Organismus Gefahren. Methoden der Überwärmung von innen (*Fiebertherapie*) haben deshalb in der Krebstherapie keine etablierte Berechtigung und sind allenfalls Gegenstand der Forschung. Bei der modernen Hyperthermie wird in der Regel im Sinne einer *regionalen Hyperthermie* nur ein Körperteil von außen überwärmt, stets in einer Kombination mit einer Strahlen- oder Chemotherapie. Hochfrequenzgeneratoren erlauben inzwischen eine gezielte Übererwärmung mit Temperaturen von 40 bis 42 Grad Celsius im Tumorgewebe, ohne das darüberliegende gesunde Gewebe durch zu hohe Hitze zu schädigen. Öfters erfolgt dabei die Medikamentengabe als „lokoregionale" Chemotherapie. Chemotherapie und Strahlentherapie wirken am stärksten, wenn ein Tumorgewebe gut durchblutet und somit gut mit Sauerstoff versorgt ist. Dagegen sind gerade schlecht durchblutete, gering sauerstoffgesättigte Gewebe besonders hitzeempfindlich. Die intelligente Kombination von Hyperthermie und Strahlen- oder Chemotherapie zeigt vielversprechende palliative Erfolge bei örtlich begrenzten Tumorproblemen verschiedener fortgeschrittener Krebserkrankungen. Selten zielen diese Behandlungen auf eine Heilung ab. Die Hyperthermie zählt allerdings noch zu den experimentellen Verfahren, die in speziellen Zentren auf ihren kurz- und längerfristigen Nutzen für die Kranken geprüft und weiterentwickelt werden[111]. Eine Hyperthermie kann Patienten derzeit nur in diesen kompetenten Therapiezentren empfohlen werden.

Diese Einschätzung ist Ihnen als Patient vielleicht unverständlich, wenn doch inzwischen landauf und landab Hyperthermiepraxen eröffnet werden, die unkritisch „neue Behandlungsmöglichkeiten" unter mehr kommerziellen Gesichtspunkten anbieten. Die

---

[111] Rietbroek RC. Hyperthermia in combination with chemotherapy: a new perspective? EEC Newsletter 1994; 3(1): 6–8.

Vorgänge bei einer Überwärmung sind sehr komplex. Beispielsweise bilden dabei viele Tumorzellen auch bestimmte Eiweißstoffe – sogenannte Hitzeproteine –, die Krebszellen zumindest kurzfristig gegenüber Immunzellen unempfindlich machen[112]. Auch bei der Hyperthermie liegt die Schwierigkeit nicht darin, ein Gerät zu kaufen und einzuschalten. Entscheidend ist wie bei anderen Arten der Krebstherapie, die Kompetenz abzuwägen, nicht nur ob eine Methode technisch durchführbar ist und Sie als Patient sie aushalten, sondern ob Sie Ihnen auch realistisch nützen wird. Dies kann nur ein Arzt mit einer anerkannten onkologischen Ausbildung, die Sie durchaus erfragen können.

Behandlungsprotokolle – die Qualität der Behandlung verbessern!

Wie läßt sich prüfen, ob mit der gängigen Behandlung das angestrebte Ziel auch bestmöglich erreicht wird. Erinnert sei an das Problem der großen Folgen von kleinen Dosierungsunterschieden bei der kurativen Chemotherapie. Wie läßt sich die Qualität verschiedener Behandlungen vergleichen, wenn die klinischen Ergebnisse zuerst einmal gleich erscheinen, weil sich die Tumorknoten jeweils zurückgebildet haben oder bei einer adjuvanten Therapie gar nicht mehr vorhanden waren? Wie läßt sich also vermeiden, daß die Ärzte zwar die Anfangserfolge stolz für sich verbuchen, aber spätere Rückschläge ausschließlich dem Schicksal anlasten? Onkologen haben hierzu Vorgehensweisen entwickelt, die eine Qualitätskontrolle und somit Verbesserung der Therapiemöglichkeiten erlauben: *Therapieprotokolle* und *kontrollierte Untersuchungen („Studien“).* Ein Therapieprotokoll ist weder eine Experimentieranleitung noch ein „Kochbuch“, vielmehr ein Handlungsleitfaden für die behandelnden Ärzte, der sie auffordert, sich stets Rechenschaft zu geben, warum sie gewisse Entscheidungen treffen. Vor zwanzig Jahren wurden beispielsweise Patienten mit einer Hodgkin-Krankheit (Morbus Hodgkin), einer recht seltenen bösartigen, inzwischen meist heilbaren Lymphknotenerkrankung, nur in Ausnahmen nach

---

112 Sugawara S, Nowicki M, Xie S, Song HJ, Dennert G. Effects of stress on lysability of tumor targets by cytotoxic T-cells and tumor necrosis factor. J Immunology 1990; 145: 1991–1998.

festgelegten Therapieprotokollen behandelt, sondern meist nach der persönlichen „Erfahrung" der jeweiligen Ärzte, die bei seltenen Krankheiten naturgemäß nur langsam zunimmt. Inzwischen werden in Deutschland bereits etwa 60–70 Prozent der Patienten mit dieser Krankheit im Rahmen von kontrollierten Untersuchungen behandelt, deren Ergebnisse jeweils rasch in aktualisierte Behandlungsrichtlinien einfließen. Die Erfahrung nahezu aller Krebsspezialisten, die sich mit dieser Krankheit beschäftigen, wird zum Nutzen der einzelnen Patienten gebündelt und rettet unbestritten vielen in Krankheitssituationen das Leben, die früher kaum mehr auf eine Heilung hoffen ließen[113]. Kontrollierte Untersuchungen verbessern auch gängige Behandlungsmethoden. So wissen wir erst durch derartige Studien, daß eine adjuvante Chemotherapie nach einer Brustkrebsoperation nicht mehr 12 oder sogar 24 Monate erfolgen muß, sondern eine sechsmonatige, weniger belastende Behandlung die Heilungschancen genauso erhöht. Zudem beendeten erst die Ergebnisse derartiger „Studien" eine jahrzehntelang geübte Praxis, Frauen standardmäßig nach jeder Brustkrebsoperation nachzubestrahlen. Patienten werden während einer Therapie im Rahmen einer *klinischen Studie* besonders gründlich ärztlich betreut.

Gerade bei neuen Therapieansätzen haben kontrollierte Studien eine wichtige Bedeutung, um zu vermeiden, daß sie nach aufregenden Einzelbeobachtungen jahrelang unkritisch angewendet werden, ohne daß Nutzen und Risiken eindeutig geklärt sind. Die gesamte Medizingeschichte kann einen voreiligen Trugschluß entlarven, daß seit Jahren gängige Behandlungsformen sich schon deshalb in der Praxis segensreich bewährt haben müssen.

Krebsforscher haben strenge ethische und methodische Richtlinien für die abgestufte Prüfung und Einführung neuer Methoden und Medikamente in die allgemeine klinische Praxis aufgestellt. Sie gelten bis dahin als *experimentelle Therapien,* denn Kranke sind keine Versuchskaninchen.

Nur besonders qualifizierte onkologische Behandlungszentren können Patienten in manchen Situationen frühzeitig die Behandlung mit einem noch nicht für die allgemeine Therapie zugelasse-

---

113 Diehl V, Engert A. Entwicklung der Hämatologie und Onkologie. In: Classen M (Hrsg). Internisten und Innere Medizin im 20. Jahrhundert. München 1994, Urban und Schwarzenberg.

nen Medikamente im Rahmen einer klinischen Studie anbieten. Manche dieser Medikamente der Vergangenheit sind später als neues „Wundermittel" von den Medien aufgegriffen worden und inzwischen eine unverzichtbare Erweiterung der Krebstherapie. Leider sind Wunder selten! Sie fallen auch nicht vom Himmel, sondern sind in der Regel eher der Schweiß langer, gezielter systematischer Anstrengungen.

Sinnvoll durchgeführte klinische Untersuchungen und vernünftige Therapieprotokolle setzen nicht Statistik und biologische Wissenschaft an die Stelle von ärztlicher Erfahrung und Heilkunst. Beide werden im Gegenteil erweitert und verfeinert, wenn der klinische Blick in unklaren Situationen eine kritische, objektive Brille aufgesetzt bekommt, um nicht Weitsichtigkeit mit Weitsicht und Behandlungswillkür mit Therapiefreiheit zu verwechseln.

Die Behandlung soll Ihnen nützen, helfen Sie mit!

Ihr Arzt wird mit Ihnen vor einer Chemotherapie die Zielsetzung besprechen und einen auf Ihre Situation abgestimmten Behandlungsplan erstellen. Der Behandlungsplan besteht in der Regel aus gleichen Einheiten, die sich meist alle drei oder vier Wochen wiederholen, den *Chemotherapiezyklen* oder *„Kursen"*. Mitpatienten, die gleiche Medikamente erhalten, haben nicht unbedingt die gleiche Erkrankung. Andererseits können die besonderen Merkmale Ihrer Krankheit einen anderen Therapieplan als bei anderen Patientin mit der gleichen Krebsart erfordern.

Müssen Medikamente sehr häufig über eine Vene gespritzt und oft Blutkontrollen stattfinden, so kann ein Kunststoffkatheter sinnvoll sein, der mittels einer kleinen Operation in eine große Körpervene eingelegt wird. Derartige *zentrale Verweilkatheter* – z.B. *Hickman-* oder *Port*-Systeme – machen dann lästige Venenpunktionen überflüssig, da Infusionen, Bluttransfusionen, Arzneimittelgaben und bei manchen Systemen auch Blutentnahmen direkt über das Kathetersystem erfolgen können. Andere Chemotherapiemedikamente können als Tabletten, Dragees oder Kapseln oft zu Hause eingenommen werden.

Nur bei adjuvanten Behandlungen, die ja nicht unmittelbar beurteilt werden können, steht von Anfang die Anzahl der Behandlungskurse genau fest. In allen anderen Fällen richtet sich die gesamte Therapiedauer danach, ob und wie schnell sich die Tumorzeichen zurückbleiben, also eine *Remission* erreicht wird. Von einer *Teilremission* darf gesprochen werden, sobald alle Tumorausmaße mindestens um die Hälfte abgenommen haben, von einer *Vollremission* erst, wenn sich diese vollständig zurückgebildet haben. Zeigen sich die Tumormerkmale bei Kontrollen nicht wesentlich verändert, so sprechen wir Ärzte von einer *stabilen Krankheit*, vorausgesetzt, krankheitsbedingte Beschwerden sind unter Kontrolle. Wir Krebsärzte verfügen über bewährte Erfahrungsrichtlinien, wie lange eine Chemotherapie durchgeführt werden soll, um Ihnen mit möglichst geringen Nebenwirkungen am besten zu helfen. Nach einer Vollremission sind in der Regel noch mindestens zwei weitere Chemotherapiekurse notwendig, wenn eine dauerhafte Heilung angestrebt wird. Bei palliativen Behandlungszielen ist dagegen für den Kranken nicht immer entscheidend, ob sich Tumorzeichen vorübergehend völlig, weitgehend oder nur gering zurückbilden. Somit kann dann eine Chemotherapie oft bereits bei einer teilweisen Tumorrückbildung oder in stabilen Situationen ausgesetzt werden. Schreitet die Krankheit dagegen trotz einer bestimmten Chemotherapie eindeutig fort – wir Ärzte sprechen von *Krankheitsprogredienz* – oder treten unannehmbare Nebenwirkungen auf, so wird diese beendet. Oft ist die Umstellung auf andere Medikamente möglich und sinnvoll.

Als Patient haben Sie natürlich auch das Recht, wie jede medizinische Maßnahme auch eine aus der Sicht Ihres Arztes hilfreiche Chemotherapie abzulehnen oder entgegen seiner Empfehlung zu jedem Zeitpunkt zu beenden. Wenn Sie nicht überzeugt sind, daß Ihnen Ihr Arzt helfen möchte oder weiß, was er tut, sollten Sie durchaus so handeln. Sie müssen dabei für sich selbst Klarheit suchen, was Sie wollen und wessen Kompetenz und Verantwortung Sie sich letztlich mit und in Ihrer Krankheit anvertrauen.

Während einer Chemotherapie beeinflußt Ihre Einstellung dazu durchaus im gewissen Ausmaß Ihr Befinden und manche Nebenwirkungen, beispielsweise Übelkeit, Appetit, Schwächegefühl[114].

---

[114] Andrykowski MA, Gregg EM. The Role of Psychological Variables in Post-Chemotherapy Nausea: Anxiety and Expectations. Psychosomatic Medicine 1992; 54: 48–54.

Mit der Meinung, daß in der Küche ein schmuddeliger Koch zwischen Dreck und Ungeziefer Ihr Gericht abgeschmeckt hat, werden Sie auch ein delikates Schlemmeressen kaum genießen können.

Genauso macht es einen Unterschied, ob Sie eine Chemotherapie als „kalkulierte Vergiftung" auffassen oder als Heilmittel, die den Körper wieder in die Lage versetzen, ungebremstes Zellwachstum zu kontrollieren. Eine Chemotherapie ist also für den Körper stets auch Hilfe zur Selbsthilfe.

Ebensowenig wie andere Behandlungen sollten Sie somit auch eine Chemotherapie nicht einfach über sich ergehen lassen, sondern mithelfen, daß sie Ihnen bestmöglich nützt und unerwünschte Wirkungen gering bleiben:

- Fragen Sie Ihren Arzt, was Ihnen an Ihrer Behandlung unklar ist.
- Sprechen Sie Ihre möglichen Bedenken und Ängste aus.
- Halten Sie vereinbarte Behandlungs- und Kontrolltermine ein, und teilen Sie dem Arzt zwischenzeitliche Besonderheiten mit.
- Klären Sie, ob und wann besondere Verhaltensweisen notwendig sind, um beispielsweise Infektionen vorzubeugen.
- Besprechen Sie mit dem behandelnden Arzt, wohin Sie sich bei einer Verschlechterung Ihres Befindens umgehend wenden sollen, z. B. bei Fieber.
- Informieren Sie Ihren Arzt über alle Medikamente, die Sie einnehmen, damit er beruteilen kann, ob diese die Behandlung beeinflussen.
- Leben Sie auch während der Chemotherapie! Überlegen und erinnern Sie somit, wie Sie sich gut und besser fühlen können. Denken Sie dabei nicht nur an Medikamente!
- Überlegen Sie beispielsweise, wie Sie sich während einer Chemotherapieinfusion angenehm ablenken und wie Sie bei einer stationären Behandlung bewußt auch ein „Stück Gesundheit" mit ins Krankenhaus nehmen, beispielsweise Bilder, Musik (Kopfhörer) und auch als erwachsener Mensch ein „Schmusekissen". Indem Sie auf diese Weise Ihr „Behandlungsklima" mitgestalten, vermindert sich auch eine ängstliche Erwartung, die Nebenwirkungen verstärken kann. Mit mehr Angst ist nämlich die Wahrscheinlichkeit höher, bei einer Chemotherapie mit Übelkeit oder Erbrechen zu reagieren, oft bereits vor der Medikamentengabe oder beim bloßen Gedanken an die Behandlung.

Bücherstapel am Krankenbett halten Sie eher klein, da oft in den Tagen der Medikamentengabe eine längere Konzentration fehlt.

Hormontherapie: gezielte Gegenregulation

Hormone erinnern Zellen an ihre jeweiligen Aufgaben im Körper

In dem Maße, wie sich die Erkenntnisse über die Wachstumssteuerung im Körper verfeinern, lassen sich Lebensvorgänge in Tumorzellen medikamentös immer gezielter von unterschiedlichen Angriffspunkten aus beeinflussen[115]. Erweitert hat sich auch unser Verständnis davon, wie Hormone in die zellulären Funktionsabläufe einwirken und dabei neue therapeutische Möglichkeiten eröffnen[116]. Manche der bisher und zukünftig verfügbaren hormonartigen und hormonblockierenden Arzneimittel lassen sich von ihrem Wesen und Wirkmechanismus immer weniger scharf von Krebsmedikamenten der Chemotherapie im engen Sinne abgrenzen. Nachfolgend sollen einige Besonderheiten der „klassischen" und modernen *antineoplastischen Hormontherapie* skizziert werden. Wir Ärzte sprechen auch von der *endokrinen Krebstherapie.*

Hormone spielen eine entscheidende Rolle bei der Erneuerung von Zellen, ihrem Wachstum und ihrer Reifung für verschiedene Aufgaben. So bedingt ein Mangel an Wachstumshormon Zwergwuchs. Brustdrüsen entwickeln sich erst unter dem Einfluß von weiblichen Sexualhormonen, die auch zyklusgemäß die Gebärmutterschleimhaut erneuern. Kortison wiederum hemmt die Bildung von Lymphzellen und läßt diese schneller absterben.

Zellen besitzen meist an ihren Oberflächen sehr spezifische Strukturmerkmale, gleichsam Antennen, die jeweils nur von bestimmten Hormonen stimulierbar sind. Über derartige *Hormonrezeptoren* werden Lebensvorgänge der Zellen hormonell *(endokrin)* gesteuert. Dies geschieht entweder über eine flexible Änderung der Hormonkonzentration im Blut – gleichsam wird ein Gaspedal ver-

---

115 Kirchner MW. The Biochemical Nature of the Cell Cycle. In: De Vita VC, Hellman S, Rosenberg SA (eds.). Important Advances in Oncology 1992. Philadelphia 1992, Lippincott, 3–16.

116 Plunkett W, Gandhi V. Cellular Pharmacodynamics of Anticancer Drugs. Seminars in Oncology 1993; 20: 50–63.

schieden weit durchgetreten. Oder es erfolgt eine Gegensteuerung mittels anderer Hormone – die Zelle verfügt dann gleichsam neben dem Gaspedal auch über eine Bremse. Krebszellen haben ihre innere Wachstumsregulation verloren. Sie lassen sich trotzdem oft noch von außen mittels einer „hormonellen Notbremse" beeinflussen, wenn sie sich in einigen Merkmalen nur wenig von gesunden hormonempfindlichen Zellen unterscheiden. Hormonrezeptoren lassen sich zwar in und auf vielen unterschiedlichen Tumorzellen nachweisen, bedeuten aber nur bei wenigen Krebsarten eine erfolgversprechende endokrine Behandlungsmöglichkeit, wie etwa bei einem Brustkrebs.

Medikamente ersetzen manche frühere Operation

Die Krebstherapie macht sich solche hormonelle Steuermöglichkeiten schon seit gut fünfzig Jahren zunutze, hat aber seitdem die „Bremssysteme" sehr verfeinert. Anfangs bestand die endokrine Krebstherapie ausschließlich darin, hormonproduzierende Organe operativ zu entfernen oder durch Röntgenbestrahlung funktionslos zu machen *(ablative Hormontherapie)*. Bis heute ist die Hodenentfernung eine oft wirksame und vielerorts standardmäßig eingesetzte Methode bei metastasierendem Prostatakrebs oder metastasierendem Brustkrebs – ungefähr 1 Prozent aller Brustkrebserkrankungen treten bei Männern auf. Metastasen bei weiblichem Brustkrebs bilden sich hingegen nach einer Operation *(Ovarektomie)* oder Röntgenbestrahlung *(Radiomenolyse)* der Eierstöcke oft eindrucksvoll zurück. Schritt die Brustkrebserkrankung trotzdem wieder fort, so brachten in der Vergangenheit oftmals weitere operative Eingriffe in das Hormonsystem einen erneuten Erfolg, beispielsweise die Entfernung der Nebennieren *(Adrenektomie)* oder der Hirnanhangdrüse *(Hypophysektomie)*.

Letztere Erfolge waren aber nur gegen hohe unerwünschte Beeinträchtigungen erkauft worden. Inzwischen verfügbare Medikamente *(medikamentöse Hormontherapie)* haben die meisten der aufgeführten Operationen ganz abgelöst oder bedeutungsmäßig zurückgedrängt. Medikamente, die zentralen Steuerhormonen ähneln, können beispielsweise bei den aufgeführten Krankheiten ohne Operation direkt die entsprechende Hormonbildung in Hoden oder Eierstöcken hemmen. Mehrere dieser sogenannten *LH-RH-Analoga*[117] (z. B. Suprefact®, Zoladex®) wurden in den letzten Jahren verschiedentlich als „Wundermittel" von der Boulevardpresse aufgegriffen. Andere Medikamente hemmen eine Hormonwirkung direkt an den Tumorzellen, indem beispielsweise dort Östrogenrezeptoren blockiert werden. Das „Anti-Östrogen" *Tamoxifen* zählt hier zweifellos zu den segensreichsten Arzneimitteln gegen Brustkrebs der letzten Jahrzehnte überhaupt. Wieder andere Medikamente verhindern, daß Hormonvorstufen in den wachstumsfördernden eigentlichen Wirkstoff umgewandelt werden, z. B. Medikamente aus der Gruppe der sogenannten *Aromatasehemmer* (z. B. Orimeten®, Arimidex®, Femara®).

Die wachstumshemmende Wirkung von *Kortison* (Steroide) bei bestimmten Leukämien, bösartigen Lymphknotenerkrankungen und im geringeren Ausmaß auch bei Brustkrebs wird bereits seit Jahren sehr erfolgreich genutzt – meist kombiniert mit Chemotherapiemedikamenten.

Gestagene, also bestimmte weibliche Sexualhormone wiederum vermögen Metastasen bei Endometriumkarzinom, einer Form von Gebärmutterkrebs, oft über Jahre zurückbilden.

Die Wirkweise der Hormonmedikamente ist sehr komplex. Wenn beispielsweise eine Brustkrebserkrankung nach anfänglichem Ansprechen auf eine Hormontherapie wieder fortschreitet, so sind andere Hormonmedikamente durchaus erneut erfolgversprechend. Gelegentlich bilden sich die Tumorknoten bereits zurück, wenn allein das bisherige, selbst tumorhemmende Medikament abgesetzt wird. Die weiblichen Sexualhormone, Östrogene und Gestagene, wirken zudem in hohen Dosierungen selbst tumorhemmend, obwohl sie bekanntermaßen hormonempfindliche Brustkrebsmetastasen im Wachstum stimulieren können.

Manche Hormonmedikamente müssen mehrmals täglich eingenommen werden, bei anderen genügt eine „Monatsspritze". Sie werden in der Regel besser vertragen als die meisten sonstigen Krebsmedikamente. Haarausfall oder Auswirkungen auf das Knochenmark sind sehr selten, andere Nebenwirkungen aber sehr situationsabhängig: Bei der täglichen Einnahme von Tamoxifen bei-

---

[117] LH-RH ist der abgekürzte Name eines Hormons, das die Freisetzung von Geschlechtshormonen bei Mann und Frau anregt.

spielsweise verspüren die meisten älteren Frauen keinerlei oder kaum Nebenwirkungen, bei jüngeren Frauen setzen dagegen nicht selten die Regelblutungen aus und dafür Wechseljahrsbeschwerden ein. Ein in der Menopause üblicher vermehrter Knochenschwund (Osteoporose) ist hingegen nicht zu befürchten, da dieses „Antiöstrogen" für den Knochenstoffwechsel selbst wie Östrogen wirkt. Männer wiederum, die Tamoxifen erhalten, verzeichnen regelmäßig ein schwindendes sexuelles Verlangen (Libidoverlust) und schließlich meistens eine Impotenz im Sinne einer fehlenden Gliedsteife.

Im Gegensatz zur operativen Entfernung der Hoden oder Eierstöcke bilden sich diese Begleitwirkungen einer medikamentösen Hormontherapie nach kurzer Zeit wieder zurück, wenn die entsprechenden Arzneimittel abgesetzt werden können.

Von der krebshemmenden Hormontherapie ist eine Behandlung mit Hormonmedikamenten zu unterscheiden, die lediglich Krankheitssymptome und Therapienebenwirkungen vermindern sollen. Eine solche *supportive Hormontherapie* beispielsweise gegen Übelkeit, Appetitlosigkeit, Schwäche, Hirndruckzeichen und bestimmte Schmerzformen hat sich bei sehr vielen fortgeschrittenen Krebsarten hilfreich bewährt. Kortison oder Gestagene können manchmal einer starken Appetitlosigkeit, Gewichtsverlust und einem tumorbedingten Gewichtsverlust entgegenwirken. In den letzten Jahren sind viele neue Hormonmedikamente besonders für die Behandlung von hormonempfindlichem Brustkrebs entwickelt worden. Sie haben im Vergleich zu manchen bisherigen Medikamenten den Vorteil von gleicher oder besserer Wirkung gegen den Tumor bei gleichzeitig geringeren Nebenwirkungen.

Somit werden einige Hormonmedikamente manchmal bereits prophylaktisch eingesetzt, um beispielsweise bei Frauen mit einem sehr hohen Brustkrebsrisiko, die Krebsentstehung zu verhindern.

Sehr intensiv untersucht worden ist in den letzten Jahren, ob eine Hormontherapie mit Tamoxifen bei Brustkrebs oder einem hohen Brustkrebsrisiko selbst ein anderweitiges Krebsrisiko bedeutet. Zwar werden unter dieser Behandlung etwas häufiger Erkrankungen an Gebärmutterkörperkrebs (Korpus-Karzinom) registriert. Diese wenigen Fälle fallen aber gegenüber den verhinderten neuen Brustkrebserkrankungen oder -rückfällen zahlenmäßig weit zurück. Der Nutzen dieser Hormontherapie ist somit sehr gut belegt.

Immuntherapie – ein biologischer Weg wird begehbar

Der Körper kann zur Heilung beitragen

Einer der weltweit bekanntesten Krebsforscher und chirurgische Leiter des amerikanischen Nationalen Krebsinstituts in Bethesda, Professor Steven Rosenberg, berichtete 1972 in der angesehenen Fachzeitschrift *Cancer* von einem Patienten, den er 1968 wegen Gallensteinen operiert hatte. Die damaligen Untersuchungen hatten zudem einen Zungenkrebs aufgedeckt, der problemlos entfernt werden konnte. Professor Rosenberg kannte den Patienten aber von früher: 1956 war der damals 51jährige, sehr dem Whiskey zugeneigte Mann, sichtlich krank, wegen starker Gewichtsabnahme, Oberbauchschmerzen und vergrößerter Leber in die Klinik gekommen. Bei der Operation hatte sich ein Drüsenkrebs des Magens herausgestellt. Der Tumor war zwar damals mit einer Zweidrittel-Entfernung des Magens vollständig herausgeschnitten worden, die Leber hatte aber bereits mehrere bis 4 cm große Metastasen gezeigt. Sie waren bei der Operation durch eine Gewebsprobe histologisch gesichert, jedoch nicht entfernt worden. Zehn Tage nach der Magenoperation war zudem eine lebensbedrohliche eitrige Entzündung der Bauchhöhle aufgetreten, die eine erneute Operation zur Entleerung des Eiters notwendig gemacht hatte. Der Patient hatte sich danach gut erholt, wieder gut an Gewicht zugenommen. Zwölf Jahre später fanden die Chirurgen bei der Gallenblasenoperation eine unauffällige Leber und auch sonst keinen Hinweis mehr auf die frühere Magenkrebserkrankung[118].

Solche ungewöhnliche Krankheitsverläufe, sogenannte Spontanremissionen (s. S. 297ff.), sind selten. Sie haben immer wieder darauf hingewiesen, daß im Körper biologische Abläufe eine Rückbildung selbst von fortgeschrittenen Tumoren bewirken können. Schon seit Anfang unseres Jahrhunderts bemühen sich Krebsfor-

[118] Rosenberg SA, Fox E, Churchill WH. Spontaneous Regression of Hepatic Metastasis from Gastric Carcinoma. Cancer 1972, 29: 472–474.

scher, diese körpereigenen Möglichkeiten aufzuklären, um sie im Sinne einer *biologischen Krebstherapie* zu nutzen. Bei Infektionserkrankungen war es den Ärzten ja bereits gelungen, biologische Abwehrreaktionen des Körpers segensreich durch Impfseren zu stimulieren. Die biologische Krebstherapie orientierte sich deshalb an einem immunologischen Stimulationskonzept, in dem gewisse bakterielle Toxine, Zellbestandteile und bekannte Impfstoffe, beispielsweise der BCG-Tuberkuloseimpfstoff, einc Rolle spielten. Daran hat sich auch heute in weiten Bereichen nichts geändert.

Erst in den fünfziger Jahren wurde die Bedeutung der Lymphozyten für das Immunsystem und die Struktur von Antikörpern entdeckt. Weil sich bei Krebspatienten in speziellen Blutproben vor der Operation öfters Tumorzellen nachweisen ließen, ohne daß deshalb später notwendigerweise Metastasen auftraten, war die Annahme einer Immunüberwachung recht schlüssig. Diese Hypothese geht davon aus, daß bei den Hunderten von Milliarden täglich in jedem menschlichen Körper neugebildeten Zellen stets mit einigen Tumorzellen gerechnet werden muß, die aber zu keiner Krebskrankheit führen, weil sie vom Immunsystem erkannt und zerstört werden. Besonders nachdem sogar unter dem Mikroskop verfolgt werden konnte, wie Tumorzellen durch gewisse Immunzellen aufgelöst und abgeräumt wurden, schienen genügend Indizien dafür zu sprechen, daß das Immunsystem offensichtlich in seiner Überwachungsfunktion geschwächt sein muß, wenn aus Krebszellen eine Krebserkrankung entsteht. Logisch erschien damit ein Behandlungsansatz, der darauf abzielen sollte. Das Immunsystem spezifisch oder unspezifisch zu stimulieren.

Die Immuntherapie beschreitet verschiedene Wege

In den letzten Jahrzehnten wurde entdeckt, daß Immunzellen nicht nur Antikörper produzieren können, sondern verschiedene Gewebshormone freisetzen, die Immunreaktionen und andere Zellfunktionen sehr komplex steuern. Die Immuntherapie gegen Krebs umfaßt somit heute Ansätze einer *aktiven spezifischen* oder *unspezifischen Immuntherapie, passiven Immuntherapie, adoptiven Immuntherapie* und *indirekte Methoden:*

Indirekte Methoden der Immuntherapie und Angiogenese-Hemmung

Ähnlich wie ein Auto ohne Straßennetz lahmgelegt wird, zielen *indirekte Methoden* der Immuntherapie darauf ab, Bedingungen zu schaffen, die streuende Tumorzellen daran hindern, in Organen Metastasen zu bilden. Beispielsweise können sich einzelne Tumorzellen nur dann zu einem mehr als zwei Millimeter großen Tumorknoten vermehren, wenn es ihnen gelingt, den allgemeinen Blutkreislauf „anzuzapfen", um das neue Gewebe mit Nährstoffen zu versorgen. Vielversprechende Methoden versuchen, medikamentös die Bildung von Tumorblutgefäßen (Angiogenese) zu hemmen. Mehr als hundert derartiger Hemmstoffe der Blutgefäßneubildung (Angiogenese-Inhibitoren) werden derzeit intensiv beforscht und erprobt. In Tierversuchen waren einige von ihnen, z. B. die körpereigenen Eiweißstoffe Angiostatin und Endostatin in der Lage, Tumorknoten vollständig zum Verschwinden zu bringen[119]. In der Regenbogenpresse führten diese Ergebnisse des Bostoner Krebsforschers Judah Folkman und seiner Arbeitsgruppe auch in Deutschland zu illusionären Schlagzeilen wie „Das Krebsproblem – in zwei Jahren gelöst". Folkman selbst stellte gegenüber einen der ihn zuhauf bedrängenden Journalisten richtig: „Aber es sind nur Mäuse, nur Mäuse. Wenn Sie Krebs hätten und eine Maus wären, dann könnten wir Ihnen in der Tat gut helfen."

Passive Immuntherapie

Bei der passiven Immuntherapie werden Arzneimittel gespritzt, die ähnlich wie Gegengifte unmittelbar auf immunologischem Weg mit Krebszellen reagieren und sie direkt oder indirekt zerstören sollen. Einige der bereits als Arzneimittel verfügbaren Zellhormone *(Zytokine)*, beispielsweise *Interferone* und *Tumornekrosefaktoren*, bringen in hohen Dosierungen manche Tumorzellen direkt zum Absterben. Eingesetzt werden auch besondere Antikörper, die sich nur an Krebszellen binden und zudem im Sinne einer *Immunotoxintherapie* mit Zellgiften oder radioaktiven Molekülen gekoppelt

---

119 Hahnfeldt P, et al. Tumor development under angiogenic signaling: a dynamical theory of tumor growth, treatment response, and postvascular dormancy. Cancer Res. 1999; 59 (19): 4770–4775.

werden können. Seit 1994 haben drei gentechnisch gewonnene monoklonale Antikörper, Edrecolomab (Panorex®), Rituximab (Mabthera®) und Trastuzumab (Herceptin®) die Behandlungsmöglichkeiten bei einigen Tumorerkrankungen eindeutig verbessert[120]. Weitere vielversprechende therapeutische Antikörper stehen kurz vor der Zulassung.

Aktive spezifische Immuntherapie

Die *aktive spezifische Immuntherapie* verfolgt hingegen das Konzept, analog zu einer Grippeimpfung, solche spezifische Antikörper gegen Krebszellen vom Körper selbst bilden zu lassen. Somit erhalten Patienten Impfstoffe gespritzt, die aus dem eigenen Tumorgewebe gewonnen worden sind (z. B. *Tumorvakzine* – oder *ASI-Therapie).* Jedoch hat diese experimentelle Behandlungsforrn, außer bisher ansatzweise bei Nierenzellenkrebs, enttäuscht.

Adoptive Immuntherapie

Bei der adoptiven Immuntherapie werden dem Patienten immunkompetente Zellen, also meistens Lymphozyten, transfundiert. Es handelt sich dabei entweder um fremde, gewebsverträgliche Immunzellen oder um eigene Lymphozyten, die außerhalb des Körpers aktiviert und dann wieder in die Blutbahn gespritzt werden (z. B. *TIL-* und *LAK-Zellen-Therapie).* Eine derartige Aktivierung potenziert die Fähigkeit dieser Lymphozyten, Krebszellen direkt und indirekt abzutöten[121]. Münchner Blutspezialisten haben erstmals 1990 berichtet, wie Patienten mit einer Leukämieerkrankung, besonders vom CML-Typ, die nach einer erfolgreichen Knochenmarktransplantation ein Rezidiv erleiden, mittels einer durch Transfusionen von Spender-Lymphozyten ausgelösten Immunreaktion erneut und anhaltend leukämiefrei werden können[122].

---

[120] Dillmann, R. O. Unconjugated monoclonal antibodies for the treatment of hematologic and solid malignancies. ASCO Educational Book Spring: 461–468, 1999.

[121] Liebowitz D. N, June C. H. Recent advances in adoptive immunotherapy. ASCO Educational Book Spring: 302–312, 1999.

[122] Kolb H. J., Holler E. Adoptive immunotherapy with donor lymphocyte transfusions. Curr. Opin. Oncol. 1997; 9: 139–145.

Aktive unspezifische Immuntherapie

Die am längsten und häufigsten praktizierten „biologischen" Behandlungsmethoden entsprechen dem Konzept einer *aktiven unspezifischen Immuntherapie:* Unterschiedlichste Medikamente sollen allgemein Immunreaktionen im Körper verstärken – und damit auch die immunologische Kontrolle von Krebszellen. Zu diesen sogenannten *Immunmodulatoren* oder englisch *„biological response modifiers"*, kurz *„BRM"*, zählen beispielsweise Medikamente aus der Mistel, aus Bakterien-, Thymus- und anderen Organbestandteilen, der BCG-Impfstoff, Levamisol und inzwischen auch verschiedene Interferone und Interleukine.

Lange enttäuschte Hoffnungen, inzwischen aber erste Erfolge

Dem derzeitigen Stellenwert biologischer Ansätze in der Krebstherapie kann nur eine unvoreingenommene, sehr differenzierte Bewertung gerecht werden: Anfang der achtziger Jahre wurde das damals noch sehr begrenzt verfügbare *Interferon* in den Medien als *das* neue biologische Wundermittel gegen Krebs aufgebauscht. In der Behandlung der meisten Krebsarten erwies es sich aber praktisch wirkungslos. Sehr erfolgreich zeigte sich die Interferontherapie hingegen bei der recht seltenen Haarzell-Leukämie. Patienten können damit in einem sehr hohen Prozentsatz über Jahre wieder weitgehend normal und unbeeinträchtigt leben. Neue nichtbiologische Medikamente versprechen bei dieser Krankheit aber eher noch mehr Erfolg, z.B. Cladribine (2-CDA). Auch bei chronisch myeloischen Leukämien ist Interferon unbestritten wirksam. Manchmal verschwinden darunter über lange Zeit sogar sämtliche Leukämiezeichen. Seltener führen Interferone zudem bei Melanomen und Nierenkrebs (Hypernephrom) zu einer Krankheitsstabilisierung oder -rückbildung. Bei diesen Tumoren werden ebenfalls mit nur gelegentlichem Erfolg auch andere Zellhormone – Interleukine – eingesetzt. Bei niedrig malignen Lymphomen (NHL) wirkt sich nach neueren Studien eine Erhaltungstherapie mit Interferon nach einer erfolgreichen Chemotherapie günstig auf den weiteren Krankheitsverlauf aus.

Ein kurz nach dem Interferon als „Wundermittel" gelobtes Eiweiß namens *Tumornekrosefaktor (TNF)* hat sich als Krebsmedikament nicht bewährt. Der vielversprechende Name der Substanz täuscht eine tumorspezifische Rolle vor, während sie im Körper vorwiegend an schweren Entzündungsreaktionen beteiligt ist.

Mit den sehr aufwendigen Methoden der adoptiven Immuntherapie mit LAK-Zellen ließen sich einige sensationelle Tumorrückbildungen erzielen. Bei den deutlichen Nebenwirkungen gehören sie weiter zu den vorrangig experimentellen Ansätzen. Das Verfahren, identische Antikörper (monoklonale Antikörper) gegen fast beliebige Zellmerkmale herzustellen, hat dem deutschen Forscher Georges Köhler 1984 einen Medizin-Nobelpreis beschert und die medizinische Diagnostik revolutioniert. 1994 wurde in Deutschland der weltweit erste monoklonale Antikörper für Krebsbehandlungen zugelassen, Edrecolomab (Panorex®). Denn in einer vorangegangenen klinischen Untersuchung hatten Patienten, die trotz ihrer vollständigen Darmkrebsoperation ein hohes Risiko für bereits weiter im Körper gestreute Tumorzellen aufwiesen, diesen gegen ein wenig spezifisches Strukturmerkmal von Drüsenkrebszellen gerichteten Antikörper infundiert bekommen. In der Folgezeit traten bei ihnen im Vergleich zu Patienten ohne Antikörperbehandlung etwa 30 Prozent weniger tödliche Krankheitsrückfälle auf[123]. Eine derartige Risikominderung ist ansonsten allenfalls mit einer Chemotherapie möglich. Geprüft wird derzeit, ob die Kombination dieser Antikörperbehandlung mit einer Chemotherapie zu noch besseren Ergebnissen führt. Leider ist das Antikörper-Medikament Panorex® nur selten wirksam, wenn Darmkrebsmetastasen bereits nachweisbar, also viele Krebszellen vorhanden sind.

Viel spezifischer und wirksamer erweist sich ein anderer Antikörper, der gegen das CD20 Strukturmerkmal von Lymphozyten gerichtet ist und unter dem Namen Rituximab (Mabthera®) Ende 1997 in den USA als Medikament zugelassen wurde. Dieses Medikament bringt bösartige Lymphzellen nicht nur auf immunologischem Wege zum Absterben, sondern macht gleichsam an den Krebszellen einen Schalter für den programmierten Zelltod (Apop-

[123] Riethmüller G, Holz E, Schlimok G et al. Monoclonal antibody therapy for resected Dukes' C colorectal cancer. Seven-year outcome of a multicenter randomized trial. J Clin. Oncol. 1998; 16: 1788–1794.

tose) wieder frei. Selbst große Tumorknoten maligner Lymphome (NHL) lassen sich einschmelzen, und die Wirkung einer Chemotherapie wird verstärkt, ohne daß die Nebenwirkungen zunehmen. Wann und in welcher Kombination Rituximab bei malignen Lymphomen am sinnvollsten eingesetzt werden sollte, ist derzeit Gegenstand vieler klinischer Studien.

Im Herbst 1998 wurde in den USA der erste Antikörper für die Behandlung von Brustkrebs zugelassen, Trastuzumab (Herceptin®). Er richtet sich gegen sogenannte HER2/neu Rezeptoren. Das sind gleichsam Antennen, die im unterschiedlichen Ausmaß auf sehr vielen Zellen vorhanden sind und Signale zur Zellvermehrung verarbeiten. Krebszellen, die überdurchschnittlich viele derartiger Antennen aufweisen, vermehren sich besonders rasch. Dies ist bei etwa jeder vierten Frau mit metastasierendem Brustkrebs der Fall. Leider vermag auch dann das sehr teure Antikörper-Medikament Herceptin® nur in weniger als 20 Prozent das Krebswachstum zu stoppen. Die Kombination mit Chemotherapiemedikamenten ist wirksamer. Offen sind noch viele Fragen, in welcher Kombination und zu welchem Zeitpunkt die Antikörperbehandlung am meisten hilft. Dieser zweifellose Therapiefortschritt trägt in sich möglicherweise auch Hoffnung für mehr Krebsbetroffene. Denn erhöhte Werte für HER2/neu Zellmerkmale lassen sich nicht nur in Brustkrebsgewebe, sondern auch in anderen Tumoren nachweisen, beispielsweise bei Eierstockskrebs oder Prostatakrebs.

Die weit und lange verbreiteten Methoden der unspezifischen aktiven Immuntherapie zeigen entgegen gängigen Behauptungen keine allgemeine Krebswirkung: Nur wenn sich das Tumorgewebe in unmittelbarer Nachbarschaft einer ausgelösten Entzündungsreaktion befindet, werden gelegentlich lokale Tumorrückbildungen beobachtet, aber nur sehr selten gleichzeitig Fernwirkungen an entfernten Tumorknoten, die deshalb im Wachstum fortschreiten. Die Krebszellen werden offensichtlich gleichsam als „unschuldige Zuschauer mitverprügelt", wenn in ihrer unmittelbaren Umgebung eine „Schlägerei" im Sinne einer Entzündungsreaktion abläuft. So könnte auch die „spontane" Metastasenrückbildung im angeführten Fallbericht von Dr. Rosenberg gedeutet werden.

So zeigen Medikamente der unspezifischen Immunstimulation noch am ehesten eine hilfreiche Wirkung, wenn sie lokal in tumorbefallene Körperhöhlen gegeben werden. Auch durch in die Pleurahöhle instillierte Mistel-Arzneimittel lassen sich dann manchmal Rippenfellmetastasen für gewisse Zeit kontrollieren. Insgesamt ist ein solches Ansprechen unbefriedigend und anderen Verfahren nicht überlegen. Nur bei lokalisiertem Blasenkrebs hat sich die Instillation von BCG-Impfstoff in die Blase im Vergleich zu anderen medikamentösen Verfahren als günstiger erwiesen. Bei anderen Krebsarten lassen sich lokale Probleme durch eine Operation oder Strahlentherapie meist besser und schneller behandeln. Nahezu in allen Untersuchungen blieben jedoch die entscheidenden Fernmetastasen durch Maßnahmen einer unspezifischen aktiven Immuntherapie unbeeinflußt. Entzündungsreaktionen hemmen leider keineswegs grundsätzlich oder regelmäßig ein Tumorwachstum. Verschiedene langjährige chronische Entzündungen fördern bekanntermaßen sogar eine Krebsentstehung.

Bisher gibt es keine nur ausschließlich gegen Krebszellen gerichteten Antikörper. Zudem bilden keineswegs alle Zellen eines Krebsknotens gleichermaßen Strukturmerkmale aus, gegen die sich Antikörper entwickeln lassen. Eine Antikörperwirkung muß in diesen Fällen unvollständig bleiben.

Gentherapie – meist eine besondere Form der Immuntherapie

Mit zunehmendem Wissen über die genetische Steuerung von Wachstumsvorgängen im Körper werden auch gentherapeutische Methoden intensiv beforscht und seit einigen Jahren auch an einigen Tumorzentren klinisch eingesetzt. Konzeptionell handelt es sich meist um eine spezielle Form der adoptiven Immuntherapie: Tumor- und Bindegewebszellen werden gentechnisch angeregt, bestimmte direkt oder indirekt krebshemmende Zellhormone (Zytokine) zu produzieren, und danach wieder in den Körper eingespritzt. Versucht wird auch, blutbildende Stammzellen durch Einschleusung eines MDR-Gens resistent gegenüber Chemotherapiemedikamenten zu machen, um deren Nebenwirkungen auf die Blutbildung zu mindern. Andere Ansätze zielen darauf ab, in Immunzellen, die infundiert werden sollen, sogenannte „Selbstmordgene" einzufügen, so daß eine gewünschte Immunreaktion gegen Tumorzellen zu jedem gewünschten Zeitpunkt mittels entsprechender Medikamente abgeschaltetet werden kann[124]. Diese experimentellen Ansätze haben unser Verständnis von der Regulation in und zwischen Zellen sehr erweitert. Ihre ungelösten Probleme und möglichen Risiken sind groß. Von der so hoffnungsbesetzten Gentherapie ist somit auch in absehbarer Zeit keine Krebsheilung zu erwarten.

„Aber man muß doch das Immunsystem stärken!"

Die enormen Erkenntnisse der letzten beiden Jahrzehnte haben unser Verständnis des Immunsystems grundlegend erweitert. Etliche Annahmen des Konzeptes der Tumorüberwachung können inzwischen nicht mehr aufrechterhalten werden. Eine Immunschwäche ist viel seltener die Ursache, sondern häufig – bei fortgeschrittenen Erkrankungen immer – die Folge von bösartigen Erkrankungen. Gerade bei einer nachweisbaren Immunschwäche lassen sich aber Funktionen des Immunsystems weniger erfolgreich stimulieren. Andererseits können körperfremde Stoffe, mit denen das Immunsystem immer wieder in einem bestimmten Umfang konfrontiert wird, Immunreaktionen sogar dämpfen, ein Mechanismus, der bei der allergischen Desensibilisierung genutzt wird. Wir wissen noch recht wenig über die feinen Gegenregulationsvorgänge dieser Art, die den Organismus sehr sinnvoll vor einer Eskalation von Immunreaktionen und damit vor Krankheiten schützen. Somit ist auch unklar, inwieweit immunologischen Gegenregulationen durch Maßnahmen der biologischen Krebstherapie zu seinen ungunsten oder seinem Nutzen aktiviert werden. Biologische Abläufe im Körper, die Immunreaktionen hemmen oder unterdrücken, spielen für die menschliche Gesundheit und die damit verbundenen Aufgaben des Immunsystems möglicherweise sogar eine größere Rolle als aktivierende Vorgänge.

Es gibt schon seit über zwanzig Jahren fundierte Hinweise, daß das Tumorwachstum selbst immunologisch stimuliert werden kann[125]. Auch Mistelbestandteile sind in Zellkulturen in der Lage, be-

---

124 Gerson S. L. Cancer Gene Therapy: Clinical Trials and Their Scientific Basis. ASCO Educational Book Spring: 132–140: 1999.

125 Prehn RT. The immune reaction as a stimulator of tumor growth. Science 1972; 176: 170–171.

stimmte Tumorzellen im Wachstum anzuregen. Eine Misteltherapie sollte deshalb bei Leukämien, Lymphom- oder Plasmozytom-Erkrankungen keinesfalls durchgeführt werden[126]. Durch manche immunstimulierenden Methoden ist für bestimmte Krebsarten also gar eine ungünstige Tumorwirkung denkbar. Die vielbeschworenen natürlichen Killerzellen sind übrigens im Gegensatz zu anderen Immunzellen kaum fähig, Krebszellen im Gewebe abzutöten. Der Erfolg einer immunologischen Therapie läßt sich also keineswegs an der Anzahl von Helfer-Lymphozyten oder natürlichen Killerzellen ablesen. Die wirksamsten Zellen bei der körpereigenen Zerstörung von Krebszellen sind Suppressor-Lymphozyten und sogenannte dendritische Zellen.

Vielleicht haben wir Sie mit meiner kurzen Darstellung der sehr komplexen biologischen Krebstherapie verwirrt und verunsichert. Kein Wunder! – Über dieses hochkomplexe Thema werden dicke Fachbücher geschrieben, deshalb müssen hier viele Fragezeichen verbleiben. Kaum eine andere Behandlungsart wird aber von vielen Ärzten und Heilpraktikern und auch in unzähligen Büchern und Zeitungsartikeln so vordergründig einleuchtend, aber sachlich unhaltbar vereinfacht. Immunologische Namengebungen wie Helferzellen, Killerzellen, Tumornekrosefaktor, Tumormarker beschreiben deren bisherige Wertigkeit in der Krebsbehandlung nicht viel besser als beispielsweise ein „Zitronen-Frische der Natur" die Qualität eines Spülmittels. Vorschnell werden Methoden oft bereits als nützlich und gesundheitsfördernd eingeschätzt, wenn sie sich als „biologisch" bezeichnen. Vergessen wird dabei gerne, daß die mit Abstand am stärksten krebsauslösende Substanz ein biologischer Wirkstoff ist, das Aflatoxin aus bestimmten Schimmelpilzen. Nichtsdestoweniger haben biologische Methoden in den letzten beiden Jahrzehnten die Krebstherapie unbestritten bereichert, gerade wenn man sich die Mühe macht, bei den vielfältigen Methoden verschiedene onkologische Krankheitsbilder gut zu unterscheiden. Bei dieser Verschiedenheit war und ist ein Allheilmittel gegen „den Krebs" auch von der biologischen Krebstherapie nicht zu erwarten. Andererseits verwundert es immer wieder, wie viele Ärzte und Heilpraktiker ihren Patienten unterschiedslos „immunstimu-

---

126 Gabius S, Gabius H. J. Immunmodulierende lektinstandardisierte Misteltherapie: ein zweitschneidiges Schwert. Versicherungsmedizin 1999; 1; 51 (3): 128–136.

lierende" Maßnahmen empfehlen, die auf einem bereits jahrzehntelang überholten Verständnis des Immunsystems aufbauen. Genauso wie Chemotherapiemedikamente nicht dann bereits gegen Krebszellen wirksam sind, wenn dadurch Haare ausfallen oder Übelkeit auftritt, sind Medikamente der biologischen Krebstherapie nicht schon deshalb für den Kranken von Nutzen, wenn Entzündungsreaktionen auftreten und sich Blutwerte verändern.

„Aber man muß doch das Immunsystem stärken!" entrüstete sich in einer Diskussion eine sehr engagierte Ärztin. Und woran ist ein „starkes" Immunsystem zu erkennen? Die zunehmend beliebten Laborbestimmungen des sogenannten „Immunstatus" ähneln in mancher Hinsicht dem Versuch, die Herzleistung eines Menschen an der Dicke des Herzmuskels zu messen – sowohl ein dünner als auch ein dicker Herzmuskel ist krankhaft. Ähnlich darf die „Stärke" des Immunsystems nicht mit der Intensität von einzelnen Immunreaktionen verwechselt werden, sonst wären Allergiker sehr gesund.

Wir Ärzte können sehr wohl viele immunologische Abläufe und Funktionselemente untersuchen[127] und beeinflussen. Wir wissen aber bei vielen dieser Meßwerte nicht genau, welche Bedeutung sie wirklich für Sie als an Krebs erkrankten Menschen haben. „Das Immunsystem stärken" entspricht aber einem vereinfachenden therapeutischen „Doping-Konzept", das bei unserem medizinischen Wissensstand genauso unbedacht anmutet wie ein Ansatz „Das Gehirn stärken!" Lymphozyten sind dabei im menschlichen Körper noch hundertmal häufiger als Nervenzellen und können sich im Gegensatz zu ihnen frei bewegen. Jeder Lymphozyt ist dabei noch von ungefähr 100 Millionen Antikörpern begleitet. Zusammen mit den vielen bereits bekanntgewordenen Zellhormonen entspricht das Immunsystem im Körper einem hochkomplexen, sehr flexiblen Kommunikationsnetzwerk, das nicht zuletzt auch eine Verbindung zwischen unserem Befinden und unseren Befunden herstellt[128].

---

127 Zum Beispiel: Bauer JE, Neumann HA, Taufighi-Chirazi T et al. Thymopentin, Factor AF2, and Polyerga Improve Impaired Mitogen Induced Interferon-γ-Release of Peripheral Blood Mononuclear Cells Derived from Tumor Patients. Tumordiagn u Ther 1994; 15: 21–26.

128 Bovberg D. Psychoneuroimmunology. Implications for Oncology? Cancer 1991; 67: 828–832.

Krankheitsbewältigung und Leben mit der Krankheit

„Rezepte schreiben ist leicht, aber im übrigen sich mit den Patienten verständigen, ist schwer."

(Franz Kafka in: Ein Landarzt, 1920)

Psychoonkologie – der Mensch ist mehr als sein Körper

Sie haben jetzt sehr viele Informationen über verschiedene Therapiemethoden der Krebsmedizin erhalten. Halten Sie kurz inne, um wahrzunehmen, was in Ihnen vorgeht. Fühlen Sie sich als Patient oder als Angehöriger eines Patienten in Ihrer Situation verstanden? Sind Ihre Fragen zufriedenstellend beantwortet worden? Sind Sie eher verunsichert, weil einige Ausführungen schwer verständlich waren? Fühlen Sie sich gar durch die intensive Beschäftigung mit dem Thema Krebs aufgewühlt? Welche Aussagen der vorangegangenen Abschnitte haben Sie besonders angerührt? Manche Informationen sind einfach von der Sache her kompliziert, wenn unzulässige Vereinfachungen vermieden werden sollen. Trotzdem wird dieser anstrengende Streifzug durch die Grundlagen und Praxis der Krebstherapie nicht einen Arzt überflüssig machen, der Sie in und mit Ihrer Krankheit kompetent betreut. Dieses Buch soll das Gespräch mit Ihren Ärzten, Ihrer Familie und Ihren Freunden und Bekannten erleichtern, keineswegs ersetzen.

„Nach Ihren jahrelangen Erfahrungen in der Beratung Krebskranker, was würden Sie für sich selbst wichtig halten, wenn Sie Krebs hätten?" fragte ich die engagierte Leiterin einer ambulanten Krebsberatungsstelle. „Zuerst würde ich mir einen Arzt suchen, zu dem ich wirklich Vertrauen habe, der mit mir nicht nur eine Behandlung festlegt, sondern mir auch zuhört. Dann würde ich mir sicher eine Art von Psychotherapie suchen." Diese Antwort zeigt, wie eine bedrohliche Krankheit fast regelmäßig mit einer persönlichen Botschaft verbunden wird, die in der Familie und in der Sprechstunde hörbar werden muß, bevor sie im technisch therapeutischen Handeln zu leise wird und untergeht.

Was ist aber für Sie als Leser dieses Buches wichtig? – Sie, als Patient, der sich mit seiner Krebserkrankung auseinandersetzt oder als Angehöriger eines krebskranken Menschen oder als Mensch, der sich aus anderen Gründen mit dem Thema Krebs beschäftigt? Würden auch Sie für sich eine Psychotherapie in Erwägung ziehen? Warum oder warum nicht?

In den Industrieländern konnten in den letzten dreißig Jahren für krebskranke Menschen die Heilungsaussichten – im Sinne der 5-Jahres-Überlebenszeit – um durchschnittlich 30 Prozent verbessert werden. Besonders eindrucksvoll haben die Therapiechancen von jüngeren Patienten zugenommen, aber auch für ältere Kranke ist ein Fortschritt nachweisbar, wenn die vorwiegend durch Tabakrauch bedingten Lungenkrebserkrankungen nicht beachtet werden.

Nachdem krebskranke Menschen heute inzwischen häufig definitiv geheilt werden oder lange mit der Krankheit leben können, beschäftigt sich die Medizin zunehmend mit neuen wichtigen Fragen[129].

- Warum gelingt bei dem gleichen Krankheitsstadium bei bestimmten Patienten eine Heilung, bei anderen aber nicht?
- Warum leben Kranke mit ihrem Tumorleiden bei ähnlicher Ausgangssituation verschieden lang?
- Wie erleben Patienten ihre Tumorerkrankung und Therapie?
- Hat ein unterschiedliches Erleben einen Einfluß auf Nebenwirkungen und den Behandlungserfolg?
- Können Nebenwirkungen durch psychologische Hilfen vermindert werden?
- Was hilft Patienten in ihrer Auseinandersetzung mit einer bösartigen Krankheit und bei deren psychischer Bewältigung?
- Welche Rolle spielen dabei andere Menschen?
- Welchen Einfluß hat die Art und Weise, wie Familienangehörige, Freunde, Ärzte und Pflegekräfte mit Krebspatienten umgehen oder sprechen?
- Lassen bestimmte Verhaltensweisen der Patienten einen schlechteren oder günstigeren Krankheitsverlauf erwarten?
- Gibt es also psychosoziale Risiko- und Prognosefaktoren?
- Können solche psychosoziale Prognosefaktoren möglicherweise durch Information, Beratung, soziale Hilfen oder psychotherapeutische Behandlungsangebote verbessert werden?

---

[129] Tannock IF. Treating the Patient not just the cancer. New England Journal of Medicine 1987; 317: 1534–1535.

- Zu welchem Zeitpunkt und in welcher Form nützen derartige unterstützende Angebote den Patienten am besten?
- Wie müssen insgesamt soziale und seelische Gesichtspunkte und Auswirkungen bei der Krebstherapie berücksichtigt werden, um den Kranken am besten zu helfen?

Mit all diesen Fragen beschäftigt sich ein besonderes Arbeitsgebiet der Krebsmedizin: die Psychoonkologie[130, 131]. Krebsspezialisten, medizinische Psychologen, Sozialarbeiter, Krankenschwestern und -pfleger, Seelsorger, Medizinsoziologen, Hausärzte, Selbsthilfegruppen, Psychotherapeuten, Kunst- und Musiktherapeuten sowie wissenschaftliche Grundlagenforscher arbeiten hier zusammen, um Behandlungsstrukturen und Behandlungsergebnisse zu verbessern[132]. Sie versuchen neu gewonnene Erkenntnisse und psychosoziale Aspekte so in Behandlungsstrukturen und Behandlungsabläufen zu berücksichtigen, daß der Krebskranke sich nicht nur als kranker Körper, sondern als Mensch behandelt erlebt und seine verbliebene Gesundheit aktiv zum Gelingen des Behandlungszieles einbringen kann[133, 134]. Mit „verbliebene Gesundheit" soll daran erinnert werden, daß Patienten nicht *nur* Kranke sind, sondern Menschen, die in der Regel die meiste Zeit des bisherigen Lebens nicht Patienten waren und auch in der gegenwärtigen Krankheit noch über nicht von ihr beeinträchtigte Fähigkeiten verfügen. Selbst bettlägerige und pflegebedürftige Kranke, die tragfähige Beziehungen zu einem Partner, zu Kindern oder Freunden haben, besitzen damit einen Teil verbliebener Gesundheit mit schönen Erinnerungen an gesunde Tage und gemeisterte schwere Zeiten im bisherigen Leben. Sind solche Beziehungen und Erinnerungen nur ein „schwacher Trost", oder können sie wirklich auch

---

130 Holland J. C. (Hrsg.) Psycho-oncology. New York, Oxford 1998, Oxford University Press.

131 Kappauf H, Dietz R. Psychische Betreuung von Krebskranken (Psychoonkologie). Klinik der Gegenwart 1996; XII,6: 1–32.

132 Kreibisch-Fischer R. Krebsbewältigung – Neubestimmung des Verhältnisses von Patienten und Ärzten in der Onkologie und die Rolle der Psychoonkologie. Psychologische Dissertationsarbeit, Technische Universität Berlin 1993.

133 Uexhüll Th v. Psychosomatik als Suche nach dem verlorenen lebenden Körper. Psychother Psychosom med Psychol 1991; 41: 482–488.

134 Bloch DA. The Partnership of Dr. Biomedicine and Dr. Psychosocial. Family Systems Medicine 1988; 6: 2–4.

Lebensvorgänge im Körper und damit möglicherweise den Krankheitsverlauf beeinflussen? Vorgänge der Immunabwehr sind bei Menschen, die in tragfähigen Beziehungen leben, stärker ausgeprägt als bei einsamen Menschen. Gefühle in Beziehungen, genauso aber Gefühle, die durch Erinnerungen geweckt werden, verändern ebenfalls Immunreaktionen. Dabei lassen sich „negative" Gefühle – Ärger, Wut, Überforderung – zwar graduell, aber nicht grundsätzlich von „positiven" Emotionen – Zufriedenheit, Freude, Glücksgefühl – unterscheiden, während Gefühlszustände von Trauer in einigen Untersuchungen zu entgegengesetzten immunologischen Veränderungen führten[135]. Trauer darf aber nicht mit Depression verwechselt werden. Denn Trauer ist ein sehr starkes Gefühl, während depressive Menschen gerade darunter leiden, daß ihre Gefühle „abgestorben" sind.

Beachtung verdienen Ergebnisse einer Untersuchung des renommierten amerikanischen Forscherehepaares Janice Kiecolt-Glaser und Ronald Glaser mit zufrieden verheirateten Ehepaaren[136]. Die gesunden jungen Paare wurden jeweils gebeten, eine halbe Stunde über Konfliktbereiche ihrer Beziehung zu sprechen. Paare, die sich in diesen Gesprächen eher „feindselig" verhielten, beispielsweise indem sich die Partner gegenseitig abwerteten, das Wort abschnitten, Schuld zuschoben, Probleme abstritten und gereizt kritisierten, ließen sich auch noch 24 Stunden später durch abgeschwächte Immunreaktionen von den anderen Paaren unterscheiden. Bei den Frauen waren diese immunologischen Veränderungen stärker ausgeprägt. Sie fungierten gleichsam als „Barometer" der Beziehung, auch wenn das dominierende Verhalten mehr von Männern ausging. Bei eher konstruktiven Paaren blieben die Immunreaktionen weitgehend unverändert. Kein Unterschied zeigte sich auch zu Partnern, die besonders liebevoll und freundlich miteinander umgingen. Bereits geringfügige, alltägliche Situationen beeinflussen also durchaus Funktionsabläufe im Körper, auch das Immunsystem. Veränderungen geschehen dabei häufig über hormonelle Re-

---

[135] Bovberg D, Valdimarsdottir H. Familial cancer, emotional distress, and low natural cytotoxic activity in healthy women. Annals of Oncology 1993; 4(9): 745–752.

[136] Kiecolt-Glaser JK, Malarkey WB, Chee MA et al. Negative Behavior During Marital Conflict Is Associated With Immunological Down-Regulation. Psychosomatic Medicine 1993; 55: 395–409.

gelkreise und dürfen somit nicht isoliert betrachtet werden. Auch deshalb sind viele Konzepte, die versprechen, mit Medikamenten das Immunsystem zu „stärken", und regelmäßige Messungen des „Immunstatus" propagieren, kurzsichtig und eindimensional.

In den letzten Jahrzehnten hat das recht neue Forschungsgebiet der *Psychoneuroimmunologie* – abgekürzt *PNI* – viele Verbindungswege zwischen Leib, Seele und sozialer Umwelt aufgedeckt und gegenseitige Zusammenhänge zwischen Befunden und Befinden deutlich gemacht[137, 138]. Wenig wissen wir aber noch darüber, wie wesentlich sich beispielsweise meßbare kurz- und längerfristige, durch soziale oder seelische Faktoren bedingte immunologische Veränderungen auf die Gesundheit und Krankheitsverläufe auswirken. Unbestritten belegen aber die vielen interessanten Forschungsergebnisse der Psychoneuroimmunologie: Nicht nur das Gehirn, sondern auch die übrigen Körperzellen nehmen wahr, wie es uns geht und wie wir miteinander umgehen. Biologische Funktionsabläufe im Körper sind von unserem Befinden abhängig und auch umgekehrt. Diesem wissenschaftlichen Tatbestand versucht die Psychoonkologie in der Krebsmedizin Rechnung zu tragen und therapeutisch für die Patienten zu nutzen. Medizin wird damit nicht als Reparaturbetrieb für kranke Körper verstanden, sondern als therapeutischer Umgang von Menschen mit Menschen[139, 140]. Ein solches Verständnis wird die Behandlungsergebnisse allein schon dadurch verbessern, weil viele Beschwerden und individuelle Bewertungen besser wahrgenommen und in der Therapie berücksichtigt werden: Ein Krebsknoten hat keine Angst, sehr wohl aber ein krebskranker Mensch.

---

137 Ader R, Felten DL, Cohen N. (eds.). Psychoneuroimmunology. San Diego 1991; Academic Press.

138 Kappauf H, Birkmann J. Psychoneuroimmunologie und ihre Bedeutung für die Krebsforschung. In: Jahrbuch der Psychoonkologie 1993, 3–11. Wien 1993, Springer.

139 Kappauf H. Psychosoziale Kompetenz von Ärzten in der Onkologie – Notwendigkeit und Umsetzung. In: Günther H, Ehninger G. (Hrsg.). Tradition und Fortschritt in der Onkologie. Regensburg 1999: 90–105, Roderer Verl.

140 Engel GL. The Need for a New Medical Model: A Challenge for Biomedicine. Science 1977, 196: 129–136 (Reprint: Family Systems Medicine 1992, 10: 317–331)

„Es hat mich bereichert, daß ich die Angst vor der Krankheit zuließ und sie sich dann umwandelte in Gelassenheit"

(Anne-Marie Tausch[141])

Verschlechtert Angst die Prognose?

„Angst habe ich immer, wenn ich keine Übersicht habe"

„Ich habe einfach Angst!" sagte ein 55jähriger Mann, bei dem ein Nierentumor vollständig operativ entfernt worden war, bei einer Kontrolluntersuchung. „Angst wovor?" – „Vor dem, was kommt! Ich war schon immer ein Angsthase, schon als Kind – das hat wohl mein Immunsystem geschwächt."

Eine 49jährige Frau mit metastasierendem Darmkrebs, die sehr bemerkenswert mit ihrer Krankheit lebt, bemerkt in der Sprechstunde: „Nachts wenn ich aufwache und auf die Toilette gehe, da überfällt mich die Angst, denn im Dunkeln lauert der Tod."

„Wie wird es sein, wenn ich jetzt bald sterbe? Werde ich in ein Leberkoma fallen, bewußtlos werden?" fragt ein 70jähriger Arzt mit einer fortgeschrittenen Lebermetastasierung. „Es ist mir wichtig zu wissen, dann habe ich keine Angst. – Angst habe ich immer, wenn ich keine Übersicht habe."

Eine junge Frau, deren Krebserkrankung mit sehr hoher Sicherheit geheilt ist, kommt zu einer Kontrolluntersuchung: „Ich konnte die ganze Nacht nicht schlafen. Zwischendurch habe ich dann geträumt, daß ich vor dem Krankenhaus stand und würfeln mußte, mit einem Riesenwürfel. Ich habe eine Drei gewürfelt. In der Schule früher war ich auch eine ‚Dreierschülerin'."

„Mir geht es eigentlich gut. Nur zwischendurch kommt wieder dieses Herzklopfen, und ich habe das Gefühl, daß da irgend was auf meinen Hals drückt. Wenn ich mich bewege, wird es eher besser!" So schildert eine sehr aktive Frau, deren Lymphknotenerkrankung

[141] Tausch A-M. Gespräche gegen die Angst. Reinbek 1981, Rowohlt.

seit einigen Monaten keiner Behandlung mehr bedarf, die Zeit seit dem letzten Arzttermin.

Ängste sind regelmäßiger Begleiter unseres gesamten Lebens, da Zukunft nie in einer bestimmten Weise garantiert werden kann und somit stets auch Unsicherheit einschließt. Um so mehr treten natürlich Ängste auf, wenn eine bösartige Erkrankung das Leben und Weiterleben bedroht und somit die eigene Zukunft selbst in Frage stellt[142]. Ängste stehen besonders zum Zeitpunkt der Diagnose im Vordergrund, wenn das Ausmaß der Bedrohung und mögliche Gegenmaßnahmen noch nicht ausreichend abgeschätzt werden können. Mit zunehmender Vertrautheit mit der neuen Lebenssituation nehmen diese Ängste ab. Sie werden immer wieder verstärkt, wenn im Krankheitsverlauf oder auch nach einer erfolgreichen Heilung neue bedrohliche Gegebenheiten auftreten: Rezidive, Verschlechterungen, krankheitsunabhängige Schicksalsschläge. Selbst routinenmäßige Kontrolluntersuchungen sind häufig mit großer Angst verbunden, daß ein Krankheitsrückfall oder eine Befundverschlechterung festgestellt werden könnte. „Wie lange vor der Kontrolle konnten Sie nicht mehr richtig schlafen?" fragen wir jeweils Patienten und bekommen sehr brauchbare Hinweise auf das Ausmaß der Rezidivängste bei diesen Kontrolluntersuchungen, die ja eigentlich mehr Sicherheit geben sollen.

Angst hat viele Gesichter – und manchmal gar keines!

Nachdem jeder Mensch bereits vor einer Krebserkrankung durch unterschiedliche Angsterlebnisse geprägt ist, nimmt jeder Patient Angst auch unterschiedlich wahr und geht damit verschieden um. Ängste können sehr allgemein sein: Angst vor der ungewissen Zukunft, auch wenn Ärzte von einer sehr wahrscheinlichen definitiven Heilung ausgehen. Andere Patienten erleben ihre Ängste sehr konkret: Angst vor den Nadelstichen bei den Arztterminen, Angst vor einem bestimmten Medikament, Angst vor Verlust der Berufstätigkeit, Angst vor Dunkelheit, Angst, von Bekannten ohne Haare

---

142 Csef H. Die Angst des Krebskranken – Erscheinungsformen und Bewältigungsmöglichkeiten. Münch med Wschr 1994; 37: 542–544.

gesehen zu werden, Angst, durch die Krankheit die Attraktivität als Frau zu verlieren, Angst zu sterben, bevor die eigenen Kinder erwachsen sind, Angst, nur noch als Patient und nicht mehr als Stammtischkumpel gesehen zu werden. Diese Liste von klar benannten Ängsten ließe sich noch lange fortsetzen. Solche Ängste werden von Patienten oft nicht direkt ausgesprochen, weil ihnen bisherige Antworten im Sinne von „Du bildest dir da was ein!" nicht weiter geholfen haben. Angst ist keine Einbildung, selbst wenn sie für Außenstehende unbegründet ist. Angst ist vielmehr ein reales Gefühl, das durch eine wirkliche oder vermeintliche Gefahr ausgelöst wird und zu unwillkürlichen Veränderungen von Körperfunktionen führt. Solche sogenannten vegetativen Veränderungen sind aus der Alltagssprache bekannt: Menschen werden „blaß vor Angst" (Gefäßveränderungen), ihr Herz „bleibt stehen" oder „pocht rasend" (Extraschläge, Herzrasen), oder sie werden sogar „vor Angst ohnmächtig", sie bekommen „weiche Knie" (Schwindel, Schwäche) und ein „flaues Gefühl im Magen", es wird ihnen „schlecht vor Angst" (Übelkeit, Erbrechen), die „Angst raubt den Schlaf" (Schlafstörungen), „Angstschweiß bricht aus", „die Luft bleibt weg" (Veränderungen der Atmung), der Mund wird trokken, sie „zittern vor Angst", fühlen sich „gelähmt" und glauben „vor Angst umzukommen" (Abgeschlagenheit, Erschöpfung), oder sie „machen vor Angst in die Hose" (Harn- und Stuhldrang, Durchfälle). Diese angstbegleitenden körperlichen Reaktionen *(psychovegetative Angstreaktionen)* fehlen bei manchen Menschen weitgehend. Sie bleiben unter Angstdruck erstaunlich lange ziemlich ruhig. Andere Menschen reagieren dagegen sehr heftig, und wieder andere Menschen zeigen lediglich derartige vegetativen Beschwerden, ohne die vorhandene Angst selbst wahrzunehmen. Die körperlichen Beschwerden begleiten dann nicht, sondern vertreten das Angstgefühl, Ärzte sprechen von *Affektäquivalenten*[143]. Andererseits können alle aufgeführten vegetativen Beschwerden bei krebskranken Menschen sehr häufig direkt mit ihrer Krankheit oder mit Behandlungsnebenwirkungen zusammenhängen und selbst Angst auslösen oder verstärken. Die Diagnose Angst darf also nicht dazu führen, körperliche Beschwerden nicht ernst zu nehmen und sinnvolle abklärende Untersuchungen zu unterlassen. Bei einem Medi-

---

143 Hoffmann SO. Angststörungen. Psychotherapeut 1994; 39: 25–32.

zinverständnis, in dem bei Krankheiten und Beschwerden ausschließlich an genau im Körper lokalisierbare Defekte und Störungen gedacht wird, bleiben funktionelle Angstmanifestationen manchmal gerade bei schweren körperlichen Erkrankungen mißverstanden. Bei der diagnostischen Zuordnung hilft es wenig weiter, von „Angst *oder* Krankheit?" zu sprechen, vielmehr hilft es, „Angst *oder* Krankheit?" zusammenzusehen.

Im vorausgegangenen Abschnitt wurden Forschungsergebnisse beschrieben, die aufzeigen, wie Immunreaktionen von Ehepartnern gleichsam gekoppelt sein und Reaktionen eines Partners als „Beziehungsbarometer" aufgefaßt werden können. Ähnlich wird die Angst von Krebspatienten nicht selten „delegiert": Der Kranke selbst erscheint sehr ruhig, die Partner oder die Kinder dagegen wirken gleichsam vor Angst überwältigt.

Angst führt zu einer ängstlichen Erwartung. Die Angst vor einer Chemotherapie kann dann schon beim Gedanken an die Behandlung Übelkeit auslösen. Längerfristige ängstliche Erwartungen führen gerade bei bedrohlichen körperlichen Krankheiten zur genauen, ängstlich mißtrauischen Beobachtung des Körpers und von Laborwerten. Tumormarker oder Blutbildwerte werden gleichsam zum Angstpegel. Genauso führen ängstliche Erwartungen zu medizinisch unbegründetem, oft problematischem Vermeidungsverhalten: Ärztliche Untersuchungen werden vermieden. Bisherige liebgewonnene soziale Kontakte zu Nachbarn oder Freunden werden abgebrochen, denn es könnte ja möglicherweise eine blasse Hautfarbe, eine Perücke oder Brustprothese auffallen, peinliches Schweigen eintreten oder gegen den eigenen Willen über die Krankheit gesprochen werden. Oft werden Nähe und Sexualität vermieden, da der eigene Körper nicht mehr als begehrenswert erlebt wird.

Ein solches Vermeidungsverhalten beeinträchtigt das eigene Selbstwerterleben. Somit finden sich bei anhaltenden Ängsten sehr häufig depressive Verstimmungen, die die Gegenwart grau und die Zukunft schwarz ausmalen. Völlig verständliche Ängste und die begleitenden körperlichen, psychischen und sozialen Angstreaktionen können sich damit teufelskreisartig verstärken. Zu manchen Zeiten gerät dabei die reale Beeinträchtigung und Bedrohung durch die Krebserkrankung als Problem weit in den Hintergrund. „Von meinen Krebsmetastasen spüre ich nichts. Meine Krankheit ist die Angst!" drückte es ein Patient in der Sprechstunde aus.

Angst an sich ist unerläßlich und gehört zum Menschsein. Sie schützt uns, weil sie uns Gefahren anzeigt und unsere psychischen und körperlichen Leistungsreserven mobilisiert, um eine gefährliche oder Angst machende Situation zu bewältigen. Ein gewisses Ausmaß Angst bewirkt Konzentration, dies gilt für Bergsteiger und auch für öffentlich auftretende Künstler, deren Lampenfieber nichts anderes ist, als die Angst, zu versagen und sich lächerlich zu machen. Vor Menschen, die nie Angst haben, sollte man Angst haben. Angst wird zum Leiden, wenn wir an ihr leiden, sie nicht aushalten können und von ihr gelähmt werden. Dann ist Angst nicht mehr gleichsam eine blinkende Warnleuchte, die zur erhöhten Vorsicht auf dem weiteren Weg mahnt, sondern selbst ein Hindernis, das ein Weiterkommen unmöglich zu machen scheint.

Angst bei der Konfrontation mit einer Krebserkrankung ist normal, wenn mit ihr umgegangen werden kann, sie vielleicht sogar die Konzentration auf das weitere Leben verstärkt und darauf, was diesem Leben Sinn gibt.

Angst durch Gespräche „entgiften"

Angst macht häufig sprachlos, oder Sie bekommen die vorschnelle Antwort: „Sie brauchen keine Angst zu haben!" Solche Äußerungen sind bei Angst so hilfreich wie „Du mußt doch nicht verliebt sein!" bei Liebeskummer. Eine junge Frau berichtete die gutgemeinte Bemerkung des chirurgischen Assistenzarztes, der ihr mitgeteilt hatte, daß der entfernte Brustknoten sich doch als bösartig herausgestellt hatte: „Ich würde Ihnen ja gerne helfen, aber für Angst bin ich nicht zuständig." Mit der eigenen Angst nicht verstanden zu werden macht selbst wieder Angst, die in der Medizin zunehmend die Sprache des Körpers benutzt, wenn nur der Körper Beachtung findet.

Der Arzt ist aber nicht nur diagnostisches, sondern gleichzeitig auch wichtiges therapeutisches Instrument für die Angst krebskranker Menschen. Wird Krebs benannt, so löst dieses Wort natürlich bei vielen Menschen zuerst einmal düstere Phantasien aus. Patienten kommen jedoch nicht besser mit ihrer Krankheit zurecht, wenn im ärztlichen Gespräch das Wort „Krebs" krampfhaft vermieden und blumig umschrieben wird[144]. Ungewißheit erzeugt und vermehrt Angst. Deshalb führt eine ausreichende, sachliche und trotzdem einfühlsame Information über Befunde zu deutlich geringeren Ängsten, selbst wenn die Befunde ungünstig sind.

Auch wenn Sie als Patient Angst vor Befunden haben, fragen Sie trotzdem beharrlich nach, bis Sie eine klare Auskunft erhalten. Formulieren Sie die Information in Ihren Worten, wenn Sie sich nicht sicher sind, ob Sie richtig verstanden haben. Lassen Sie sich aber auch keine Information aufdrängen, die Sie zu diesem Zeitpunkt nicht wollen oder benötigen. Vielleicht stellen Sie sich die Frage: „Wieviel Zeit habe ich noch?" Alle zeitlichen Prognosen für Ihren Krankheitsverlauf können nicht mehr als grobe spekulative Schätzungen sein, die an Hand des tatsächlichen Verlaufes korrigiert werden müssen. Klinisch erfahrene Ärzte werden somit mit genauen Zeitangaben immer eher zurückhaltend sein, aber offenen Gesprächen über Ihre Zukunftsunsicherheit nicht ausweichen. Sind Sie immer skeptisch, wenn Ihnen möglicherweise sogar ungefragt mitgeteilt wird, Sie hätten noch so oder so lange zu leben. Entsprechende Statistiken beziehen sich immer auf Tote und auf Durchschnittswerte. Sie dagegen sind lebendig und kein Durchschnittspatient.

„Herr Doktor, sagen Sie mir bitte nicht, daß ich Krebs habe! Ich weiß von meinen Metastasen, möchte aber heute nichts davon hören!" flehte eine ältere Frau mit metastasierendem Brustkrebs, die jahrelang andernorts behandelt worden war, bei der ersten Vorstellung bereits in der Tür des Untersuchungsraumes. Patienten haben ein informationelles Selbstbestimmungsrecht, das heißt ein Recht zu erfahren, was sie betrifft, und ein Recht, nicht zu erfahren, was sie im Moment nicht wissen wollen. Stets haben sie aber ein Recht auf ehrliche Antworten[145]. Nichts steigert Ängste mehr als die Unwahrheit, weil dann offensichtlich die Wahrheit so schrecklich sein muß, daß sie nicht ausgesprochen werden kann[146]. Übrigens verlief

---

144 Dunn SM, Patterson PU, Butow PN, Smartt HH et al. Cancer by Another Name: A Randomized Trial of the Effects of Euphenism and Uncertainty in Communicating With Cancer Patients. Journal of Clinical Oncology 1993; 11: 989–996.

145 Braun O. Wahrhaftigkeit im Umgang mit dem kranken Menschen. Deutsches Ärzteblatt 1990; 87: B-881–883.

146 Kappauf HW. Die Schädlichkeit barmherziger Lügen. Geriatrische Praxis 1989; 2: 42–45.

das Gespräch mit der Patientin sehr lebendig und befaßte sich intensiv und offen mit ihrer Krebserkrankung, der Behandlung, den gegenwärtigen Befunden und ihrer Weise, damit umzugehen. Sie umarmte mich beim Hinausgehen, weil ihre anfängliche Bitte ernst genommen worden war – und damit ihre inhaltliche Bedeutung verloren hatte.

In der Auswertung eines Modellprojektes „Kooperation von Ärzten mit Selbsthilfegruppen zur Effektivitätsverbesserung der ambulanten medizinischen Versorgung"[147], das in verschiedenen Regionen Deutschlands erprobt worden war, fand sich ein eindrucksvoller Zusammenhang zwischen der Angst der Krebspatienten und der Sprachlosigkeit der betreuenden Ärzte: Die Untersucher beschrieben als „typische psychische Reaktion von Krebspatienten auf ihre Erkrankung eine Mischung aus Angst und Niedergeschlagenheit", wobei die alles beherrschende Angst und die gedrückte Stimmung der Anfangszeit im Laufe der Krankheitsauseinandersetzung abnehmen, aber zu manchen Zeiten (z.B. vor Nachsorgeterminen) immer wieder mehr in den Vordergrund traten. Im Vergleich zu Krebspatienten, die sich durch ihren Arzt – es handelte sich zumeist um Hausärzte –, durch einfühlsame Zusprache und hilfreiche Information gut unterstützt erlebten, berichteten Patienten, die eine „sprechende Medizin" bei ihren Ärzten vermißten, ungefähr doppelt so häufig über ausgeprägte Angst und starke depressive Verstimmungen in den ersten zwei Jahren nach der Diagnosestellung. Bei guter Unterstützung durch den Arzt gab die Hälfte der Patienten gar keine Zustände von Angst und Unruhe oder Depression an, während unter diesen Gefühlsreaktionen 79 Prozent der Patienten litten, die sich nicht oder nur gering unterstützt erlebten. Ähnlich deutlich wirkte sich eine „sprechende Medizin" auch auf Schlaf- und Befindlichkeitsstörungen, die Schmerzkontrolle und die „Regiekompetenz" der Patienten aus. Mit Regiekompetenz bezeichneten die Projektleiter dabei die Fähigkeit der krebskranken Menschen, mit dem gegenwärtigen Leidensdruck fertig zu werden, wieder Selbstvertrauen zu entwickeln und zukünftige Probleme zu meistern.

[147] Waltz M, Schneider M. Leben mit Krebs – Patientenerfahrungen mit ambulanter Nachsorge und individueller Gesundheitsförderung. Köln 1993. Schriftenreihe zur Gesundheitsforschung der Brendan-Schmittmann-Stiftung.

Bereits einfühlsame Informationen und Gespräche in der hausärztlichen Sprechstunde beeinflussen das psychische Befinden krebskranker Menschen entscheidend. Daß sich mit zeitintensiveren psychologischen oder psychotherapeutischen Gesprächsangeboten in Form von Einzel-, Familien- oder Gruppengesprächen erfolgreich die Angst, Stimmungslage und Fähigkeit zur Krankheitsbewältigung von Krebspatienten verbessern lassen, ist schon seit vielen Jahren gut belegt[148]. Derartige Behandlungsergänzungen werden später noch ausführlich dargestellt werden. Sprechen über Angst mit Menschen, die selbst ihre Angst aushalten können, gibt der Angst eine greifbare Struktur, sie wird für Sie konkret angreifbar. Ängste werden dadurch „entgiftet", so benennt Professor David Spiegel von der Stanford-Universität in Kalifornien diesen Aspekt seiner Gruppengespräche mit Krebspatienten[149].

„Gegenmittel" gegen die Angst sind aber genauso Gespräche mit einem Ehepartner oder Lebensgefährten und mit Freunden. Sie als Patient können ihnen anfangs helfen, weil diese Bezugspersonen nicht selten Angst vor Ihrer Angst haben. Gespräche über Angst und die Gegebenheiten oder Befürchtungen, die Ihnen Angst machen, verstärken nicht die Angst. Derartige Gespräche verleihen allenfalls der schlecht verborgenen Angst ein Gesicht und möglicherweise auch Tränen. Wenn Sie weinen, wird deshalb die Angst nicht größer – eher gelöst, weil Sie über die Energie verfügen können, mit der Sie die Angst verborgen gehalten haben. Durch Tränen verlieren Sie und auch Ihre Gesprächspartner nicht das Gesicht, allenfalls etwas Schminke. Sie werden mit Ihrer Angst bereits besser umgehen können, wenn Sie im Gespräch erleben, wie Menschen, die Ihnen viel bedeuten, Ihre Angst fühlen und aushalten.

Keine Angst vor der Angst!

Haben Sie einen ungünstigeren Krankheitsverlauf zu befürchten, wenn Sie nach der Krebsdiagnose immer wieder starke Angst über-

---

148 Frischenschlager O, Brömmel B, Russinger U. Zur Effektivität psychosozialer Betreuung Krebskranker – Eine methodenkritische Literaturübersicht (Stand Dezember 1990). PPMP Psychotherapie Psychosomatik med Psychologie 1992; 42: 206–213.

149 Spiegel D. Effects of Psychosocial Support on Patients with Metastatic Breast Cancer. Journal of Psychosocial Oncology 1992; 10: 113–120.

fällt und in ein Stimmungsloch fallen? Vielleicht müssen Sie gleichzeitig zur eigenen Krankheit derzeit noch andere Belastungen durchstehen, so daß Sie manchmal glauben, nicht genügend Kraft für die Auseinandersetzung mit der Krankheit zu besitzen. Beziehungskonflikte, Anforderungen von pflegebedürftigen Familienangehörigen oder der kürzliche Tod eines nahestehenden Menschen erschweren häufig eine Neuorientierung und das eigene Bemühen, trotz der Krebserkrankung wieder festen Boden unter den Füßen zu bekommen.

Untersuchungen zeigten keinen Zusammenhang zwischen belastenden gegenwärtigen oder nur kurz zurückliegenden Lebensereignissen und dem Rückfallrisiko beispielsweise bei brustkrebskranken Frauen[150]. Auch Reaktionen von Angst und Depression sind keine Merkmale, die eine schlechtere Prognose anzeigen. Trotzdem benötigen sie therapeutische ärztliche Aufmerksamkeit und Zuwendung. Manche Untersuchungen belegten sogar einen eher günstigeren Krankheitsverlauf und bessere Heilungschancen bei Patienten, die sich anfangs nur schwer psychisch mit der diagnostizierten Krebskrankheit abfinden konnten und vermehrt mit Angst oder gedrückter Stimmung reagierten[151, 152]. Solche Befunde stützen die dargestellte Auffassung, daß Angst, wenn sie nicht lähmt, in bedrohlichen Situationen nützlich sein kann, weil sie Kräfte aktiviert und konzentriert und besser abschätzen hilft, was jetzt im Moment wirklich wichtig ist. Diese Entscheidungen und Einschätzungen weisen dann Perspektiven, die bereits Wege aus der Angst sind und die Angst in ihrer Funktion überflüssig werden lassen. Sie übernehmen damit wieder das Steuer und erleben sich nicht mehr in den Worten einer Patientin als „Blatt im Wind" und Spielball Ihrer Ängste. Nicht die völlige Angstfreiheit ist ein Zeichen von psychischer Gesundheit und Stabilität, sondern vielmehr die Fähigkeit und Sensibilität, Angst wahrzunehmen und mit ihr umgehen zu können. Angst macht oft sprachlos, aber durch Sprechen werden Sie Angst los.

---

150 Baraclaugh J, Pinder P, Cruddas M, Osmond C et al. Life events and breast cancer prognosis. British Journal of Medicine 1992; 304: 1078–1081.

151 Dean C, Surtees PG. Do psychological factors predict survival in breast cancer? Journal of Psychosomatic Research 1989; 33: 561–569.

152 Fawzy FI, Fawzy NW, Hyun CS, Elashoff R et al. Malignant Melanoma: Effects of an Early Psychiatric Intervention. Coping and Affective State on Recurrence and Survival 6 Years Later. Archives of General Psychiatry 1993; 50: 681–689.

„Krebs ist nicht abendfüllend! … mir würde nicht im Traum einfallen, ein Krebsbuch zu schreiben!“

(Toya Maissen, Journalistin, über ihre Krebserkrankung)

Warum gerade ich?

Komplizierte Verhältnisse: Ursache, Schuld, Verantwortung, Sinn

Vorwürfe an die moderne Medizin zielen oft gerade auf ihr säkulares, wissenschaftliches Standbein: „Die Schulmedizin" würde bei der Beschreibung von Krankheitsbildern auf der formalen Ebene stehenbleiben und diese nur auf einer rationalen Ebene *ab*klären, dagegen eine *Er*klärung schuldig bleiben. Geschehnisse aber, die nicht gedeutet würden, seien bedeutungslos, und eine Krebserkrankung könne beileibe nicht als bedeutungslos abgetan werden. Eine solche Kritik erinnert die streng naturwissenschaftlich orientierte Medizin gleichsam an ungeliebte Verwandte. Wenn man das kausale Denken, die *Suche nach den Ursachen*, als Mutter der modernen Naturwissenschaften bezeichnet, dann hat diese erfolgreiche Frau zumindest eine gerne totgeschwiegene Zwillingsschwester, die *Schuldzuschreibung* – „kausal" leitet sich vom lateinischen Wort causa ab, das sowohl Ursache als auch Schuld bedeutet. Ursache und Schuld, diese beiden – in geschichtlichen Altersdimensionen – gestandenen Weibsbilder, werden durchaus gelegentlich von ihren ehrenwerten Liebhabern verwechselt, auch wenn diese Herren verschiedenen, teilweise unversöhnlichen Denkrichtungen angehören. Immer wieder kommen auch Dreiecksbeziehungen ans Licht. Etwas abgeklärter, aber ebenso unwiderstehlich sind zwei weitere sehr sympathische, reife Frauen, die *Sinngebung* und die *Verantwortung.* Ihre Liebhaber streiten sich, ob es sich bei ihnen jeweils um eine Schwester, enge Freundin oder gar die Mutter der Zwillinge handelt.

Diese geschichtliche und geistige Verwandtschaft einer Ursachensuche, eventuellen Schuldzuweisung, Krankheitssinngebung und Übernahme von Verantwortung für die Krankheit und Gesundung wurde bewußt familiär und menschlich dargestellt. Es sollte deutlich werden, daß sich hinter Fragen nach Ursache, Schuld und Sinn auch bestimmte weltanschauliche Menschenbilder verstekken, die an Kranke verschiedene Anforderungen stellen.

Als Kranker sollten Sie sehr hellhörig sein, wenn Ärzte, Heilpraktiker, Krankenschwestern, Bekannte oder Freunde auf Ihre Frage „Warum gerade ich?" sehr schnell eine Antwort parat haben: „Na, Sie haben doch geraucht!" – „Krankheiten sind ein Weg der Seele, hinter jeder körperlichen Krankheit steckt ein seelisches Krankheitsbild." – „Die Krebskrankheit ist einfach eine ‚schicksalhafte Panne', wie beim Auto." – „Mit Krankheiten möchte uns Gott prüfen." Es handelt sich bei diesen Antworten um Deutungen, keineswegs aber um Wahrheiten. Manche derartige Erklärungen können Ihnen als Patient in Ihrer Krankheitsauseinandersetzung durchaus helfen, falls sie gleichzeitig Handlungsmöglichkeiten aufzeigen und Sie sich darin wiederfinden können. Andere Patienten, für die diese persönliche Stimmigkeit nicht gilt, werden jedoch möglicherweise zusätzlich zu ihrer Krankheit sehr belastet, besonders wenn eine solche Krankheitssichtweise mit Wahrheit gleichgesetzt wird. Ziehen Sie sich keinen Schuh an, der sie drückt, sondern nur einen, mit dem Sie auf dem Weg durch Ihre Krankheit auch vorwärtskommen. Genauso wie nur Sie allein, kein anderer Mensch, Ihren Schmerz spüren können, Sie diesen Schmerz anderen aber mitteilen können, so können auch nur Sie allein Ihrer Krankheit eine Bedeutung oder einen Sinn geben. Möglicherweise ändern sich in einem Gespräch Ihre Sinngebung und Bedeutungszuschreibung, ähnlich wie Sie während eines vertieften Gesprächs Schmerzen anders wahrnehmen. Eine Deutung kann auch darin bestehen, daß Sie keinen Sinn sehen. In Gesprächen am Krankenbett und in der Sprechstunde überraschten uns immer wieder Patienten mit der Bemerkung: „Natürlich habe ich mir auch die Frage gestellt ‚Warum ich?', aber bei der Häufigkeit von Krebs habe ich mir dann gedacht: ‚Warum gerade ich nicht!'"

In mehreren Untersuchungen wurde der Frage nachgegangen, welche Rolle bei krebskranken Patienten eigene Krankheitsdeutungen spielen und ob mit bestimmten Sichtweisen die Anpassung an und Auseinandersetzung mit der Krankheitssituation erleichtert wird. 95 Prozent aller befragten Brustkrebspatientinnen und

63 Prozent der Bezugspersonen hatten in einer Untersuchung von Shelley Taylor in Los Angeles Erklärungsmodelle für die Krankheit[153]. Derartige Deutungen gewinnen offensichtlich im Verlauf der Auseinandersetzung mit der Krankheit an Bedeutung. Während zum Diagnosezeitpunkt nur etwa jede vierte Patientin eine eigene Erklärung wichtig erachtete, waren es später doppelt so viele. Die verschiedenen persönlichen Krankheitserklärungen – 41 Prozent der Frauen führten ihre Krankheit auf „Streß" zurück – erlaubten keine Zuordnung dahingehend, wie gut die Frauen mit ihrer Krankheit zurechtkamen. Dagegen schafften die Patientinnen deutlich besser eine Neuorientierung, die Verantwortung für die Lebenssituation übernahmen und weniger eine Schuld außerhalb suchten. Diese vordergründig widersprüchlichen Ergebnisse zeigen noch einmal, wie sich in Antworten auf die Frage „Warum ich?" sowohl eigene Vorstellungen über die Krankheitsursache als auch Schuldzuschreibungen und entsprechende Handlungsanleitungen finden.

Die Antwort „Ich hatte zuviel Streß!" kann nämlich mit Übernahme von Verantwortung gekoppelt sein: „Ich war einfach ein Hansdampf in allen Gassen, habe mir auch immer viel aufhalsen lassen, jetzt möchte ich mehr auf mich aufpassen." Andererseits kann Streß als Krankheitserklärung genauso eine Schuldzuweisung beinhalten: „Mein Mann hat nie Rücksicht genommen, er hat sich nie um Haushalt und Kinder gekümmert, obwohl ich ja genauso berufstätig war – ich war überlastet!" Hier wird der Unterschied zwischen Schuld und Verantwortung deutlich, den ein älterer Patient mit metastasierendem Darmkrebs so auf den Punkt gebracht hat: „In meiner Krankheit halte ich nicht Rückschau nach Schuld, sondern wichtig ist mir die Vorausschau, was zu machen ist. Dabei suche ich auch in mir Quellen der Kraft ... es ist auch ein Versuch der nichtvollendeten Sinnfindung."

Macht Religiosität die Krankheit leichter?

Menschen, die eine Bedrohung in ihre Lebens- und Weltsicht einbauen können, verfügen in der bedrohlichen Situation weiterhin

153 Taylor S, Lichtman R, Wood J. Attributions, Beliefs About Control, and Adjustment to Breast Cancer. Journal of Personality and Social Psychology 1984, 46: 489–502.

über ein Orientierungssystem, das ihnen eine persönliche Weiterentwicklung ihres Menschseins ermöglicht. Derartige Erfahrungen sind von Menschen hinlänglich beschrieben, die länger anhaltende, lebensbedrohliche Gefahrensituationen überlebten, beispielsweise Katastrophen oder Konzentrationslager[154]. Viele Menschen sind der Meinung, daß eine richtige religiöse Haltung vor Krankheiten bewahren könne und noch mehr sind überzeugt, daß religiöse Praktiken eine Genesung beschleunigen. Die dafür häufig ins Feld geführten wissenschaftlichen Untersuchungen müssen jedoch differenzierter diskutiert werden.[155] Unbestritten leben viele religiöse Menschen gesünder und ihre Einbindung in eine kirchliche Gemeinde eröffnet ihnen oft eine nicht zu unterschätzende soziale Einbindung und segensreiche mitmenschliche Unterstützung. Fällt religiösen Menschen die Auseinandersetzung mit einer Krebserkrankung leichter? Finden sie sich in dem häufig als eher zynischen Trost mißbrauchten Ausspruch des genialen Mathematikers und tiefgläubigen französischen Philosophen Blaise Pascal (1623–1662) wieder: „Krankheit ist der Ort, an dem wir lernen"? – Diese philosophische Sichtweise bedeutet übrigens keineswegs, sich mit diesem Ort anzufreunden. Der Kieler Psychologieprofessor Thomas Küchler, der seit vielen Jahren Krebskranke therapeutisch begleitet, bestätigte in einer Untersuchung, daß Kranke, die sich als tief religiös bezeichneten, in der Regel gut mit ihrer Krankheit zurechtkamen. Fast im gleichen Ausmaß traf dies aber auch für die Krebskranken zu, die für sich eine Religiosität im traditionell kirchlichen Verständnis eindeutig ablehnten.

Auch unsere klinischen Erfahrungen bestätigen, daß sehr verschiedene Lebenssichtweisen in einer lebensbedrohlichen Krankheit Orientierung geben können. Kranke setzen keineswegs Spiritualität und Religiosität mit Kirche gleich. Eher hilflos reagieren Patienten, die mehr in einer religiösen Drohbotschaft als einer Frohbotschaft verwurzelt sind und ein dahingehend regeltreues Verhalten als Lebensversicherung gegen Schicksalsschläge auffassen. Die Frage „Warum ich?" führt dann häufig zu selbstquäleri-

---

[154] Zum Beispiel sehr lesenswert: Jacques Lusseyran. Das wiedergefundene Licht. München 1989. dtv.

[155] Sloan R P, Bagiella E, Powell T. Religion, spirituality, and medicine. Lancet 1999; 353: 664–667.

schen Grübeleien, die in überkommenen Mustern von Schuld und Strafe steckenbleiben. Derartige archaische Krankheitsdeutungen im Sinne von „Krankheit als der Sünde Sold" ziehen sich durch die gesamte abendländische jüdisch-christliche Kultur und sind auch heute noch bei Patienten weit verbreitet.[156] „Warum hat mich der liebe Gott so krank gemacht?" fragte ein leukämiekranker Junge die Mutter eines anderen krebskranken Kindes und brachte sie damit zum Weinen. Sie hatte selbst seit Monaten eine Erklärung für die Krankheit ihrer Tochter gesucht und sich die Schuld zugeschrieben, weil sie sich „egoistisch" dieses Kind so sehr gewünscht hatte. Mit der Ausnahme von fundamentalistischen Richtungen gehen christliche Theologen heute sehr auf Abstand zu Krankheitsdeutungen, die göttliches Walten analog den feudalen Denk- und Verhaltensmustern einer Mafiafamilie zu erklären versuchen. Andererseits wird in der Medizin zunehmend die Bedeutung wahrgenommen, die für viele Patienten eine religiöse oder spirituelle Krankheitsauseinandersetzung hat[157].

Wenn Sie bei der Frage „Warum gerade ich, warum mein Partner, warum mein Kind?" mit Ihrem Gott hadern, so zögern Sie nicht, mit einem Seelsorger zu sprechen, entweder in Ihrer Gemeinde oder im Krankenhaus mit dem Klinikseelsorger. Genausowenig wie medizinisches Wissen bereits eine vertrauensvolle Arzt-Patient-Beziehung schafft, garantiert ein theologisches Diplom noch nicht, daß Sie sich in Ihrer existentiellen Not und mit Ihren Fragen von jedem Seelsorger gleich gut verstanden fühlen. Nicht nur bei Ärzten haben Sie die Möglichkeit „einer zweiten Meinung".

Vielleicht schaffen Sie es auch in Gesprächen mit wohlmeinenden Angehörigen und Freunden nicht, einen Strudel quälender Gedanken hinter sich zu lassen, die endlos um die gleiche Frage „Warum ich?" kreisen. Sie sollten und können sich in einem solchen Fall eine kompetente, beratend oder psychotherapeutisch unterstützende Hilfe holen. Fragen Sie Ihren Arzt nach Möglichkeiten. Denn Sie sollen wieder den Blick frei bekommen auf andere Seiten Ihres Lebens und Möglichkeiten Ihres konkreten Hier und Jetzt.

---

156 Fischer E. Warum ist das gerade mir passiert. Freiburg i. Br. 1993, Herder.

157 Feher S, Maly RC. Coping with breast cancer in later life. The role of religious faith. Psycho-oncology 1999; 8: 408–416.

Gibt es eine „richtige" Krankheitseinstellung?

Von Menschen und Drachen

Als Ausdruck unseres Denkens und unserer mittelbaren Erfahrung beschreibt unsere Sprache, wie Patienten mit schweren Erkrankungen umgehen: „Gegen die Krankheit ankämpfen", „sich nicht von der Krankheit unterkriegen lassen", „die Krankheit besiegen" oder „der Krankheit unterliegen", „den Kampf aufgeben", „in die Krankheit einwilligen". So kommt rein sprachlich in der Auseinandersetzung mit einer Krankheit eine eher passive Haltung einer resignativen Kapitulation gleich. Fast selbstverständlich hingegen wird eine aktive, kämpferische Einstellung als erfolgversprechender eingeschätzt. Ist damit die Frage nach der „richtigen" Krankheitseinstellung bereits selbstredend beantwortet? Interessanterweise finden sich kämpferische Formulierungen wenig in Verbindung mit schweren Krankheiten, die als Verschleiß oder Überstrapazierung des Körpers aufgefaßt werden. Hier plädiert die Sprache eher für Schonung. Kaum werden sie beispielsweise hören: „gegen den Herzinfarkt ankämpfen" oder „die Alzheimer-Krankheit besiegen". Der kämpferische Sprachgebrauch fällt vielmehr fast ausschließlich bei Krankheitsbildern auf, die auf einen äußeren Feind zurückgeführt werden, der in den Körper eindringt und das Weiterleben bedroht. So beschrieben werden Infektionskrankheiten mit ihren körperfremden Krankheitserregern, aber genauso gängige Vorstellungen von „dem Krebs", der „bösartig" den Körper „befällt". Der alte vielgestaltige Mythos des „Drachentöters" bietet sich deshalb als Modell einer erfolgversprechenden Krankheitsbewältigung an: Indem der Kranke sich der „Bestie Krebs" offen stellt und sie furchtlos bekämpft, kann er die bösartige Bedrohung des Lebens überwinden[158]. Analog zur Hochzeit mit der Königstochter winken ihm Heilung und Gesundheit.

[158] Gray RE, Doan BD. Heroic Self-Healing and Cancer. Clinical Issues for the Health Professions. J Palliative Care 1990; 6: 32–41.

Nun ist in der biologischen Realität eine Krebserkrankung genausowenig ein äußerer Feind, Fremdkörper oder böses Tier wie die verstopften Kranzarterien eines Herzinfarktpatienten. Wenn die geläufigen Sprachbilder also nicht das eigentliche Wesen der Krebserkrankung beschreiben, sondern weitgehend nur unsere Vorstellungen von ihr, so drängen sich zwei Fragen auf:

1. Erweist sich möglicherweise eine aktive, kämpferische Haltung auch nur in unserer Vorstellung günstiger für den Krankheitsverlauf?
2. Wer bekommt die Königstochter (die Heilung), wenn es keinen Drachen gibt?

Falsche Schlußfolgerungen aus richtigen Beobachtungen

In der Medizingeschichte waren immer wieder aus klinischen Beobachtungen Zusammenhänge zwischen Persönlichkeitsfaktoren und dem Verlauf von Krebserkrankungen hergestellt worden. Wirklich systematische Untersuchungen zu diesem Thema ließen bis zu den siebziger Jahren dieses Jahrhunderts auf sich warten. Renommierte Forschergruppen vor allem in den USA[159, 160] und in England[161] veröffentlichten damals Ergebnisse, die gängige, plausibel erscheinende Vorstellungen zu bestätigen schienen. Denn danach lebten Patienten länger, wenn sie

- gut mit ihrer Krankheit zurechtkamen oder diese eher verdrängten,
- ihre Gefühle besser äußern konnten, vor allem auch negative Gefühle,
- „Kampfgeist" und einen starken Lebenswillen zeigten,
- wenig angepaßt, damit öfters unzufrieden und eher „schwierig" waren.

Eine eher kürzere Überlebenszeit fand sich hingegen, wenn sie

- emotional stark belastet waren (Angst, Depression, „Streß"),

---

159 Weisman AD, Worden JW. Psychosocial analysis of cancer deaths. Omega 1979; 6: 61–75.

160 Derogatis LR, Abeloff MD, Melisaratos N. Psychological coping mechanisms and survival time in metastatic breast cancer. JAMA 1979; 242: 1504–1508

161 Greer HS, Morris T, Pettingale KW, Psychological response to breast cancer: effect on outcome. Lancet 1979; ii: 785–787.

- die Krankheit eher stoisch hinnahmen,
- Hilf- und Hoffnungslosigkeit zeigten.

Damit gab es eine wissenschaftliche Basis für „richtiges" und „falsches" verhalten bei einer Krebserkrankung. Folgerichtig wurden nun von einigen Ärzten und Psychologen Bücher speziell für Krebskranke geschrieben, da ihr Krankheitsverlauf ja offensichtlich von ihrer Einstellung und ihrem Verhalten abhing. Mehrere dieser vorwiegend amerikanischen Bücher wurden weltweite Bestseller und sind auch heute bei Krebspatienten noch sehr aktuell, obwohl die Autoren selbst inzwischen einige Inhalte anders beurteilen. Das erste Buch, das Krebskranke ermutigte, neben der konventionellen Behandlung Momente der Selbstheilung und psychologische Hilfen zu nutzen, erschien 1977 unter dem Titel *Sie können um Ihr Leben kämpfen*[162]. In ihm hatte der großartige Pionier der psychotherapeutischen Begleitung von Krebskranken, der amerikanische Psychologe und Hochschullehrer Dr. Lawrence LeShan, seine jahrzehntelangen Erfahrungen mit und für Krebspatienten zusammengefaßt. In den siebziger Jahren berichtete zudem die psychologische Forscherin Dr. Jean Achterberg, wie sie bei Krebskranken innere Bilder, also vor allem angenehme Vorstellungsbilder – *Imaginationen* –, therapeutisch nutzte[163]. Diese Methode war in der Psychologie und Psychotherapie lange bekannt. Sie unterstützte mit ihrer Erfahrung die Arbeit des jungen Strahlentherapeuten, Dr. Carl Simonton, der sich dem in den spätsechziger Jahren außerhalb der Medizin blühenden psychologischen Denken sehr aufgeschlossen zeigte. Seine damalige Frau hatte sich als Psychologin mit beruflich oder sportlich außergewöhnlich erfolgreichen Menschen beschäftigt und wollte ihre Erkenntnisse für Patienten nutzen. Dazu ergänzte Dr. Simonton ab Anfang der siebziger Jahre die Behandlung seiner Krebspatienten durch Entspannungs- und Imaginationstechniken. Die Patienten und Therapeuten liehen sich dabei häufig ihre inneren Bilder aus dem Drachentöter-Mythos aus – oder seiner modernen Version, dem „Western". Sie stellten sich beispielsweise

---

162 So lautet die wörtliche Übersetzung des Originaltitels You can fight for your life. Die deutsche Ausgabe erschien jedoch unter dem etwas mißverständlichen Titel Psychotherapie gegen Krebs. Stuttgart 1982, Klett-Cotta.

163 Achterberg J, Lawlis F. Imagery of Cancer. Champaign, III. 1978, Institute for Personality Testing.

gute weiße Ritter vor, die gegen böse Zellen ihres Körpers in den Kampf zogen. Die Simontons beschrieben 1978 in ihrem Buch *Wieder gesund werden*[164], wie Krebskranke durch diesen Behandlungsansatz besser mit ihrer Krankheit zurechtkamen und ihre statistische Prognose deutlich übertragen. Diese Einschätzung löste heftige, teilweise berechtigte, teilweise eher polemische Kritik aus, wodurch das Buch noch schneller weltweit auf den Bestsellerlisten vorrückte. Vielerorts wird somit die recht vielfältige Technik der *Imagination* allein oder in Verbindung mit Entspannungsübungen nur noch als *Visualisierung* oder schlicht *Simonton-Methode* verstanden.

Die Simontons beschrieben in ihrem Buch vor allem die Patienten, die als „Drachentöter" erfolgreich waren. Ein Chirurg an der berühmten amerikanischen Yale-Universität, Dr. Bernie Siegel, vertiefte diesen Ansatz, indem er Merkmale dieser „außergewöhnlichen Krebspatienten"[165] zusammenstellte. Er propagierte Verhaltensweisen, mit denen jeder Krebspatient ein derartiger „außergewöhnlicher Krebspatient" werden könne[166]. Viele der Anregungen für Patienten und noch mehr für Ärzte und ihren Umgang mit Krebskranken können nur dick unterstrichen werden. Sie nehmen den Patienten als Mensch ernst und können ihm helfen, wieder Zutrauen zu sich zu gewinnen. Nicht bestätigen hingegen ließ sich Dr. Siegels Behauptung, daß durch sein Programm Krebspatienten wirklich länger leben[167].

In zahlreichen Büchern, Informationsbroschüren und Zeitschriftenspalten finden sich jedenfalls gegenwärtig reichlichst vielfältige konkrete Hinweise, wie Sie als Patient mit Ihrer Krankheit und Ihren Gefühlen umgehen sollten, um Ihre Heilungschancen zu verbessern. Patienten bemerken so bisweilen in der Sprechstunde: „Mit dem Visualisieren komme ich einfach nicht zurecht, aber das

---

164 Simonton OC, Matthews-Simonton S, Creighton J. Wieder gesund werden. Reinbek 1982, Rowohlt.

165 exceptional cancer patients („ecap").

166 Siegel BS. Love, Medicine and Miracles. New York 1987. Harper & Row; dt.: Prognose Hoffnung: Heilerfolge aus der Praxis eines mutigen Arztes. Düsseldorf 1988, Econ.

167 Gellert GA, Maxwell RM, Siegel BS. Survival of breast cancer patients receiving adjunctive psychosocial support therapy. A 10-year follow-up study. J Clinic. Oncology 1993; 11: 66–69.

wär' doch wichtig, oder?" – „Ich habe mich mit meiner Lebensweise doch sehr wohl gefühlt! – Ich möchte da eigentlich nichts ändern." Häufig sind es mehr die Angehörigen, die sich Sorgen machen: „Unsere Mutter ist zu angepaßt! Sie müßte doch das Leben ändern!" – „Mein Mann kann seine Gefühle nicht zeigen, er verdrängt viel, das ist doch bei Krebs ungünstig." – „Er ist zu depressiv, müßte doch positiv denken und viel mehr kämpfen!" – „Warum wird hier nicht bei allen Krebspatienten die Simonton-Methode eingesetzt?"

Mit Recht fragen Sie vielleicht, warum nicht die Erkenntnisse über prognoseverbessernde Einstellungen und Verhaltensweisen[168] breit in eine andere onkologische Behandlungspraxis der Krebsmedizin umgesetzt wurden. Sind die meisten Ärzte derartig engstirnig und gleichgültig gegenüber dem Schicksal ihrer Patienten? Oder handelt es sich bei den propagierten zeitgenössischen „Drachentöter"-Versionen nur um Märchen der Gegenwart?

Der mögliche Einfluß von Persönlichkeitsmerkmalen und Verhaltensmustern auf den Verlauf einer Krebserkrankung muß genauer differenziert werden:

- Werden die Heilungsaussichten verbessert?
- leben Patienten länger, ohne damit geheilt zu sein?
- Oder wird ihr Befinden und insgesamt ihre Lebensqualität verbessert, ohne daß die Kranken deshalb unbedingt länger leben?

Einige fundierte Untersuchungen der letzten Jahre, die weiter unten noch ausgeführt werden, erlauben genauere Antworten auf diese Fragen. Da unsere Sichtweise dadurch komplexer geworden ist, wurden diese genauso wichtigen wie hilfreichen Erkenntnisse bisher erstaunlich wenig in den Medien und auch in der medizinischen Praxis aufgegriffen. Vereinfachungen machen eben bessere Schlagzeilen.

Trotzdem fragen Sie zu Recht, warum wohl intelligente Ärzte ihre täglichen Behandlungserfahrungen und wissenschaftliche Untersuchungen unterschiedlich bewerten? Erinnern Sie sich an das Märchen Dornröschen[169]. Der Stich mit der Spindel ist mit der Krebsdiagnose zu vergleichen. Sie schafft ganz plötzlich für den Patienten, aber auch für die Familie und nächste Umgebung – im Mär-

---

168 Pettingale KW, Morris T, Greer S, Haybittle JL. Mental Attitudes to Cancer. An Additional Prognostic Factor. The Lancet 1985: 750.

169 Nach Grimms Märchen.

chen alle Schloßbewohner – eine völlig andere Realität, die von der nicht betroffenen Außenwelt gleichsam durch eine Hecke trennt.

Wie lassen sich die Gesundheit und Zukunftspläne – im Märchen die Königstochter – wieder erwecken? Erfolgreich ist der zuversichtliche Königssohn, der sie mutig sucht und findet.

Sie können somit schlußfolgern: Gesundheit als höchstes Gut – die wache Prinzessin – wird nur durch eine aktive, kämpferische Einstellung wiedererlangt nach dem Motto: Wer wagt, gewinnt!

Kritiker werden aber gewichtig dagegen argumentieren: Hatten die anderen Prinzen, die in den Jahren vorher furchtlos in die Hecke eingedrungen waren, nicht eher noch mehr Mut bewiesen und waren trotzdem gescheitert? Beim erfolgreichen Königssohn öffnete sich die Hecke dagegen von selbst, eben weil die hundert Jahre abgelaufen waren. Ohne es zu wissen, war er einfach zum richtigen Zeitpunkt zur Stelle. Analog würden bei Krebserkrankungen neben den biologischen Tumormerkmalen Gegebenheiten den Verlauf entscheiden, die wir noch nicht genau benennen können. Für den Kranken sei es wichtig, das Ziel der Besserung oder Heilung anzustreben, aber diese Einstellung entscheide eher in geringem Ausmaß über den Erfolg.

Krankheitsbewältigung ist wie eine Wetterkarte: selten stabil!

In den anfänglichen wissenschaftlichen Untersuchungen über den Zusammenhang von psychosozialen Gegebenheiten und Krankheitsprognose waren in der Tat wichtige biologische Tumormerkmale nicht berücksichtigt worden, weil sie damals noch nicht genügend in ihrer prognostischen Bedeutung erkannt waren. Als in späteren Untersuchungen die inzwischen bekannten biologischen Risikofaktoren genau beachtet wurden, konnten für die beschriebenen unterschiedlichen Verhaltensmuster keine unterschiedliche Prognose mehr belegt werden[170, 171].

---

170 Cassileth BR, Walsh WP, Lusk EJ. Psychosocial Correlates of Cancer Survival: A Subsequent Report 3 to 8 Years After Cancer Diagnosis. Journal of Clinical Oncology 1988; 6: 1753–1759.

171 Jamison RN, Bursih TG, Wallston KA. Psychogenic Factors in Predictin Survival of Breast Cancer Patients. Journal of Clinical Oncology 1987; 5: 768–772.

In den frühen Studien waren zudem die psychischen Merkmale in der Regel nur einmalig zu Beginn der Untersuchung erfaßt und bis fünfzehn Jahre später mit dem weiteren Krankheitsverlauf in Zusammenhang gebracht worden[172]. Sind diese Merkmale aber über diese langen Zeiträume wirklich so stabil wie die Augenfarbe? Dieser Frage ging die psychologische Bewältigungsforschung (Coping-Forschung) nach, die sich damit beschäftigt, wie Menschen schwierige Situationen bewältigen und welche Hilfen es ihnen erleichtern, zurechtzukommen. Der angloamerikanische Begriff *Coping* hat sich auch in Deutschland für die unterschiedlichen Verhaltensmuster oder Bewältigungsstrategien in der Krankheitsauseinandersetzung eingebürgert. Krebskranke, die nach der Diagnosestellung depressiv und hoffnungslos wirken, entwickeln nämlich oft nach einigen Monaten durchaus sehr viel „Kampfgeist". Umgekehrt können sich anfangs sehr kämpferisch motivierte Patienten nach einiger Zeit in einem „depressiven Loch" wiederfinden. Diese klinische Alltagserfahrung wurde in systematischen Untersuchungen bestätigt: Verhaltensmuster sind im Verlauf von Krebserkrankungen nicht stabil, so daß Schlußfolgerungen aus früheren Untersuchungen vorsichtiger bewertet werden mußten.

Professor Claus Buddeberg von der Abteilung für Psychosoziale Medizin der Universität Zürich hat hierzu in den letzten Jahren in einer gründlichen Untersuchung von Frauen mit Brustkrebs sehr aufschlußreiche Ergebnisse erarbeitet[173]: *Die* typische Brustkrebspatientin mit den *typischen* Merkmalen gibt es nicht. Zwischen der Art der Krankheitsverarbeitung und dem Krankheitsverlauf ließ sich kein Zusammenhang feststellen. Die Art der Coping-Muster war auch nicht vom Tumorstadium abhängig. Kranke mit einem fortgeschritteneren Krankheitsstadium sind beispielsweise keineswegs mehr depressiv, falls sie nicht größere körperliche Beschwerden haben. Insbesondere zeigte sich bei den Frauen mit einer längeranhaltenden depressiven Krankheitsverarbeitung kein schlechterer Krankheitsverlauf. Diese Frauen litten aber an ihrer gedrückten Stimmung und schätzten ihre Krankheitsbewältigung

---

172 Dean C, Surtees PG. Do psychosocial factors predict survival in breast cancer? J Psychosom Res 1989; 33: 561–569.

173 Buddeberg C. Brustkrebs – Psychische Verarbeitung und somatischer Verlauf. Stuttgart, New York 1992, Schattauer.

als ungünstig für die Genesung ein. Claus Buddeberg konnte zudem bestätigen: Die Krankheitsverarbeitung ist selbst bei stabilem Krankheitsverlauf, also ohne daß eine Verschlechterung oder ein Rückfall auftritt, ein sehr dynamischer Vorgang. Er konnte drei Patientengruppen unterscheiden, die er als konstante, variable und instabile „Coper" („Bewältiger") bezeichnete.

Konstante „Coper" sind Patienten, die sich unabhängig vom Krankheitsverlauf gleich verhalten. Bei Menschen mit derartig starrem Verhalten besteht die Gefahr, daß sie auf Veränderungen des körperlichen Befindens nicht oder sehr spät reagieren und Behandlungsabsprachen weniger befolgen. Dadurch kann das Risiko von Komplikationen steigen.

Die zweite Patientengruppe zeigt flexible, verschiedenartige Verhaltensmuster und kommt auch in belastenden Situationen ohne besondere therapeutische Unterstützung recht gut zurecht.

Patienten einer dritten Gruppe dagegen werden während der Behandlung und der anschließenden Nachsorge bereits durch geringe Anlässe in ihren Gefühlen hin und her geworfen und sollten genauso wie die Patientinnen mit sehr starren Verhaltensmustern besondere therapeutische Unterstützung erhalten.

Ihr Ziel ist, gesund zu werden – nicht ein Standardmensch

Diese Ergebnisse – nicht nur von der Arbeitsgruppe von Claus Buddeberg – enttäuschen natürlich diejenigen, die den häufigen „Heilsbotschaften" der Boulevardpresse und vieler Psycho-Gruppen anhängen im Sinne von „Positiv denken – Krebs heilen". Bedeutet dies aber, daß der einzelne Patient selbst nichts für seine Gesundung tun kann, sondern gleichsam wie der Prinz im Märchen Dornröschen das Glück der günstigen Umstände haben muß? Ist damit die eigene Haltung zur Krankheit völlig unerheblich? Nein! Eine solche Auffassung wäre ein Mißverständnis!

Um die Problematik überspitzt zu veranschaulichen, bitte ich Sie als Leser, sich mit mir auf das gemeinsame Gedankenspiel einer wissenschaftlichen Untersuchung des Lottospiels einzulassen:

Jede Woche spielen Millionen Menschen Lotto. Einige Tausend gewinnen, ganz wenige werden sogar sehr reich. Mit welcher Einstellung haben diese Glückspilze ihren Lottoschein ausgefüllt? Wir befragen sie systematisch: Einige sagen, sie hätten immer gewußt, daß sie mal das große Los ziehen würden ..., oder .... man könne ja nie wissen, eine Gewinnchance bestehe immer ... Wieder andere Gewinner erklären: „Aus Gewohnheit!“ oder: „Aus Langeweile.“ Diese Antworten erlauben uns sehr verkürzt ein Persönlichkeitsprofil, das schlagwortmäßig in den Medien verbreitet wird: Offensichtlich handle es sich bei den Lottomillionären um Menschen mit einerseits ungetrübter Zuversicht, mit einer gewissen Einsatzbereitschaft oder aber mit berechenbarer Verläßlichkeit sowie um Menschen, die vorsichtig abwägen, aber gegen Langeweile ankämpfen. Während wir noch über die Aussagekraft unserer Untersuchung grübeln, werden schon mancherorts Wochenendkurse angeboten zum Thema: „Reichtum ist eine Frage der Einstellung – werden auch Sie Lottokönig!“ Wissenschaftler runzeln die Stirn und beginnen eine großangelegte Untersuchung über den „Zusammenhang zwischen Lottospiel und individuellem Reichtum“. Sie vergleichen über mehrere Jahre 10000 regelmäßige Lottospieler mit der gleichen Anzahl finanziell gleichgestellter Menschen, die nie den Tippschein ausfüllen. Die Untersuchung erbringt zwei sehr aufschlußreiche Ergebnisse: Erstens sind die Lottospieler und die Nichtlottospieler am Ende der Untersuchung statistisch weiterhin gleich arm oder gleich reich. Lottospiel ist somit als ungeeignete Methode entlarvt, um zu Reichtum zu kommen. Zweitens wirkten sich die untersuchten Persönlichkeitsmerkmale der Lottospieler nicht meßbar auf ihre Gewinnchancen aus. Die Motivationen für die wöchentliche Scheinabgabe waren zudem bei den Spielern nicht konstant. Besonders nach kleinen Gewinnen erfolgte beispielsweise die Antwort „Langeweile“ seltener. Beide Ergebnisse der Untersuchung sind statistisch sehr gut abgesichert. – Wir gratulieren den Forschern zu ihrem wichtigen Erkenntnisbeitrag, der uns das Problem des Reichtums in einem komplexeren Licht erscheinen läßt. Sollten wir jetzt eine Kampagne gegen das Lottospiel beginnen, statt dessen Maklergeschäfte oder bezahlte Überstunden als erfolgversprechender propagieren? Wie sollen wir uns gegenüber leidenschaftlichen Spielern verhalten, die mit Lust und Freude ihre Kreuzchen machen oder gegenüber realistischen Leuten, die sich auf die Ziehung der Lottozahlen als jeweils unterhaltsamste Fernsehsendung der Woche freuen? Zudem ist uns nicht entgangen, daß manche Spieler in ihren Tippgemeinschaften mehr über sich und miteinander sprechen als in ihren Familien und eigentlich gar nicht damit rechnen, reich zu werden. Wir sind uns deshalb bei der plötzlichen Vielschichtigkeit des Lottophänomens noch unschlüssig. Dann registrieren wir eher erstaunt, daß das Interesse am Lottospiel sich in der Folgezeit nur wenig verändert. Warum auch? Die von uns befragten Lottokönige gibt es unbestreitbar, und sie sind doch nachweislich reich geworden, indem sie mit ihrer Einstellung einen Lottoschein ausgefüllt haben …

Ich möchte dieses gemeinsame Phantasieunternehmen nicht durch weitere interessante Facetten überstrapazieren. Natürlich ist eine Krebserkrankung kein Lottospiel, der Krankheitsverlauf kein Zufall und Heilung nicht einfach nur Glück. Wenn sich aber bereits bei einem sehr einfachen Spiel, das exakt berechenbar ist, so viele mögliche miteinander verknüpfte Betrachtungsebenen eröffnen, wieviel mehr dann erst bei den komplexen menschlichen Grundbedingungen von Kranksein und begrenzter Lebenszeit? Die Fragen an Lottospieler: „Wollen Sie spielen oder reich werden?" und an Patienten: „Wollen Sie zufrieden leben oder geheilt werden?" sind nur wenig durchdacht. Verwegen dagegen sind Behauptungen der Art: „Wenn Sie Lotto spielen, werden Sie reich!" beziehungsweise „Wer mit seinem Leben zufrieden ist, wird geheilt!"

Wenn ein Zusammenhang zwischen bestimmten psychischen Krankheitsverarbeitungsmustern und Krebsprognose nicht festzustellen ist, so sind deshalb Ihre Zufriedenheit als kranker Mensch und allgemein Ihre Befindlichkeit nicht gleichgültig oder zweitrangig. Vielmehr können Sie entlastet sein, wenn Sie geglaubt und darunter gelitten haben, daß Sie vom wissenschaftlichen Standpunkt einer „Risikopersönlichkeit" entsprächen und ein anderer Mensch werden müßten, da sonst Ihre Prognose ungünstig sei. Die Vorgaben für den „Standardmenschen", dem Sie hätten entsprechen sollen, laufen verdächtig übereinstimmend auf den derzeitigen männlich geprägten Idealtyp unserer westlichen Leistungsgesellschaften hinaus: aktiv, kämpferisch, positiv, nicht angepaßt, weil individualistisch, zu Emotionen fähig, aber kontrolliert und durchsetzungsfähig. Haben die Empfehlungen aus den Bestseller-Büchern und die anfänglichen Forschungsergebnisse wieder einmal nur den Zeitgeist abgebildet? Dieser verbindet in unserer Kultur eben Erfolg und Macht auch über Krankheit mehr mit einem glänzenden, furchtlosen Ritter – beispielsweise auch in den zeitgenössischen Ausführungen eines „Rambo" oder „Herrn der Killerzellen"[174,175,176].

Der aktuelle wissenschaftliche Erkenntnisstand unterstreicht dagegen eine Gleichwertigkeit menschlicher Vielfalt. Nicht eine bestimmte Einstellung oder Verhaltensweise ist pauschal die „richtige". Vielmehr gelingt den Patienten die Auseinandersetzung mit ihrer Krankheit besser, die situationsgerecht flexibel reagieren, also auf eine Vielzahl von Verhaltensmustern zurückgreifen können: mal die Zähne zusammenbeißen; mal sich ausweinen; mal die Krankheit beiseite schieben; mal eine aktive Auseinandersetzung – so wie Ihnen eben aktuell zumute ist. Die bessere psychische Krankheitsbewältigung bedeutet aber noch nicht notwendigerweise ein längeres Leben. Hier stellt sich in unserem Verständnis für Sie weniger die Frage: „Welche Person muß ich werden, um lange zu leben?", sondern vielmehr: „Was bin ich für ein Mensch? Was macht mich einzigartig? Was hält mich am Leben? Und wo benötige ich welche Hilfe von anderen Menschen?"

Diese Sichtweise wertet eine kämpferische oder optimistische Einstellung in der Auseinandersetzung mit der Krebserkrankung keineswegs ab. Im Gegenteil, diese Haltung erleichtert eine Neuorientierung mit einem Blick nach vorn auf neue Ziele und mobilisiert Lebensenergie, sie auch anzupacken. Nur, wenn Sie als Patient oder als mitbetroffener Angehöriger im Moment oder auch über längere Zeiten die Welt wenig rosig und sich selbst eher ängstlich, starr oder gefühlslabil erleben, so ist dieser emotionale Zustand für Sie schlimm genug. Eine schlechtere Prognose läßt sich durch ihn allein aber nicht stichhaltig begründen. Sie sollen wieder anders empfinden können und in nachfolgenden Abschnitten soll ausgeführt werden, was Patienten hilft, mit ihrer Krebskrankheit besser zurechtzukommen, unabhängig davon, ob eine Heilung wahrscheinlich ist oder nicht.

---

[174] So betitelte die Freizeit-Revue 1992 einen überschwenglichen Artikel über einen Arzt und seine behaupteten Krebsheilungen.

[175] Muthny FA. Forschung zur Krankheitsverarbeitung und psychosomatische Anwendungsmöglichkeiten. Deutsches Ärzteblatt 1994; 91: A-3090–3107.

[176] Heim E. Coping – Erkenntnisstand der 90er Jahre. Psychother Psychosom Med Psychol 1998; 48: 321–337.

„Das Vergessen kann eine große produktive Tat sein“

(Hans Arndt, Aphorismen, 1959)

Ist Verdrängen schlecht für den Krankheitsverlauf?

Kein Fehler, sondern psychische Leistung der „körperlichen Abwehr“

Erinnern Sie sich an die frühere Schilderung der Patientin, die in das Sprechzimmer mit den Worten kam: „Herr Doktor, sagen Sie mir nicht, daß ich Krebs habe, ich weiß es, aber ich möchte es heute nicht hören!" Die klare Bitte lautet somit: Ein Thema soll „kein Thema" sein. Ist ein solches Verhalten mit einem Kleinkind zu vergleichen, das sich mit seinen Händen die Augen bedeckt und ruft. „Mami, ich bin weg!"? Sollte ein Kranker sich nicht „erwachsen" verhalten, sich aktiv mit der Krankheit auseinandersetzen, sich der Krankheit offen stellen und dagegen ankämpfen?

Verdrängen und Verleugnen sind keine minderwertigen psychischen Reaktionsweisen, sondern für ein emotionales Gleichgewicht und die psychische Gesundheit unerläßlich. Verdrängen ist nicht das gleiche wie Vergessen, auch wenn beim Vergessen häufig Verdrängen maßgeblich beteiligt ist. Dies wird daran offensichtlich, daß wir in der Regel angenehme Aufgaben seltener vergessen als lästige Pflichten. Verdrängen entspricht auch nicht einfach einer Wahrnehmungsstörung, wie bei Blindheit, einer „rosa Brille" oder ständigem „Schwarzsehen". Verdrängt oder verleugnet kann nur das werden, was wir bereits wahrgenommen und zumindest blitzartig für uns bewertet haben. Verdrängt werden dann Situationen, Wahrnehmungen, Gefühle und Wünsche, die für unser Selbstbild und damit verbundene Beziehungen so bedrohlich erscheinen, daß sie nicht „wahr sein dürfen", es sie gar „nicht geben darf", weil wir sie zumindest im Moment nicht ertragen könnten. Die bedrohlich erlebten Gefühle und oft auch die Erinnerung an die Situation, in der sie entstanden sind, werden nicht einfach als unwichtig vergessen, sondern gerade wegen ihrer Brisanz geistig gleichsam „unter Verschluß" gebracht. Die „Verschlußsachen" scheinen dann für das Denken und Planen nicht zu existieren: Sie sind vom Bewußtsein verdrängt, und sie werden dementsprechend verneint, verleugnet, weil sie nicht sein sollen. Es handelt sich dabei nicht um eine gezielte Unwahrheit im Sinne einer Lüge! Verdrängte und verleugnete Inhalte werden dann aus der „Verschlußakte" geholt und für die gedankliche Auseinandersetzung zugelassen, wenn sie zu einem anderen Zeitpunkt ertragen werden können. „Hast du Angst?" frage ich während einer Nachtwanderung einen kleinen Schuljungen, der sich fest an meine Hand klammert. „Ich? Nein! – Warum denn?" – „Ich hatte früher im Dunkeln schon etwas Angst." – „Hm ... Ein bißchen mulmig ist mir schon auch!" Der Junge ist kein Lügner, sondern er läßt die für das Selbstbild bedrohliche Angst – ein Junge darf keine Angst haben – erst zu, als er erlebt, daß die Tatsache von Angst für ein männliches Selbstbild nicht sehr wesentlich sein muß, damit aber auch nicht mehr bedrohlich ist.

Psychologisch bezeichnet man Verdrängung und Verleugnung als *aktive Abwehrmechanismen des Ich.* Abhängig vom jeweiligen Verständnishintergrund gibt es dazu unterschiedliche Konzepte, die aber hier nicht interessieren sollen. Wichtig ist: es handelt sich bei Verdrängen und Verleugnen um aktive Schutzmechanismen, um Ich-*Leistungen*, nicht um Persönlichkeitsdefizite.

Bei Krebserkrankungen wird durch diese Abwehrmechanismen vor allem ein Gefühl völliger Hilflosigkeit und ein „inneres Chaos" in der Konfrontation mit einer als lebensbedrohlich erlebten Realität verhindert. Eine Verdrängung und Verleugnung ist dabei vielschichtig. Diese Abwehr kann sich auf die

- Möglichkeit einer Krebserkrankung überhaupt beziehen – „Nein, Krebs bekomme ich nie, es wäre das Schlimmste für mich!",
- auf die mitgeteilte Diagnose – „Niemand hat mir gesagt, welche Krankheit ich habe",
- auf die Bedeutung und möglichen Konsequenzen der Krebsdiagnose – „Also ich habe eine akute Leukämie, aber übermorgen werde ich erstmals wie geplant in Urlaub fahren, denn ich fühle mich seit einiger Zeit nicht mehr richtig leistungsfähig!"
- oder auf Gefühle in der Krankheitsverarbeitung – „Also doch Krebs! Das gefällt mir gar nicht! – Wann können wir mit der Be-

handlung beginnen? ... Angst habe ich nicht, ich bin ja nicht der einzige Krebskranke auf dieser Welt!"

Deshalb soll die Dynamik der verschieden ausgeprägten Krankheitsverdrängung und -verleugnung noch etwas vertieft werden.

Nicht Verdrängen ist das Problem, sondern die Angst dahinter!

Ist die Patientenvorstellung von Krebs mit panischer Angst verbunden („Krebs ist ein Todesurteil"), so werden möglicherweise Früh- oder bisweilen sogar Spätsymptome nicht als Krankheitszeichen gewertet, und eine vernünftige ärztliche Abklärung wird vermieden oder verzögert. Der Heidelberger Arzt und Psychologe, Professor Rolf Verres, hat diesen Zusammenhang erforscht: Je drohender Krebs in den Appellen zu Krebsvorsorgeuntersuchungen ausgemalt wird, um so weniger werden Menschen, die vor Krebs große Angst haben, diese Früherkennungsuntersuchungen in Anspruch nehmen[177,178].

Häufiger als das Nicht-Zulassen des Gedankens, daß Krebs im eigenen Leben überhaupt je eine Möglichkeit sein könnte, findet eine Verdrängung und Verleugnung nach erfolgter Diagnosestellung statt. Patienten, die ihre bösartige Diagnose mitgeteilt bekommen haben, verneinen nicht selten im späteren Gespräch mit Angehörigen, Krankenschwestern oder anderen Ärzten, die Krankheit erfahren zu haben. Dieses Phänomen der *Wiederverleugnung* ist häufig, besonders wenn das Sprechen über die Krankheit und die mit ihr verbundenen Befürchtungen schwerfällt. Auch deshalb ist es in unserer Erfahrung hilfreich, wichtige Bezugspersonen in die ärztlichen Gespräche mit dem Kranken und seinem Einverständnis direkt einzubeziehen. Damit wird bereits bei der Diagnosemitteilung durch den Arzt ein Sprechen über die Krankheit erleichtert. Dann also, wenn Ängste häufig sprachlos machen und gleichzeitig Gespräche gegen die Angst am wichtigsten sind.

Mit der Verdrängung oder Verleugnung der Konsequenzen und Bedeutung einer Krebsdiagnose ziehen Patient oder Angehörige gleich-

---

177 Verres R. Krebsvorsorge: „Gut gemeint, aber ..." Hamburger Ärzteblatt 1987; 43: 117–121.

178 Verres R. Krebs und Angst. Subjektive Theorien von Laien über Entstehung, Vorsorge, Früherkennung Behandlung und psychosoziale Folgen von Krebserkrankungen. Berlin, Heidelberg, New York 1986, Springer.

sam eine Grenze, wie weit die Krankheitsrealität die vertraute bisherige Lebensgestaltung bedrohen darf. Notwendig ist hier sachliche medizinische Information, weil onkologische Erkrankungen selten in ihrer Verschiedenheit, sondern meist als „der Krebs" gesehen werden. Genauso notwendig ist es aber aufzuzeigen, welche vertraute Aktivitäten durch die Krankheit und Behandlung *nicht* behindert werden. Damit wird deren Bedrohlichkeit verändert und somit eine Verdrängung möglicherweise schon überflüssig.

Die Verdrängung und Verleugnung von Affekten, die bei bedrohlichen Ereignissen und Gegebenheiten entstehen, sind weder krebs- noch patiententypisch. Gerade bei Ärzten selbst läßt sich dieses Abwehrverhalten regelhaft beobachten. Sie werden dann in schwierigen Situationen von Kranken und Angehörigen „ruhig und routiniert" oder möglicherweise auch „gefühllos" erlebt. Fast jeder Mensch kennt zudem gefährliche Ereignisse, die „wie ein Film" wahrgenommen werden und bei denen sich Zittern, weiche Knie und Erschrecken und Angst erst einstellen, nachdem die gefährliche Situation vorüber ist. Mit den gleichen Worten beschreiben manche Patienten ihre Diagnosemitteilung: „Ich bin mir vorgekommen wie in einem Film, den ich anschaue und in dem ich gleichzeitig mitspiele. Irgendwie stand ich neben mir, und die Diagnose galt nur mir im Film. An mich selbst kam sie zu diesem Zeitpunkt gar nicht richtig ran!"

Untersuchungen belegen, wie sehr verleugnete Ängste beteiligt sind, wenn Patienten trotz offensichtlicher Krankheitszeichen keinen Grund zu einer medizinischen Abklärung sehen. Andererseits haben aber Krebskranke, die *nach* der Diagnosestellung die Krankheit oder einige ihrer Teilaspekte verleugnen, keineswegs auch ihre Diagnose verschleppt. Ebensowenig verzögern diese Kranken deshalb die Behandlung, verglichen mit Krebskranken, die sich von Anfang an sehr offen mit ihrer Krankheit auseinandersetzen. In einer britischen Untersuchung kamen die mehr verleugnenden Brustkrebspatientinnen sogar psychisch besser mit der Krankheitssituation zurecht[179].

Eine derartige psychische Stabilisierung durch Verleugnen und

---

179 Watson M, Greer S, Blake S, Shrapnell K. Reaction to a Diagnosis of Breast Cancer – Relationship Between Denial, Delay and Rates of Psychological Morbidity. Cancer 1984, 53: 2008–2012.

Verdrängen, nachdem an der Krebsdiagnose kein Zweifel mehr besteht, gelingt durch dieses abwehrende Verhalten aber offensichtlich nur für eine gewisse Zeit. Patienten, die die Auseinandersetzung mit ihrer bösartigen Erkrankung auch zu einem späteren Zeitpunkt stark abwehren, zeigen sich emotional mehr belastet. Diese Ergebnisse bestätigen unsere klinischen Eindrücke im Behandlungsalltag. Die Auseinandersetzung mit einer bedrohlichen Erkrankung kostet Kraft. Sie macht besonders große Angst, wenn die Einschätzung der neuen Lebenssituation noch schwerfällt. Gesteigert wird diese Angst durch eine Unsicherheit, ob die eigene Kraft zur Krankheitsbewältigung ausreicht. Verdrängen kann hier das Gefühl der Bedrohung verringern. Eine ständige starre Verleugnung kostet aber selbst im Krankheitsverlauf angesichts von Behandlungsnebenwirkungen oder direkten Tumorbeschwerden immer mehr Anstrengungen. Aus der schützenden Abwehr als Form der Krankheitsauseinandersetzung wird dann ein starrer Panzer, der isoliert, eine wirkliche Auseinandersetzung verhindert und eher hilflos macht.

Die Dynamik der Krankheitsverarbeitung wird am Beispiel eines Patienten deutlich:

Bei einem 35jährigen Ingenieur wird eine akute Leukämie festgestellt. Mit ihm und seiner Frau werden der Befund und die vorgeschlagene Behandlung ausführlich besprochen. Bei der Behandlung arbeitet er sehr „vernünftig" und zuverlässig mit. Er wird von seiner Frau sehr unterstützt. Der im Kontakt sehr angenehme, freundliche Patient ist während der intensiven Chemotherapie allein in seinem Zimmer isoliert, um das vorübergehende Risiko von Infekten niedrig zu halten. Die Behandlung verläuft ohne Komplikationen und zeigt bei den Kontrollen den erwünschten Erfolg. Trotzdem wirkt er zunehmend stimmungsgedrückt und angespannt. Es finden sich kaum mehr Bücher oder Zeitschriften auf seinem Tisch, ein Fernsehgerät läßt er wieder wegbringen. Darauf bei der Visite angesprochen, erzählt er, daß er sich auf Bücher derzeit wenig konzentrieren könne. Er habe somit vorwiegend in Zeitschriften gelesen. Neulich habe er eine Illustrierte aufgeschlagen und einen Bericht über Krebs gefunden. Er sei fast panisch erschrocken und habe die Illustrierte beiseite gelegt. In einer zweiten Zeitschrift sei er aber ebenfalls auf das Thema Krebs gestoßen. Seitdem lese er nicht mehr. Er habe immer gerne Radio gehört. Aber letzte Woche sei auch dort das Thema Krebs behandelt worden. Ihm sei ganz schwindelig geworden, und er habe sofort ausgeschaltet. Seitdem habe er Angst, das Radio anzudrehen. Im letzten Fernsehkrimi sei dann ein Krebskranker vorgekommen, und er habe ebenfalls sofort ausschalten müssen. Jetzt fühle er sich zwar oft gelangweilt, aber die Langeweile sei erträglicher als die vernünftig nicht begründbare Angst, wenn er Krebs höre oder lese. Im Gespräch mit den Ärzten oder Krankenschwestern da sei dies anders, da könne er nachfragen ... Nach einer zwischenzeitlichen Entlassung kommt der Patient vier Wochen später zur geplanten Weiterbehandlung. Er hat sich inzwischen mit wissenschaftlichen Büchern und Fachzeitschriften zum Thema Leukämie eingedeckt, Arbeitskollegen um neueste Medizininformationen aus Datenbanken gebeten, und er spricht bei Visiten neue experimentelle Therapieverfahren im In- und Ausland an, die er für sich nützen möchte, um geheilt zu werden ...

Die Übergänge zwischen bewußtem Vermeiden des Themas Krebskrankheit und den dabei auftretenden Gefühlen – z.B. „ich möchte darüber nicht reden!" – und Verdrängen sind fließend. Und die engere Bezugspersonen reagieren oft ähnlich. Sie als Patient müssen damit rechnen, daß Ihr Gespräch mit Angehörigen, aber auch mit Ärzten, möglicherweise oft gerade dann durch Mißverständnisse kompliziert wird, wenn es am notwendigsten ist. Hinter Verdrängung steckt stets Angst, die derzeit nicht ausgehalten und nicht zugelassen werden kann, weil sie im Erleben eines oder beider Gesprächspartner das bisherige Lebens- und Beziehungsgefüge existentiell bedroht.

Für Angehörige von Krebskranken, aber auch für Ihre Ärzte und andere medizinische Helfer ist es wichtig, die Grenzen zu respektieren, die der Patient setzt, also auch, daß er ausdrücklich nicht über seine Krankheit reden möchte. Sie müssen sich aber davor hüten, „Komplizen" einer Verdrängung oder Verleugnung zu werden, die diese aktiv aufrechterhalten. Äußerungen von Patientenseite wie „Krebs habe ich aber nicht?" oder „Das kann man heute doch heilen?" verlangen kein unwahres Abwiegeln. Derart tasten sich Krebsbetroffene oft zu dem sie existentiell bewegenden Thema vor. Statt ausweichenden Floskeln oder Unwahrheiten erweisen sich Fragen als hilfreich, beispielsweise „Was würde das für dich/Sie bedeuten, wenn es Krebs wäre? ... wenn die Krankheit nicht geheilt werden könnte?" Damit ist der Patient eingeladen, seine Gedanken und Befürchtungen auszusprechen – und mitgeteiltes Leid ist halbes Leid.

*„Wahrnehmen und Zuhören
sind die wichtigsten Gesprächstechniken"*

Ein Gespräch ist mehr als reden!

Oft sind Fragen wichtige Antworten

Verdrängen und Verleugnen sind hilfreiche psychische Schutzmechanismen gegen überbordende Hilflosigkeit und Angst, solange dadurch nicht dringende diagnostische oder therapeutische Maßnahmen oder anstehende wichtige familiäre Entscheidungen unterbleiben. Gegen die Verdrängung „Rechthaberei" zu setzen, hilft nicht, sondern belastet nur und verstärkt die Angst. Gewiß werden Angehörige eines Krebskranken verunsichert, weil sich der Kranke so verhält, als habe ein gemeinsames Gespräch mit dem Arzt über seine Krebserkrankung gar nicht stattgefunden, und zwischendurch vielleicht äußert: „Krebs ist es ja nicht! Da würde es mir ja schlechter gehen." Die Antwort: „Aber du hast doch gehört, was der Arzt gesagt hat ..." wird wahrscheinlich das Gespräch abrupt beenden und die Angst hinter der Verdrängung wird zunehmen. Doch auch wohlgemeinte, „barmherzige" Lügen brechen das Gespräch ab: „Sicher, es ist kein Krebs, die Krankheit ist nicht so schlimm!" Dahinter steht bei den Angehörigen die Angst, daß die „Wahrheit den Kranken vielleicht zusammenbrechen lassen" würde. „Barmherzige" Lügen sind Lügen und keine Verleugnung. Denn Krebs ist dann offensichtlich so schlimm, daß man nicht darüber sprechen kann. Nach einer solchen „Absprache" ist es sehr schwer, ein Gespräch, das allein die abgewehrte Angst mindern und auflösen kann, später zu beginnen. Gerade Patienten, die zunehmend durch Beschwerden beeinträchtigt sind, werden weiter verunsichert, weil sie entweder ihren sinnlichen Wahrnehmungen oder den Antworten der Bezugspersonen mißtrauen müssen. Für den ärztlichen Bereich werten wir „barmherzige" Lügen als Kunstfehler, da verläßliche Informationen zu den wichtigsten Orientierungshilfen in einer unbekannten, bedrohlichen Situation zählen. Verleugnende Patientenfragen im Sinne von „Krebs ist es aber nicht?" wollen ausloten, ob mit dem Gesprächspartner auch angstmachende Themen besprochen werden können. Ein „Nein" bedeutet hier ein doppeltes Nein, das auch die nicht ausgesprochene eigentliche Frage beantwortet hat. Für Angehörige, natürlich aber auch für Ärzte und Krankenschwestern, können statt schneller Antworten in diesen Gesprächssituationen Fragen sehr hilfreich sein, beispielsweise: „Wie hast du das Gespräch mit dem Arzt erlebt? Was ging dir dabei eigentlich durch den Kopf? *Mir* hilft es, wenn ich mit dir offen über die Krankheit sprechen kann und das, was *mich* bewegt. Sag mir aber, wenn du das nicht willst. Wir haben früher doch auch schon einiges zusammen geschafft!"[180] Gerade wenn Ihnen Antworten schwerfallen, so sollten Sie als Patient oder Angehöriger sich Klarheit verschaffen, worauf die gestellte Frage wirklich abzielt. Beispielsweise verlangt die Frage: „Ist es Krebs?" eine ehrliche Antwort, die sich aber keineswegs mit „Ja" oder „Nein" erschöpft. Eine hilfreiche Antwort von Betreuerseite erlaubt oft erst die Gegenfrage. „Was stellen Sie sich (stellst du dir) unter Krebs vor?" oder „Welcher krebskranke Mensch geht Ihnen (dir) jetzt durch den Kopf?". Fragen auf Fragen sind oft wichtige Antworten, weil sie hilfreiche Antworten erst ermöglichen.

Die unterschiedlichen Ausmaße von Verdrängung und Verleugnung können verschieden lange andauern. Manchmal sind Gesprächspartner zu Beginn eines Gespräches überrascht, wie stark ein Patient die Krebserkrankung „wegschiebt" und beispielsweise immer wieder betont, das eigentliche Problem sei immer schon der „niedrige Blutdruck" gewesen, auch in den letzten Tagen sei ihm zwischendurch schwindlig gewesen. Diese Haltung kann sich im Gespräch plötzlich ändern, der Patient beginnt vielleicht zu weinen und erzählt, er könne die Krankheit einfach nicht glauben, und es folgt ein offenes Gespräch über Ängste. Am nächsten Tag entschuldigt sich der Patient möglicherweise, daß er „einen Durchhänger" gehabt habe, jetzt habe er „wieder alles im Griff". Andere Patienten zeigen eventuell über Wochen und Monate ein gleichbleibendes abwehrendes Verhalten dem Thema Krebskrankheit ge-

---

180 Ein Informationsblatt der Deutschen Krebshilfe, Bonn: Hast Du denn akzeptiert, daß ich Krebs habe? Gesprächshilfen für Angehörige kann kostenlos angefordert werden.

genüber, obwohl sie Behandlungs- und Untersuchungstermine verläßlich einhalten[181].

Menschen, die an Krebs erkrankt sind, verunsichern ihre Mitmenschen weit mehr als etwa Menschen, die einen Herzinfarkt hatten. Oft schwanken die Reaktionen zwischen Mitleid und Rückzug[182]. Krebskranke können kaum abschätzen, was ihre Krankheit in den Menschen ihrer nächsten Umgebung innerlich auslöst. Daher gibt es oft Gesprächsblockaden. Nur wenige Menschen, Ärzte sind hier eingeschlossen, sind es gewohnt, solche Blockaden unbefangen zu benennen und zu thematisieren. Um mit anderen Menschen in Kontakt zu kommen, greifen wir unter „Normalbedingungen" meist ein unverfängliches, meist recht belangloses Gesprächsthema auf: „small talk" nennen wir solche „kleinen" Gespräche beispielsweise über das Wetter, den Urlaub oder das Essen. Bei einer Krebserkrankung ändert sich zumindest anfangs die „Normalsituation" zum „Ausnahmezustand". Das heißt, auch solcher „small talk" wird anders bewertet. Doch auch hier gibt es Unterschiede: Vielleicht will ein Patient gar keinen „Ausnahmezustand" und möchte „normal" behandelt werden.

Wir beim Flirt: Gespräche vermitteln nicht nur Information, sondern Beziehung

In einem unverfänglichen Gespräch mit Freunden über die Sportereignisse des Wochenendes kann ein Patient unausgesprochen sehr Verschiedenes signalisieren:

- einen legitimen *Wunsch nach Beziehung, Kommunikation und Normalität* – „Bitte verhaltet euch nicht so, wie wenn ich aussätzig wäre oder bereits tot! Ich möchte weiter zu dieser Gesprächsrunde gehören. Macht bitte keine Sterbensmiene, wenn ihr mit mir sprecht. Über die Krankheit grüble ich genug, sie ist doch nicht das einzige Thema! Ich bin krank, aber normal!"
- oder eine *Angst vor Beziehungsabbruch und sozialer Desintegration* – „Wenn ich jetzt von meiner Krankheit rede, dann ver-

---

181 Verres R. Der Krebskranke in seiner Umwelt. Geburtshilfe und Frauenheilkunde 1985; 45: 583–591.

182 Kramer P, Lerche J, Muthny FA. Subjektive Krankheitstheorien, Einstellungen und Phantasien Gesunder zum Herzinfarkt. Herz/Kreislauf 1993; 25: 218–224.

schwinden alle. Die können damit nicht umgehen. Ich merke doch, daß sie nicht wissen, was sie mit mir reden sollen. Deshalb möchte ich mit ihnen nicht über meinen Krebs reden. Damit werde ich schon zurecht kommen, aber wenn mich mein Partner oder meine Freunde jetzt fallenlassen würden, das gäbe mir den Rest!"

- oder eine *Verdrängung der Krankheit und ihrer Bedrohlichkeit* – „Ja nicht über die Krankheit reden! Die Krankheit macht mir angst. Ich möchte, daß alles so ist wie bisher. Wenn ich nicht über die Krankheit rede, existiert sie nicht! Ich muß viel reden, sonst fragt mich vielleicht noch jemand, wie es mit meiner Krankheit steht!"

Den Gesprächspartnern gehen möglicherweise auch sehr unterschiedliche Gedanken durch den Kopf:

- eine *Erleichterung* – „Ich bin froh, nicht über die Krankheit reden zu müssen, die löst bei mir selbst Angst aus. Die Krankheit erinnert mich sowieso dauernd an die schlimme Krebserkrankung eines Bekannten. Wird sich jetzt alles widerholen? Nur nicht darüber sprechen!"
- oder eine *Befriedigung* – „Gott sei Dank, der alte Gesprächsdraht ist nicht abgerissen! Das nächste Mal werde ich den Patienten fragen, ob er auch über die Krankheit reden will, die hat auch bei mir vieles in Bewegung gebracht und überdenken lassen. Ich möchte besser wissen, wie ich ihm helfen kann."
- oder eine *Befremdung* – „Wie kann eigentlich jemand seelenruhig über Fußball reden, wenn er doch krebskrank ist? Verdrängen ist doch schlecht. In einer solchen Situation darf man doch nicht so weitermachen wie vorher. Mit der bisherigen lebensweise hängt die Krankheitsentstehung doch zusammen. Da ist es doch notwendig, das Leben grundlegend zu ändern!"
- oder eine *Unsicherheit* – „Haben die Ärzte den Patienten eigentlich ‚aufgeklärt'? Ist die Krankheit möglicherweise schon so schlimm, daß der Patient darüber nicht viel erfahren soll? Ich will dann auch nichts falsch machen und lieber nicht die Krankheit ansprechen."

Sprechen die Freunde beim nächsten Besuch wieder über Fußball, so kann dies beim Patienten folgend ankommen:

- als *Erleichterung* – „Gott sei Dank, die betrachten mich noch normal! Auf die Freunde kann ich auch in der Krankheit zählen, die werden mich nicht im Stich lassen!"

- als *unausgesprochenes Übereinkommen* – „Die Freunde haben offensichtlich erfaßt, daß ich nicht über Krankheit reden möchte. Ein solches Gespräch würde mir angst machen. Wir tun einfach so, wie wenn nichts wäre!"
- als *Belastung* – „Jetzt, wo ich diese Krankheit habe, interessiert mich Fußball gar nicht mehr. Das erscheint mir jetzt alles so oberflächlich, und mir ist es gleichgültig, welche Mannschaft jetzt wie viele Punkte macht. Es strengt mich an, so zu tun, als ob nichts wäre. Ich hoffe, die gehen bald."
- als *Kränkung* – „Was muß eigentlich noch mit mir passieren, daß jemand fragt, wie es mir wirklich geht! Ich kann da sterben, und die erzählen sich immer noch die Tore! Sie sind eben nur Schönwetterfreunde!"

Die Gesprächsinhalte sind natürlich austauschbar, statt Fußball können Sie sich nahezu alle Themen vorstellen, seien es Mode, Autos oder Klatsch am Arbeitsplatz. Deutlich sollte werden, wie solche vertrauten Gesprächsinhalte noch wichtiger als früher werden und eine sehr große Hilfe bei Krankheitsverarbeitung sein können, möglicherweise aber auch eher zur psychischen Belastung und Kränkung führen.

Nicht bei allen Verhaltensweisen, die als Verdrängung gedeutet werden, liegt wirklich Verdrängung vor. Nur ein Gespräch über das Gespräch kann Klarheit schaffen und Mißverständnisse vermeiden oder ausräumen!

Sie können Gespräche steuern!

Als Patient müssen Sie leider eher als Regel davon ausgehen, daß Ihre Angehörigen und Freunde durch Ihre Krebserkrankung selbst sehr verunsichert sind. Sorgen Sie für den Gesprächskontakt, den Sie wünschen, indem Sie beispielsweise offen mitteilen, ob und wann Ihre Krankheit Thema sein soll. Sie allein spüren, was ihnen im Moment guttut. Unsicheren Gesprächspartnern gegenüber können Sie durchaus Ihre Wünsche aussprechen, beispielsweise:

- „Ich freue mich, wie bisher mit euch/dir zu reden! Das bringt mich auf andere Gedanken!"
- oder: „Ich freue mich sehr, daß ich auf dich/euch zählen kann. Fußball interessiert mich heute aber nicht. Mir geht die Krankheit nicht aus dem Kopf!"

- oder: „Lassen wir bitte heute die Krankheit beiseite, was gibt es neuen Klatsch! Zwischendurch kommen mir vielleicht die Tränen, aber meine Taschentücher reichen für euch auch noch!"
- oder: „Ich bin heute nicht sehr gesprächig. Aber deshalb freue ich mich trotzdem, daß du jetzt da bist."

Angehörige und Freunde von Kranken können genauso ihre Unsicherheit vermitteln und gleichzeitig dabei die Gesprächskontrolle dem Patienten zurückgeben, beispielsweise:

- „Deine Krankheit hat auch mich ziemlich erschreckt, und ich weiß selbst nicht recht, wie ich darüber reden kann. – Wie geht es dir dabei? – Sag mir bitte, wenn du darüber jetzt nicht sprechen willst."
- „Du brauchst mir jetzt gar nichts über deine Krankheit zu erzählen, wenn du nicht willst. Du hast die Geschichte wahrscheinlich die letzten Tage schon oft erzählt. Interessiert dich, was im Betrieb so ablauft?"

In Gesprächen mit Krebskranken sollten jedenfalls Bemerkungen über Beschwerden und Befürchtungen nicht mit Antworten im Sinne von „Das hat jeder mal!" oder „Daran denkt man nicht!" abgetan werden. Solche Bemerkungen sind „Killerphrasen", weil sie ein Gespräch abwürgen und gleichzeitig das Erleben des Kranken entwerten. Dies gilt auch für Ärzte, die ein Gespräch mit Krebskranken oft ebenso verunsichert, auch wenn die „sprechende Medizin" inzwischen ernst genommen wird[183, 184, 185, 186]. Sie als Patient können oft schon die Betreuung durch Ihren Arzt verbessern, indem Sie Ihre Wünsche im Gespräch mit ihm benennen, auch worüber Sie möglicherweise im Moment gar nicht sprechen wollen.

Der Schriftsteller Kurt Tucholsky stellte Schweigen auf die höchste Stufe der Kommunikation, über Sprecher und Schreiben. Es gibt

---

183 Hürny Ch. Psychosoziale Probleme bei der Betreuung des Krebskranken in der ärztlichen Praxis. Therapeutische Umschau/Revue thérapeutique 1988; 45: 258–263.

184 Kappauf HW, Wenn's zwischen Ärzten und Patienten nicht stimmt: Auslöser einer Beziehungskrise bleiben oft im Dunkeln. Ärztliche Praxis 1994, Nr. 36 (3.5.94): 10.

185 Maguire P, Faulkner A. Communicate with cancer patients: 1 Handling bad news and difficult questions. British Medical Journal 1988; 297: 907–909.

186 Maguire P, Faulkner A. Communicate with cancer patients: 2 Handling uncertainty, collusion, and denial. British Medical Journal 1988; 297: 972–974.

in Gesprächen ein Schweigen, das etwas verschweigt, ein müdes Schweigen, ein peinliches Schweigen, das gerne durch Reden übertönt wird, aber auch ein aufmerksames Schweigen tiefer Verbundenheit, die im Moment keiner Worte bedarf. Sprache soll mitteilen, verstehen helfen, benennen, damit Grenzen setzen und Klarheit schaffen, also erklären und klären. Reden ohne diese Zielsetzung wird leicht ein Zerreden. Viel reden ist manchmal „nichts sagen", und nicht reden kann sehr viel sagen! Verstehen und unterstützende Verbundenheit lassen sich in Gesprächen über Angst auch über die Worte hinaus erfahren, durch Handgeben, Handhalten, in den Arm nehmen, auf die Schulter klopfen – oder auch gemeinsames Weinen, wie es etwa die griechischen Helden getan haben. Gerade wenn eine Krankheit sehr einschränkt, vielleicht gar ans Bett fesselt und für den Patienten „alles *sinn*los" erscheinen läßt, werden *sinn*liche Erfahrungen sehr wichtig; Blumen nicht nur mitbringen, sondern gemeinsam riechen, vorlesen, singen, gehört werden – also zuhören –, Bilder zeigen und gemeinsam anschauen, Kontakt und Verbundenheit über die Haut spüren. Derartige gemeinsame sinnliche Erfahrungen helfen, eine „ausgedünnte" Kommunikation mit manchmal offener oder verdeckter Feindseligkeit zu vermeiden oder zu überwinden, wie sie oft als Folge der Überlastung von Patient und pflegenden Angehörigen mit der fortschreitenden Krankheitssituation auftritt[187].

In diesen Situationen geht es nicht in erster Linie darum, die richtige „Gesprächstechnik" anzuwenden. Ein Gespräch bedeutet nicht nur reden, sondern genauso zuhören und anwesend sein, besonders dann, wenn Antworten schwerfallen oder fehlen.

---

[187] Keller M, Henrich G, Beutel M, Sellschopp A. Wechselseitige Belastung und Unterstützung bei Paaren mit einem Krebskranken. Psychother Psychosom med Psychol 1998; 48: 358–368.

„Dank dem Leben, das mir soviel gegeben hat, es hat mir das Lachen gegeben, und es hat mir das Weinen gegeben ...“

(Lied der chilenischen Sängerin Violetta Parra)

Die Krankheit bewältigen

Die Krankheit hat verschiedene „Jahreszeiten“

Die Auseinandersetzung mit einer bösartigen Krankheit stellt an Patienten besondere Anforderungen, die nicht nur von der Tumorlokalisation und der Prognose abhängen, sondern entscheidend auch vom Zeitpunkt im Krankheitsverlauf. Sechs Zeiträume markieren in unserer Sicht den Verlauf von Krebserkrankungen. Diese lassen sich ähnlich wie unterschiedliche Jahreszeiten in verschiedenen Vegetationszonen oft nicht scharf trennen, dauern verschieden lange und kommen keineswegs überall vor. Auch wenn es „Sonnentage“ in allen „Jahreszeiten“ gibt, ziehen in ihnen jeweils gern bestimmte „Wetterfronten“ auf, in Form von typischen, individuell sehr vielschichtigen Problemen und Belastungen[188], die dann auch unterschiedliche Hilfen erfordern[189, 190].

1. Der Zeitraum unmittelbar vor und nach der Diagnosestellung mit besonderer Unsicherheit und Angst.
2. Die Zeit der nachfolgenden kurativen oder palliativen tumorspezifischen Behandlung. Ihre Auswirkungen können zusätzliche Belastungen bedingen.
3. Die frühe Zeit nach erfolgreicher Behandlung, häufig mit einem unerwarteten „depressiven Loch“ im Alltag und Rezidivängsten.
4. Die Situation bei erfolgloser Primärtherapie oder einem Rückfall, oft mit einer existentiellen Krise wie zum Diagnosezeitpunkt.

---

188 Ziegler G, Müller F, Grünwald W. Psychische Reaktionen und Krankheitsverarbeitung von Tumorpatienten – weitere Ergebnisse. Psychother med Psychol 1986; 36: 150–158.

189 Keller M. Mit Krebs leben. Belastungen und Hilfen. In: Hammer C, Schubert V. (Hrsg.). Chronische Erkrankungen und ihre Bewältigung. München 1993, R. S. Schulz: 89–129.

190 Aulbert E. Bewältigungshilfen für den Krebskranken. Stuttgart 1993, Thieme.

5. Der Zeitraum einer weiteren Krankheitsprogredienz bis zum Tod mit häufigen Ängsten vor Autonomieverlust, Beschwerden und dem Sterben.

6. Die Situation der „Nachsorge", längere Zeit nach der Primärbehandlung. Krankheitsfolgen und ein „Pendeln" zwischen Alltagsnormalität und Rezidivängsten stellen besondere Anforderungen.

Der wichtigen Situation von Patienten mit einer sehr fortgeschrittenen unheilbaren Krebserkrankung wird ein eigener Abschnitt dieses Buches gewidmet werden. Das Thema „Leben nach Krebs" wird im Schlußkapitel aufgegriffen werden.

In allen aufgeführten Krankheitssituationen kommen krebskranke Menschen entscheidend besser zurecht, wenn sie überzeugt sind oder erleben, daß sie weiterhin eine gewisse Kontrolle über ihr Leben besitzen, und darauf vertrauen, daß ihnen andere Menschen in ihrer Lebenssituation helfen können und werden.

Krebs bedeutet nicht Depression!

Verständlicherweise erschüttert eine Krebserkrankung besonders zum Diagnosezeitpunkt. Krankheitsbeschwerden und eventuelle Therapienebenwirkungen steigern möglicherweise diese anfängliche psychische Belastung. Diese nimmt meistens zu, wenn erneut angstmachende Befunde auffallen. Angst und depressive Symptome sind in dieser Anfangszeit sehr häufig. Mindestens jeder zweite Patient ist davon betroffen[191]. Andererseits spiegelt sich die Schwere einer Krebserkrankung nicht direkt in körperlichen Symptomen und der psychischen Befindlichkeit wider. Eine Krebserkrankung macht nicht notwendigerweise depressiv. Eine amerikanische Untersuchung von über 500 meist ambulant behandelten Patientinnen mit unterschiedlichen Krebserkrankungen ergab vielmehr im Vergleich zur Durchschnittsbevölkerung keine erhöhte Rate an depressiven Beschwerden[192]. Krebserkrankungen werden

---

[191] Derogatis LR, Morrow GR, Fetting J, Penman D et al. The Prevalence of Psychiatric Disorder Among Cancer Patients. JAMA 1983; 249: 751–757.

[192] Lansky SB, List MA, Herrmann CA, Ets-Hokin EG, DasGupta TK et al. Absence of Major. Depressive Disorder in Fermale Cancer Patients. Journal of Clinical Oncology 1985; 3: 1553–1560.

nicht grundsätzlich anders verarbeitet als andere bedrohliche Lebensereignisse. Wurden bereits frühere belastende Situationen jeweils eher depressiv erlebt und verarbeitet, so führt sehr wahrscheinlich auch die Konfrontation mit einer Krebserkrankung zu gedrückter Stimmung, unabhängig von ihrer aktuellen Bedrohlichkeit. Das Ausmaß von Angst und Depression deckte sich in den Untersuchungen weitgehend mit der psychischen Gesamtbelastung von Krebspatienten. Denn andere psychische Auffälligkeiten waren im Vergleich dazu viel seltener. Diese Belastung äußerte sich am deutlichsten im anhaltenden Grübeln über die Frage „Warum?" und in dem Gefühl, nichts tun zu können, dem Schicksal ausgeliefert zu sein. Das gleiche selbstquälerische Grübeln und die Einschätzung, daß keine eigene Kontrolle möglich ist, kennzeichneten ebenso Patienten, die auch nach dem Diagnoseschock nur schwer mit der Tatsache ihrer Krankheit zurechtkamen.

Kontrolle ist gut, Vertrauen und Kontrolle sind besser!

Umgekehrt zeigen diese Untersuchungen, daß das psychische Wohlbefinden entscheidend vom Gefühl abhängt, nicht hilflos der Krankheit ausgeliefert zu sein. Selbst wenn in früheren Situationen das Gefühl und der Versuch von Kontrolle eher zu einer „Bauchlandung" geführt hatten, beeinträchtigte eine solche negative Erfahrung kaum das Vertrauen auf Einflußmöglichkeiten in der Gegenwart. Dagegen empfanden sich die Menschen, die sich bereits in der Vergangenheit eher dem Schicksal ausgeliefert gefühlt hatten, auch als Krebskranke hilfloser. Ein Mißerfolg erweist sich psychologisch offensichtlich günstiger, als wenn man ohne aktiven Versuch resigniert[193].

In unserem Konzept einer integrativen Medizin, die nicht vorrangig eine Krankheit im Auge hat, sondern kranke Menschen mit einer individuellen Geschichte, besitzen somit Ihre Mitarbeit und Kontrolle als Patient einen sehr hohen Stellenwert, unabhängig davon, ob sich dadurch ein längeres Leben erzielen läßt oder nicht. So

---

193 Taylor S, Lichman R, Wood J. Attributions, Beliefs About Control, and Adjustment to Breast Cancer. Journal of Personality and Social Psychology 1984; 46: 489–502.

werden Sie dadurch jedenfalls besser leben. Deshalb haben wir Sie bereits in vorangegangenen Abschnitten dieses Buches wiederholt ermuntert, im Krankheits- und Therapieverlauf mitzuentscheiden und Verantwortung für Ihr Befinden zu übernehmen. Sie als Patient mit oder nach einer Krebskrankheit fragen sich nun möglicherweise: „Wie kann ich kontrollieren, also Einfluß auf mein Befinden und mein Lebensgefühl nehmen? Was kann ich also während der Krankheit selbst beitragen, um gesund zu werden oder möglichst gut mit der Krankheit zu leben, und nach erfolgreicher Behandlung, um gesund zu bleiben?"

Kontrolle umfaßt bei einer bedrohlichen Krankheit vier verschiedene Bereiche:

- Kontrolle von Information – „Ich hole mir die Information, die ich brauche!"
- eine gedankliche Kontrolle – „Ich entscheide, was die Krankheit für mich bedeutet!"
- eine Kontrolle durch gezieltes eigenes Verhalten – „Ich kann zu meinem Wohlbefinden beitragen!"
- andere kontrollieren lassen, also ein Vertrauen, daß auf Menschen im privaten und medizinischen Umfeld Verlaß ist: – „Wenn ich sie brauche, kann ich mir Hilfe holen!"

Informationen im ärztlichen Gespräch – und beim Lesen dieses Buches – erlauben es Ihnen, die eigene Krankheit verstandesmäßig zu erfassen und eventuelle Beschwerden einzuordnen. Unbekanntes ist unberechenbar, also auch nicht kontrollierbar. Information ist vergleichbar mit einer guten Landkarte, die Ihnen hilft, im unbekannten Gelände – Ihrer Krankheit – Ihren Weg zu finden. Bedenken Sie aber: Sehr viele verschiedene Landkarten geben zwar mehr Information, behindern aber manchmal eher das rechtzeitige Weiterkommen, weil die Zeit damit verstreicht, die verschiedenen Karten zu studieren und zu vergleichen. Eine genaue Bestimmung des eigenen Standortes im unwirtlichen Gelände, ohne sich für eine Richtung oder einen ortskundigen Führer zu entscheiden, wird dann wahrscheinlich dazu führen, irgendwann im Regen zu stehen. Genauso kommen Sie als Patient nicht dadurch besser mit Ihrer Krankheit zurecht, daß Sie möglichst viele Informationen über Ihre Krankheit von allen Seiten einholen und anhäufen. Informationen, die keine Hilfe für die eigene Orientierung und für das eigene Verhalten bieten, sind Informationen, mit denen man im wahrsten

Sinne „nichts anfangen" kann. Die Informationen „fangen aber mit Ihnen was an", indem sie möglicherweise Ihre Unsicherheit, Angst und Hilflosigkeit verstärken, anstatt sie zu mindern. Verschaffen Sie sich als Patient oder Angehöriger die Information, die Sie derzeit brauchen, um sich in Ihrer Krankheitssituation zu orientieren, und suchen Sie sich einen Arzt Ihres Vertrauens, bei dem Sie jeweils bei neuen für Sie wichtigen Fragen verläßliche Antworten bekommen.

Nicht „positiv denken", aber auch positiv denken!

Patienten kontrollieren die Bedrohlichkeit einer Krebserkrankung, indem sie die Krankheit in das eigene Leben einordnen und die Frage beantworten, was die Krankheit für sie bedeutet. „Mein Krebs ist weniger schlimm als die Obszönität eines Verkehrsunfalles! Meine verlorene Brust ist eine Lappalie gegen das amputierte Bein meines Vaters!" bewertet eine 60jährige, sehr aktive Frau ihre metastasierende Brustkrebserkrankung. „Er war wirklich Jahrzehnte behindert ... Meine Lebensqualität hat unglaublich zugenommen, jeder Tag ist ein geschenkter Tag für mich!" Dieses Denken ist nicht gleichzusetzen mit dem eher starren „positiven Denken", das in vielgelesenen Büchern propagiert wird. Denkmuster, die nicht mehr wahrnehmen und benennen, was wirklich *ist,* sondern nur zulassen, was sein *sollte,* trainieren eher die zweifelhafte Fähigkeit, sich selbst in die Tasche zu lügen. Dann ist positives Denken die „rosa Brille", die die Wahrnehmung vermindert. Hilfreiche positive Umbewertungen entsprechen vielmehr der Fähigkeit, in der Krankheit nicht nur die Krankheit wahrzunehmen, sondern die Wahrnehmung zu erweitern. Damit ist keineswegs die Krankheit zu akzeptieren oder zu verleugnen. Eine andere Patientin beschrieb beispielsweise in der Sprechstunde ihre Krankheit folgendermaßen: „Die Krankheit ist das Schlimmste, das mir je zugestoßen ist. Manchmal möchte ich verzweifeln, aber ich bin im Leben immer wieder auf die Beine gekommen!" Hier ist das Gefühl von Kontrolle und Hoffnung wirksam. Weil sie den Blick auch auf das Leben außerhalb der Krankheit lenken und somit der Krankheit nicht erlauben, das gesamte Leben und Erleben zu kontrollieren, können solche positiven Umbewertungen den Umgang mit der Krankheit erleichtern. Menschen, die „todtraurig“ oder depressiv sind und sich hilflos fühlen, verfügen dann noch über eine Spur Hoffnung, daß sich der Zustand durch eigene Kraft oder fremde Hilfe ändern kann. Damit unterscheidet sich ihre Gefühlslage wesentlich von einer resignativen Hoffnungslosigkeit, in der sich Menschen „aufgeben“ und weder an sich noch an Hilfe von anderen glauben. Ein solches resignatives Aufgeben ist passiv und durch Ohnmachtsgefühle gekennzeichnet. Eine Krankheit oder unheilbare Situation zu akzeptieren, heißt eine aktive Entscheidung zu treffen. Erinnern, akzeptieren, loslassen, vergeben und Nachsicht auch gegen sich selbst sind immer *aktive* Kontrollhandlungen, die vielen Patienten erst den Blick für das „Hier und jetzt“ öffnen. Zwischen „nur positiv denken“ und „auch positiv denken“ besteht ein wichtiger Unterschied. Genauso sind Gefühle von Traurigkeit, Depression und Hoffnungslosigkeit durchaus unterschiedlich. Wenn Sie gar meinen, eine psychologische Kontrolle würde in jedem Fall zu einer Tumorrückbildung führen, so bürden Sie sich viel zu viel Verantwortung auf. Klar und erwiesen ist, daß innere Einstellungen durchaus Energie- und Leistungsreserven mobilisieren oder blockieren können. Das wissen nicht nur Sportpsychologen, die Spitzensportler „mental“ trainieren. Eine Krebserkrankung folgt aber nicht den Gegebenheiten, die für die Vorbereitung auf einen sportlichen Wettkampf gelten. Zwar ist der Glaube, daß letztlich der Geist stärker ist als der Körper und somit Einstellungen und willentliche Anstrengungen eine Krebserkrankung entscheidend beeinflussen können, in der Bevölkerung weit verbreitet, auch bei Studenten, Psychologen, Sozialarbeitern, Krankenschwestern und manchen Ärzten[194]. Dafür gibt es jedoch trotz vieler Untersuchungen keine schlüssigen Belege.

Für mehr Wohlbefinden: nicht nur an zusätzliche Behandlung denken!

Durch Ihre Mitarbeit bei der Behandlung können Sie Komplikationsrisiken niedrig halten. In den Abschnitten über Therapieformen wurde bereits aufgezeigt, wie Sie auch während der konkreten Be-

---

[194] Doan BD. Gray R F, Davis, CS. Belief in psychological effects on cancer. Psycho-oncology 1993; 2: 139–150.

handlung mitsorgen können, daß Sie sich möglichst wohl fühlen. Als Patient ist hier Ihre Phantasie gefordert. Erwarten Sie im Krankenhaus oder Sprechzimmer keine Animateure! Sie können am besten beurteilen, was Ihnen in der aktuellen Situation helfen kann. Eine Duftlampe, die den Klinikgeruch mit eigenen, angenehmen „Dufterinnerungen" verdrängt, Musik über Kopfhörer bei der Chemotherapie oder Bestrahlung oder eine Begleitperson bei der ambulanten Behandlung machen möglicherweise Ihre Behandlung erträglicher. Sie fühlen sich dadurch besser, nicht weil Sie sich manipulieren, sondern weil Sie sich ernst nehmen.

Solche Aktivitäten können sehr helfen, daß Sie sich gesund erleben und lebendig spüren – sowohl mit als auch nach Ihrer Krankheit. Die Krankheit oder Behandlung muß nicht allen liebgewonnenen Unternehmungen mit der Familie oder Freunden und kulturellen oder sportlichen Aktivitäten im Weg stehen. Fragen Sie gegebenenfalls Ihren Arzt, inwieweit eine Koordination mit dem Therapieplan möglich ist und ob gewisse sportliche Betätigungen für Sie derzeit ein Risiko bedeuten. Dies kann beispielsweise der Fall sein, wenn die Milz sehr vergrößert ist oder die Blutplättchen (Thrombozyten) sehr niedrig sind und kleinere Verletzungen schwerwiegende Blutungen auslösen können. Manche Medikamente können auch die Herzfunktion beeinträchtigen, so daß dann Anstrengungen eingeschränkt werden sollten.

Insgesamt gilt hingegen: Die Menschen kommen mit ihrer Krebskrankheit besser zurecht, die sich mehr Zeit für sich nehmen und auf regelmäßige körperliche Aktivität achten. Bewegung ermöglicht eben Körpererleben und Körperkontrolle. Spaziergänge, Fahrradfahren, Laufen, Schwimmen und andere Sportarten stärken zudem das Gefühl von Normalität und geben darüber hinaus ein Vertrauen in die Verläßlichkeit des Körpers zurück, das durch die Krebsdiagnose erschüttert worden ist. Regelmäßige Bewegung ist wirklich immunstimulierend und wirkt sich zudem sehr günstig auf depressive Verstimmungen aus. Auch Schmerzen lassen sich leichter kontrollieren, wenn sie nicht bei der Bewegung selbst auftreten. Sportgruppen werden in ihrem Nutzen für Krebskranke bisher unterschätze oder mit einem mißverständlichen, hochgestecktem Ziel „Dem Krebs davonlaufen!" propagiert.

Ihre Frage „Was kann ich selbst noch tun?" bezieht sich meist auf Sorgen um die richtige Ernährung und Überlegungen über „alternative" oder „ergänzende" Behandlungsmethoden. Auf diese wichtigen Themen soll später gesondert eingegangen werden.

Auch Vertrauen ist Kontrolle

Kontrolle über das, was geschieht, heißt auch, Vertrauen zu haben: Vertrauen, daß bei der Krankheit und den Beschwerden therapeutische Kontrolle und Hilfe durch andere möglich ist. Kontrolle bedeutet dann, der Kompetenz und der Verläßlichkeit des behandelnden Arztes und anderer medizinischer Helfer zu vertrauen. Dieses Vertrauen erleichtert es Ihnen ganz entscheidend, mit oder trotz der Krankheit befriedigend zu leben. Hierbei geht es weniger um den Glauben an eine Heilung, sondern um die Verläßlichkeit der therapeutischen Beziehung, die auch dann noch trägt, wenn keine Heilung möglich ist und die Krankheit fortschreitet. Dieses Vertrauen auf Verläßlichkeit beinhaltet zudem die Hoffnung, stets soweit wie möglich als individueller, selbstverantwortlicher Mensch ernst genommen zu werden. Sie als Patient können sehr viel dafür tun, daß diese Hoffnung erfüllt wird, denn Sie gestalten die Beziehung zu Ihren Ärzten und zu Krankenschwestern mit, genauso wie zu den Menschen Ihres privaten Umfeldes auch. Niemand kennt Ihr Kranksein besser als Sie selbst. Es liegt somit auch an Ihnen, anderen Menschen klarzumachen, wie es Ihnen geht und was Sie im Moment von ihnen brauchen oder aber nicht ertragen können. Dies gilt für die Zeit nach einer erfolgreichen Behandlung, aber auch für die Situation einer unheilbaren, fortgeschrittenen Erkrankung. Manche Untersuchungen deuten in die Richtung, daß Patienten, die in diesem Sinne ihrem Leben trotz Krankheit eine bessere Lebensqualität zuschreiben, auch länger leben[195]. Solche wichtigen Hinweise sind für unser Verständnis einer Beziehungsmedizin aber letztlich zweitrangig. Denn eine andere klinische Erfahrung ist unstrittig: Menschen, die mit ihrer Krankheit sehr schlecht zurechtkommen, wollen häufig nicht mehr leben[196].

---

[195] Kaasa S, Mastekaasa A, L und E. Prognostic factors for patients with inoperable non-small cell lung cancer, limited disease. – The importance of patients' subjective experience of disease and psychosocial well-being. Radiotherapy and Oncology 1989, 15: 235–242.

[196] Kappauf H, Dietz R. Suizidalität bei Krebs-Patienten. Münch med Wschr 1994; 136: 366–370.

„Personen und menschliche Beziehungen können nicht weiter reduziert werden."

(Prof. Herbert Weiner, 1989)

Ich und die Welt: Beziehung hält gesünder!

Wir Menschen sind soziale Wesen – Krebs trennt

Sicher haben Sie schon mal am Telefon oder in einem Brief die Abwesenheit eines Ihnen wichtigen Menschen bedauert: „Du fehlst mir!" Oder: „Ohne dich schlafe ich schlecht." oder: „Ich kann ohne dich nicht mehr leben!" Ohne Beziehungen zu anderen Menschen fehlt uns etwas. Viele Untersuchungen belegen: Alleinstehende Menschen ohne enge Bezugspersonen sind krankheitsanfälliger und leben kürzer[197, 198, 199]. Natürlich gibt es auch „giftige" Beziehungen, die „kaputtmachen". Wir Menschen sind soziale Wesen, und die Art der Beziehung zu anderen beeinflußt in der Tat biologische Vorgänge im Körper. Menschen lassen uns „kalt", oder wir „erwärmen" uns für sie. Manche lassen uns erröten oder unser Herz schneller schlagen. In der Gegenwart von anderen zittern wird, werden blaß oder sogar ohnmächtig. Dies sind keine leeren Worthülsen, auch nicht wenn wir uns im Kontakt zu anderen Menschen „gehemmt" oder „bestärkt" fühlen: Selbst das menschliche Immunsystem wird durch Beziehungen – und durch den Verlust von Beziehungen beeinflußt. Derartige biologische Reaktionen sind aber außerdem abhängig von weiteren sozialen Umfeld, also von gleichzeitigen Beziehungen. Stellen Sie sich vor, Sie sind ein friedlicher Mensch und gehen nachts allein durch den einsamen Park einer Großstadt. Eine große, wenig vertraulich wirkende Ge-

---

[197] House JS, Landis KR, Umberson D. Social Relationship and Health. Science 1988, 241: 540–545.

[198] Powell LH, Shaker LA, Jones BA, Vaccarino LV et al. Psychosocial Predictors of Mortality in 83 Women with Premature Acute Myocardial Infarction. Psychosomatic Medicine 1993; 55: 426–433.

[199] Chesney MA. Social Isolation, Depression, and Heart Disease: Research on Women Broadens the Agenda. Psychosomatic Medicine 1993; 55: 434–435.

stalt kommt auf Sie zu. Falls Sie nicht gerade Kampfsport treiben, wird wahrscheinlich Ihr Herz schneller schlagen, Ihre Hände werden feucht, und Sie werden spüren, wie Ihnen Angst fast die Kehle zuschnürt. Diese Reaktionen werden Sie jedoch eher vermissen, wenn Sie in der gleichen Situation von fünf kräftigen Freunden begleitet werden. Inzwischen liegen zahllose Untersuchungen vor, die sehr eindrucksvoll belegen, wie körperliche Reaktionen, vor allem die hormonellen Steuerungsvorgänge, von Beziehungsstrukturen beeinflußt werden – nicht nur von sozialen Kontakten allein, sondern auch von der Struktur sozialer Wert- und Rangordnungen, in die sie eingebunden sind. Umgekehrt wirken sich veränderte körperliche Funktionsabläufe, also Krankheiten, sozial aus.

So zeigen besonders Krebserkrankungen nicht nur Symptome auf der Ebene des Körpers, sondern stets auch Auswirkungen auf soziale Beziehungen. Die zentrale Angst von Krebskranken, unabhängig von ihrer Prognose, ist eine Angst davor, durch die Krankheit aus einem vertrauten Beziehungsgeflecht herauszufallen. Diese Angst ist nicht „Einbildung", sondern aus vielen Gründen verständlich:

- Eine Krebserkrankung führt, eingestanden oder nicht, immer zur Angst, aus der Gemeinschaft der Lebenden – oder Überlebenden – herausgerissen zu werden, also zu Todesangst im Sinne einer existentiellen Desintegration.
- Krebskranke Menschen wurden in der Geschichte über lange Zeiträume tatsächlich wie Aussätzige aus der sozialen Gemeinschaft ausgestoßen; bis ins letzte Jahrhundert wurde ihnen vielerorts die Aufnahme in allgemeine Hospitäler verwehrt. Dem Sterben ging ein sozialer Tod voraus.
- Auch heute erleben krebskranke Menschen manchmal, daß sich Menschen aus dem sozialen Umfeld zurückziehen, sei es aus unbegründeter Angst vor Ansteckung oder weil bei ihnen selbst Todesängste wach werden.
- Krebserkrankungen bedingen meistens eine Krankenhausbehandlung. Damit werden Patienten, zumindest räumlich, von den Menschen ihres bisherigen Umfeldes getrennt. Sie werden Kranke, selbst wenn sie sich gesund fühlen.
- Auch Ärzte und andere medizinische Helfer im Krankenhaus gehen oft mit Krebskranken anders um als mit sonstigen Patienten. Eine Befangenheit in der Betreuung, bei der das Wort „Krebs" tabui-

siert wird, verstärkt ein Gefühl von bedrohlicher Entfremdung. Was nicht ausgesprochen werden darf, muß sehr schlimm sein!

Umgekehrt wirkt sich aber genauso die soziale Einbindung eines Patienten auf die Krankheitsverarbeitung und möglicherweise sogar auf die Krankheit selbst aus. Neben dem im vorangegangenen Abschnitt bereits beschriebenen Vertrauen auf eigene Einflußmöglichkeiten hilft eine soziale Unterstützung Krebskranken am meisten, um mit ihrer Krankheit zurechtzukommen[200, 201]. Einige Untersuchungen zeigten, daß solche Patienten dadurch nicht nur besser lebten, sondern auch länger[202].

„Metastasen" und Heilkräfte im sozialen Netz

Somit macht es Sinn, bei der Betreuung und Behandlung krebskranker Menschen nicht nur auf mögliche Metastasen auf Röntgenbildern und auf Therapienebenwirkungen zu achten, sondern auch auf krebsbedingte Veränderungen in sozialen Beziehungen. Dort finden sich möglicherweise „Metastasen", aber auch Heilkräfte. Kränkungen in einer Beziehung können die Krankheit an zweite Stelle rükken lassen: „Das Schlimmste ist für mich nicht meine Krankheit, sondern daß mich jetzt mein Mann verlassen hat", sagte weinend eine 35jährige Frau während einer Ultraschalluntersuchung, bei der die Lebermetastasen ihrer Brustkrebserkrankung kontrolliert wurden. Diese Frau fand neben einer tragfähigen therapeutischen Beziehung zu ihren Ärzten in der Folgezeit sehr verläßliche Freundinnen und Freunde, und sie bemerkte später: „Ich lache viel mehr als früher, aber ich kann andererseits mit ihnen auch über ernste Themen sprechen, auch über meine Ängste, meine Wut und darüber, was nach meinem Tod mit den Kindern geschieht ..." Einen Tag vor ihrem Tod resümierte sie schließlich im Gespräch mit einer sehr einfühlsamen, gleichaltrigen Krankenschwester: „Das letzte

---

200 Ell K, Nishimoto R, Morvaay Z, Mantell J et al. A longitudinal analysis of psychological adaptation among survivors of cancer. Cancer 1989; 63: 406–413.

201 Ell K, Mantell JE, Hamovitch MB, Nishimoto RH. Social support, sense of control, and coping among patients with breast, lung or colorectal cancer. J Psychosocial Oncol 1989; 7: 63–89.

202 Goodwin JS, Hunt WC, Key CR, Samet JM. The Effect of Marital Status on Stage, Treatment and Survival of Cancer Patients. JAMA 1987; 258: 3125–3130.

Jahr war das wichtigste und schönste meines Lebens, seltsam, ich hätte den Krebs schon eher bekommen sollen!"

Entscheidend sind für Menschen, die an Krebs erkranken nicht die Anzahl von sozialen Kontakten und Beziehungen, sondern deren Qualität. Andere Menschen, Ehepartner, nahe Verwandte, Arbeitskollegen, Freunde und Selbsthilfegruppenteilnehmer können nur stützen, wenn sie die Ängste und Bedürfnisse des Kranken verstehen und bereit sind, sich darauf flexibel einzulassen[203].

Ein 65jähriger Mann mit metastasierendem Bauchspeicheldrüsenkrebs wirkt depressiv und sagt im ärztlichen Gespräch: „Ich kann nicht mehr zu Nachbarn und Freunden gehen, weil meiner Frau immer leicht die Tränen kommen. Das geht bei denen nicht! Das sind Schönwetterfreunde."

„Meine Freunde sind alle sehr nett", berichtet hingegen ein 21jähriger Mann im Visitengespräch, der sich wegen einer bösartigen Lymphknotenerkrankung einer Chemotherapie mit dem Ziel einer definitiven Heilung unterzieht, „aber wenn ich denen sage, daß ich geheilt werden kann, dann antworten sie zwar: ‚Ja, natürlich!' aber ich merke ihnen an, daß sie nicht daran glauben, mich nur nicht belasten wollen. Das macht es schwer, mit ihnen über meine Krankheit zu reden, weil ich mich eben nicht darauf verlassen kann, was ich höre."

Die Qualität einer Beziehung zeigt sich in der Regel bei einer Belastung. Und eine bösartige Erkrankung ist zweifellos belastend. Sie trifft den Patienten, seine nächsten Bezugspersonen sind aber mitbetroffen. „Natürlich, ich habe den Krebs, aber für meinen Mann ist die Krankheit schlimmer!" Mit ähnlichen Worten weisen Patienten in der Sprechstunde oder am Krankenbett oft auf „Metastasen" ihrer Krankheit bei wichtigen Bezugspersonen hin. Die gemeinsame Betroffenheit eröffnet aber auch Chancen, die Krankheit gemeinsam zu bewältigen. Untersuchungen bestätigen, daß an Krebs Erkrankte mit einer vertrauensvollen Beziehung zu einem Lebensgefährten mit einer Krebskrankheit besser zurechtkommen und sich auch weniger beeinträchtigt fühlen[204]. Dies gelingt aber

---

203 Siehe auch: Niederle N, Aulbert E. Der Krebskranke und sein Umfeld. Stuttgart 1987, Thieme.

204 Friedman LC, Baer PE, Belson DV, Lane M et al. Women With Breast Cancer: Perception of Family Functioning and Adjustment to Illness. Psychosomatic Medicine 1988; 50: 529–540

nur, wenn die Partner offen über die Krankheit und beidseitige Befürchtungen und Bedürfnisse sprechen können und damit gemeinsam in der bedrohlichen Lebenssituation eine Neuorientierung schaffen. Versuchen dagegen die Partner sich gegenseitig zu schonen, indem sie beidseitig Ängste und Belastungen nicht ansprechen, so kostet dieses Verhalten nicht nur sehr viel Kraft, die dann für die Auseinandersetzung mit der Krankheit fehlt, sondern es wird selbst zur Belastung. Weil in ihr die derzeit brennendsten Themen nicht besprochen werden „dürfen", wird die Beziehung im wichtigsten Moment ihrer Möglichkeiten beraubt, die Krankheit zu integrieren und bei ihrer Bewältigung zu helfen.

Partner eines krebskranken Menschen fühlen sich oft innerlich zerrissen zwischen stützendem Mitgefühl und eigenen „negativen" Gefühlen: Hilfslosigkeit, Angst, durch zusätzliche Aufgaben überlastet zu werden, Wut auf das Schicksal und auch auf den Partner, weil dessen Erkrankung die gemeinsamen Lebenspläne durchkreuzt. Sie fühlen sich durch die Krankheit des Partners selbst „gekränkt". Solche Gefühle werden oft als „unzulässig" beiseite geschoben und selten besprochen. Dann kommt es oft zur Suche nach Schuld und Schuldigen, die fast immer mit einer aggressiven Enttäuschung gegenüber Ärzten einhergeht. Kleinkinder drücken diese widersprüchlichen Gefühle noch direkter aus. Sie klammern sich beispielsweise einerseits liebevoll ängstlich an die krebskranke Mutter. Zu anderen Zeiten verhalten sie sich hingegen wenig rücksichtsvoll und sind auf die Mutter wütend, weil sie schon wieder ins Krankenhaus geht. Hinter der Wut verbirgt sich aber die gleiche Angst, allein gelassen zu werden, ihre Mutter zu verlieren. „Ich liebe dich und wünsche mir, daß du da bist und die Beziehung ist wie früher!" und „ich bin wütend, weil unser Leben nicht mehr so ist wie früher!" sind nur zwei Seiten der gleichen Medaille. Auch beim Kranken selbst sind aggressive Gefühle häufig: „Warum ich?" – „Warum nimmt meine Familie nicht mehr Rücksicht? – Die müssen doch sehen, wie es mir geht!" Vielleicht hatten aber die anderen Familienmitglieder nur versucht, eine „Normalität" aufrechtzuerhalten, sich in ihrer eigenen Unsicherheit an den bisherigen Tagesablauf geklammert. Betonte Anstrengungen der Familie, vom Patienten Belastungen möglichst fernzuhalten, kann wiederum anders mißverstanden werden: „Ich habe manchmal das Gefühl, die planen schon ohne mich, haben mich schon abgeschrieben!" Nur Gespräche können die gegenseitige Verhaltensunsicherheit in Beziehungen abbauen, und Partner entdecken dann in der Krise aneinander möglicherweise Fähigkeiten und Qualitäten, die sie bisher sich nicht zugetraut oder aneinander nicht mehr wahrgenommen hatten. Beide Partner – und auch Freunde, berichten dann oft, wie sich mit der Krankheitserfahrung eine Beziehung intensiver und positiver entwickelt hat. Weil angesichts der Bedrohung Fassaden und „Spielchen" im gegenseitigen Verhalten in den Hintergrund getreten sind, erleben beide Partner mehr Offenheit und Vertrauen.

Eine tragfähige Beziehung darf nicht mit Harmonie gleichgesetzt werden, die keiner Worte bedarf. Sie kennt vielmehr unterschiedliche Meinungen, Konflikte und Diskussionen darüber. Keinen Einwand oder Widerspruch in Gesprächen zu erleben, bedeutet nämlich für beide Partner, auch die eigenen bei einer Krebserkrankung stets auftretenden widersprüchlichen Gefühle nicht zulassen oder aussprechen zu dürfen. Damit werden aber Sie als Patient und Ihre nahen Bezugspersonen gehindert, sich selbst und Ihre jeweilige Beziehung ernst zu nehmen.

Nicht alle Erwartungen an eine Person knüpfen!

Andererseits sind Partner und Familienangehörige keineswegs immer dazu fähig, bei der Krankheitsbewältigung zu helfen. Sie als Patient werden dann wahrscheinlich enttäuscht sein und sich zusätzlich zur Krankheit belastet fühlen. Manchmal zerbrechen Bindungen ganz. Gerade wenn eine Krebserkrankung oder eine verstümmelnd erlebte Behandlung – beispielsweise eine Brustamputation – das eigene Selbstbild sehr beeinträchtigt – „kränkt" –, wird das Ende einer Beziehung in der Krankheitssituation besonders kränkend erlebt.

Das Ende einer Beziehung wird von manchen Patienten auch als Erleichterung gesehen: „Eigentlich bin ich jetzt ganz froh", formulierte es eine 55jährige leukämiekranke Frau, „wenn ich schon keine Unterstützung erfahre, dann möchte ich nicht durch die Probleme dieser Beziehung noch mehr belastet werden, die Krankheit reicht mir schon als Aufgabe! Ich habe in letzter Zeit mehr darüber nachgedacht, was ich will und was ich nicht mehr möchte."

Im Vergleich zu erkrankten Männern erfahren insgesamt Patientinnen durch ihre Partner seltener eine befriedigende Unterstützung bei der Krankheitsbewältigung. Freundinnen können für sie oft hilfreicher sein. Bei der Krankheit ihrer Ehefrau erweisen sich Männer oft wenig flexibel, wenn es gilt, bisherige starre Rollenmuster und Aufgaben in der Partnerschaft zu überdenken und zu verändern. Kranke Männer werden von ihren Frauen in der Regel richtiggehend umsorgt. Bei erkrankten Frauen freuen sich die Männer oft vor allem darüber, daß die erkrankte Partnerin trotz Krankheit und Therapie wieder den gesamten Haushalt schaffe. Solche Patienten werden von ihren Partnern vorwiegend dafür bestätigt, daß sie „wieder ganz die/der alte" sind und ihre Rolle wieder voll erfüllen. Solche Patienten neigen jedoch dazu, sich zu überlasten. Wenn ihr Zustand sich verschlechtert, kommt es dann oft zu depressiven Reaktionen, weil sie „nicht mehr so wie früher" leisten können und damit „zu nichts mehr taugen".

Knüpfen Sie als Patient nicht alle Erwartungen an eine Person. Partner, Familienangehörige und Freunde können sich in ihren Qualitäten gut ergänzen. Manchen Partnern fällt es schwer, über die Krankheit zu sprechen, sie unterstützen aber sehr hilfreich auf einer anderen Ebene: sei es, daß sie für Entlastung im Haushalt und für die Kinder sorgen, zu Arzt- oder Klinikterminen begleiten oder Sie sehr einfühlsam mit hilfreichen technischen Tüfteleien überraschen. Wenn Sie dann zusätzlich mit einem anderen Menschen auch über die Krankheit und ihre Ängste sprechen können, und mit einem anderen Freund oder einer Freundin die Normalität eines Kinobesuchs oder einer Café-Stunde erleben können, so sind Sie um Ihr soziales Netz zu beneiden. Ähnliches gilt für Ihre Ärzte: Auch sie haben verschiedene Stärken, enttäuschen bisweilen und haben auch mal einen schlechten Tag.

Rollen können sich ändern – Krankheit als Chance?

Die Erfahrungen bei der onkologischen Betreuung erlauben die grobe Faustregel: Problematische Beziehungen werden bei einer Krebserkrankung eher schlechter – gute Beziehungen eher intensiver! Durch eine schnelle Rückkehr zur früheren „Normalität" übersehen Patienten und ihre Familie manchmal die Chance, die

Krankheit als Anstoß zu sehen, eingefahrene Beziehungsmuster zu überdenken. Heißt das „Krankheit als Chance"? Nein! – Nicht die Krankheit, sondern das *Leben als Chance,* bewußt und intensiv zu leben – mit und ohne Krankheit. Oft wird eben ein aufregender, schmerzlicher oder bedrohlicher Zeitpunkt im Leben – eine Partnerschaft, eine Scheidung oder auch eine Krebserkrankung – zum Wendepunkt, ab dem der Alltag anders gewertet wird. „Krebs als Wendepunkt"[205], diese Möglichkeit wählte der amerikanische Psychologe Larry LeShan als Titel eines seiner letzten Bücher über seine lebenslange psychotherapeutische Erfahrung mit krebskranken Menschen. Wendepunkt wird aber nicht selten mißverstanden. Denn viele Menschen erinnern dabei die Kehrtwendung bei einer Autofahrt, nachdem sich eine Straße als falsch oder als Sackgasse herausgestellt hatte. Dementsprechend ist die Auffassung weit verbreitet, Krebskranke müßten ihr Leben gründlich ändern, da sich mit der Krankheit die bisherige Lebensweise als „falsch" oder als „Sackgasse" erwiesen habe. Derartige Schlußfolgerungen sind spekulativ und entwerten das bisherige Leben: Hier wird die Krebserkrankung wieder mit Schuld verbunden. Davon unbelassen macht es immer Sinn, eventuelle gesundheitsschädliche Gewohnheiten zu beenden. Eine Krebserkrankung läßt manche Patienten sogar erst ganz bewußt ihr bisheriges Leben bejahen und bisherige Ziele klarer weiterverfolgen. Wendepunkt bedeutet für sie dann also nicht, unbedingt andere Dinge tun, sondern Dinge anders tun. „Verwesentlichung" nannte die Basler Journalistin Toya Maissen die Änderung ihres Lebens durch ihre – „nicht abendfüllende" – Brustkrebserkrankung: Der Maßstab dafür, welche Beziehungen, Aktivitäten und Ziele im eigenen Leben wesentlich sind, wird schärfer. Eine Krebsdiagnose ist immer ein Zeitpunkt im Leben, manchmal auch ein Wendepunkt zu einem intensiveren Lebensgefühl, nie aber ein Endpunkt, solange tragende Beziehungen zu anderen Menschen bestehen.

Als an Krebs Erkrankter können Sie möglicherweise ein neues Selbstwertgefühl entdecken, nicht nur indem Sie wieder wie zuvor „funktionieren", sondern indem Sie sich auch über bisher hintangestellte Wünsche und Bedürfnisse klarwerden und diese umset-

---

205 Le Shan L. Diagnose Krebs. Wendepunkt und Neubeginn. Stuttgart 1993, Klett-Cotta (Originalausgabe: Cancer as a turning point. New York 1989, Dutton).

zen. Gerade gemeinsame Unternehmungen, sportliche oder kulturelle Aktivitäten mit Freundinnen und Freunden führen zu einem neuen Gefühl von Lebendigkeit und Zufriedenheit. Sie leben dann nicht „wie zuvor", sondern „wie nie zuvor"[206].

Selbsthilfegruppen können Ihnen helfen – aber vertrauen Sie Ihrem Gefühl

Selbsthilfegruppen können eine wertvolle Hilfe bei der Neuorientierung in und nach einer Krebserkrankung bieten. Gerade bei Themen, die niemand verstehen kann, der die Krankheit nicht am eigenen Leib verspürt hat, können sich Betroffene einfühlen und auch sehr praktische Ratschläge geben. Eine Beratung durch Menschen, die selbst eine Krebserkrankung durchgemacht haben, wirkt sich dabei auf die Krankheitsbewältigung nicht anders aus als eine kompetente Information durch Ärzte und Krankenschwestern[207]. Aber in Krebsselbsthilfegruppen geht es weniger um Krankheitsinformation. Gerade Menschen, die wenig soziale Kontakte haben oder befürchten, daß ihre Familie und ihr gesunder Freundeskreis durch Gespräche über die Krankheit überfordert und verunsichert würden, finden oft eine sehr wertvolle Unterstützung, um die Krankheit zu bewältigen. Voraussetzung ist, daß in der Gruppe auch Ängste und Gefühle offen und ohne vorschnelle Wertung angesprochen werden können. Selbsthilfegruppen erweisen sich besonders dann nützlich, wenn aus medizinischer Sicht die initiale Tumortherapie abgeschlossen ist und die Abstände zwischen ärztlichen Kontrollterminen größer werden. Dann beginnt für viele Patienten erst die eigentliche Auseinandersetzung mit der Krankheit, mit Rezidivängsten und Rehabilitationsproblemen. Vorher haben vorwiegend Belastungen der Behandlung und damit zusammenhängende praktische Belange, wie Infektrisiko, Blutbildwerte, Krankengymnastik, Prothesenanpassung, die Krankheitsverarbeitung

---

206 Sehr lesenswert ist dazu das Buch von Arno Gruen: Der Verrat am Selbst. München 1986, dtv.

207 Houts PS, Whitney CW, Mortel R, Bartholomew MJ. Former Cancer Patients as Counselors of Newly Diagnosed Cancer Patients. Journal of the National Cancer Institute 1986; 76: 793–796.

bestimmt. Selbsthilfegruppen haben in den letzten Jahrzehnten dazu beigetragen, die Krebskrankheiten aus einer öffentlichen Tabuzone zu holen und dahingehende Vorurteile abzubauen. Sie haben ebenfalls eine bessere Behandlungs- und Betreuungsstruktur eingefordert.

Andererseits können in Selbsthilfegruppen selbst gewisse, für manche Teilnehmer wichtige Themen angstvoll tabuisiert werden. „Als ich über meine Unsicherheit sprechen wollte, mit diesem meinem jetzigen Körper eine Partnerbeziehung und Sexualität zu wagen" erzählte eine junge Patientin nach einer beidseitigen Brustamputation, bekam ich nur das Echo „Gott sei Dank, das haben wir hinter uns!" „Die Frauen in der Gruppe sind älter, zwar nett, aber da finde ich mit meinen Problemen keine Wellenlänge." In manchen Gruppen entstehen außerdem Probleme, wenn Teilnehmer ihre Krankheitserfahrung verallgemeinern und dann grundsätzliche „Regeln" für alle anderen Teilnehmer mit anderen Krankheits- und Lebensgeschichten aufstellen wollen. Deshalb profitieren Selbsthilfegruppen sehr von einer kompetenten Supervision. Vertrauen Sie auf Ihr Gespür, was für Sie stimmig ist. Lassen Sie sich nichts überstülpen!

Kontakt zu einer Selbsthilfegruppe vermitteln regionale Psychosoziale Krebsberatungsstellen, inzwischen aber auch die meisten Tumorzentren und onkologischen Fachpraxen. Sie können sich aber auch direkt an die Krebsselbsthilfevereinigung „Frauenselbsthilfe nach Krebs" wenden, die genauso für Männer offen ist, oder an die Deutsche Krebshilfe oder die Deutsche Krebsgesellschaft und ihre Landesverbände.

Viele Krebspatienten möchten sich in ihrer Auseinandersetzung mit ihrer Krebskrankheit nicht mit anderen Patientenschicksalen konfrontieren und lehnen die Teilnahme an einer Betroffenengruppe ab. Diese Haltung kann sich zu einem späteren Zeitpunkt völlig ändern. Sie als Patient entscheiden, wann Sie ein Gespräch mit anderen Patienten wünschen. In solchen Selbsthilfegruppen wird keineswegs nur über Krankheiten gesprochen! Manche Gruppen treffen sich gezielt für „gesunde" Aktivitäten: Kunsthandwerk, humorvolle Filme, Sport[208]. Falls Ihnen eine Gruppe nach einigen

---

208 Deans G, Bennett-Emslie GB, Weir J, Smith DC, Kaye SB. Cancer support groups – who joins and why? Br J Cancer 1988; 58: 670–674.

Terminen nicht zusagt, also offensichtlich nicht hilft, so verabschieden Sie sich wieder. Eventuell gibt es eine andere Gruppe, die Ihnen besser entspricht. Auch zu entscheiden, was Sie nicht wollen, ist Selbsthilfe.

Therapeutische Beziehungen heilsam machen

Ihr soziales Netz – Lebensgefährten, Familie, Freunde, Nachbarn, Arbeitskollegen, Kirchengemeinden, Vereine, Selbsthilfegruppen – kann Ihnen erheblich dabei helfen, die Krankheit zu bewältigen. Wie aber steht es bei längeren Krankenhausaufenthalten, wenn Ihr privates soziales Netz in den Hintergrund tritt gegenüber Ihren medizinischen Helfern: Ärzten, Krankenschwestern, Pflegern, Sozialarbeitern, Klinikpsychologen und Krankengymnasten? Und was gilt für krebskranke Menschen, die vorher recht einsam lebten und deren soziale Kontakte im gesamten Krankheitsverlauf vorwiegend auf Sprechstunden und Krankenhäuser beschränkt sind? Es ist dann in jedem Fall sinnvoll, mit Ihnen und Ihren nahen Bezugspersonen zusammen mit dem Arzt über Ihre Krankheit und deren jeweils verschiedene Auswirkungen zu sprechen. Derartige Familiengespräche mit Ihrem Arzt – und nach Möglichkeit auch der Krankenschwester, die Sie auf der Station pflegt, – können hier nach unserer Erfahrung sehr hilfreich sein. Dadurch wird klarer, was Ihre Krankheit für Sie bedeutet, was Sie sich an Unterstützung wünschen und was Sie eher belastet; genauso wie Ihre Bezugspersonen die Erkrankung erleben und wo Mißverständnisse gegenseitig lähmen. Menschen aus Ihrem privaten Umfeld und Ihre medizinischen Helfer können Ihre Krankheit nicht teilen. Sie können Ihnen aber mitteilen, was Sie wünschen, brauchen oder nicht wollen, um sich trotz und in der Krankheit möglichst lebendig und gesund zu fühlen.

Psychotherapie bei Krebs: der Seele helfen oder den Krebs besiegen?

Ist in der Medizin Platz für die Seele?

„Ich brauche Sie ganz dringend, aber wenn ich jetzt noch Psychotherapie brauche, dann verliere ich den letzten Rest meiner Selbstachtung." So schildert die Schweizer Psychotherapeutin Verena Kast in einem eindrucksvollen Beispiel einer psychotherapeutischen Krisenintervention[209] den ersten Satz einer 42jährigen verheirateten Frau mit drei Kindern, die nach der Diagnose einer Brustkrebserkrankung auf Anraten ihres Onkologen zu ihr kam, nachdem „medizinisch alles normal verlaufen wäre".

„Psychologen oder Psychotherapeuten sind an unserem Krankenhaus nicht notwendig, wir haben noch Seelsorger!" kommentierte einmal ein Zuhörer meinen Vortrag über psychosoziale Aspekte der Krebstherapie. Ein engagierter Krankenhauspfarrer beklagte sich: „Ich werde oft nur zu Kranken gerufen, die im Sterben liegen und oft gar nicht mehr ansprechbar sind."

„Es ist schön, daß Sie sich Zeit für mich nehmen", schildert ein psychologischer Mitarbeiter die Reaktion eines Patienten auf sein Gesprächsangebot, „aber mit meinen Problemen komme ich zurecht, da brauche ich keinen Psychologen."

Oder eine Frage in der Ambulanzsprechstunde: „Wo bekomme ich Psychotherapie? – Die ist doch wichtig bei Krebs."

Diese Äußerungen aus dem klinischen Alltag machen deutlich: Bei Krebserkrankungen gibt es sehr unterschiedliche Auffassungen, ob und wie neben dem Körper auch die Seele einer Pflege und therapeutischer Beachtung bedarf. Diese unterschiedlichen Betrachtungsweisen bestimmen in der Krebstherapie den Stellenwert unterschiedlicher nichtmedikamentöser und nichtinstrumenteller Behandlungsmethoden von Gebet und Meditation bis zur Psychoanalyse.

---

209 Kast V. Der schöpferische Sprung. Vom therapeutischen Umgang mit Krisen. (5. Aufl.) München 1994; dtv, S. 118–141.

Unsere abendländische Kultur verstand über Jahrhunderte Krankheit ausschließlich als Ausdruck eines teuflischen Wirkens oder einer göttlichen Absicht im Sinne von Hexerei, Besessenheit, Bestrafung, Sühne, Prüfung oder Ermahnung. Bei dieser Sichtweise, die für eine Heilung letztlich Gnade und die rechte geistige Haltung voraussetzte, waren die Rollen von Arzt und Priester über lange Zeiträume nicht scharf getrennt. Bußübungen, Gesundbeten, Handauflegen durch den König am Jahrestag der Inthronisation galten als Mittel, um auch Krebs zu heilen. Tatsächlich sind im Zusammenhang mit Wallfahrten zu religiösen Stätten nicht nur in christlichen Religionen Heilungen glaubhaft dokumentiert.

Derartige Gesundungsmodelle nach dem Grundsatz „Dein Glaube hat dir geholfen" finden sich auch heute in Gebetsklinken und bei manchen Geistheilern. Ansatzweise und abgelöst vom religiösen Hintergrund tauchen sie auch in den verbreiteten Techniken „positiven Denkens", Meditations- und Willensübungen[210] oder einer „Energieübertragung" durch Berühren („touching"). Nicht selten verstehen sich diese Methoden als Psychotherapie. Wenn Ihnen als Patient von mancher Seite bei Ihrer Krebserkrankung unbedingt eine Psychotherapie nahegelegt wird, so sollen Sie einfach wissen, welche bunte methodische und konzeptionelle Vielfalt sich hinter diesem Begriff verbirgt: Es lassen sich gegenwärtig weit über hundert psychotherapeutische Methoden unterscheiden, von denen aber nur wenige von den Krankenkassen als Heilverfahren anerkannt sind!

Eine psychotherapeutische Medizin im engen Sinn hat erst vor relativ kurzer Zeit die moderne Heilkunst erweitert. Ihre spektakulären Fortschritte beruhen auf einer strengen naturwissenschaftlichen Orientierung im letzten Jahrhundert. In diesem materialistischen Medizinverständnis kam Psyche oder Seele entweder gar nicht oder lediglich als „Nervenkrankheit" vor, die dann in die Zuständigkeit des Nervenarztes fiel. Bezeichnend dafür wird dem auch für die Krebsmedizin bahnbrechenden Arzt und Wissenschaftler, Rudolf Virchow, die Bemerkung zugeschrieben, er habe in seinem Leben sehr viele Menschen obduziert, dabei aber nie eine Seele

---

210 In den USA wird in den letzten Jahren der Ansatz einer Heilung durch Willenskraft unter dem Namen volition außerhalb der wissenschaftlichen Medizin zunehmend auch für Krebspatienten propagiert.

gefunden. Ein angesehener Neurochirurg konterte später auf diese häufig wiederholte Argumentation mit der Bemerkung, er habe schon viele kluge Männer am Gehirn operiert, aber dabei noch nie einen einzigen Gedanken gefunden.

Ausgehend von diesem streng naturwissenschaftlichen Ansatz beschäftigte sich Ende des letzten Jahrhunderts der Wiener Arzt Dr. Sigmund Freud mit bestimmten, bisher ohne Erfolg behandelten, Nervenleiden. Er führte diese „Neurosen" auf unbewußte psychische Konflikte zurück. Indem er den Patienten diese Konflikte mittels einer bestimmten Gesprächstechnik – der Psychoanalyse – erinnern und bewältigen ließ, gelang ihm eine Besserung. Somit war für diese Neurosen[211] die bisher gültige Vorstellung einer rein organischen Nervenkrankheit nicht mehr schlüssig. Mit den Worten von Thure von Uexküll war „der Kranke durch die (Wieder)'Entdeckung' der Seele durch Freud und die Psychoanalyse komplizierter" geworden. Übrigens hat der Überlieferung nach bereits etwa 2400 Jahre früher der griechische Arzt Hippokrates den makedonischen König Perdikkas II. von einer schweren Krankheit geheilt, indem er ihn auf einen verdrängten Konflikt hinwies, nachdem berühmte Ärzte seiner Zeit das Leiden erfolglos „somatisch" (körperlich) behandelt und als unheilbar eingeschätzt hatten.

Angeregt durch das psychodynamische Denken Freuds, versuchten andere Ärzte bald, Grundsätze seines Neurosenmodells auf körperliche Krankheiten im engen Sinne zu übertragen. Sie beschäftigten sich somit mit den psychosozialen Hintergründen und Begleitumständen und grenzten einige Krankheitsbilder, beispielsweise Bluthochdruck, Asthma und Zwölffingerdarmgeschwüre, als „Organneurosen" ab, als körperlicher Ausdruck von unbewußten oder schwelenden Konflikten. Auch Krebskrankheiten wurden von einigen psychotherapeutischen Forschern und Praktikern so gedeutet: Krebs – ein „Knoten der Seele", ein „passiver Selbstmord", ein „Ausweg in die körperliche Regression als Alternative zur Psychose", „negative (‚böse') Gefühle, die unterdrückt werden, führen zu bösartigem Wachstum". Derartige Krebstheorien fußten keines-

[211] Neurosen (neuron heißt Nerv) sind in unserem heutigen Verständnis weniger Krankheiten der Nerven, sondern der Seele, während sogenannte Geisteskrankheiten (Psychosen) eher als Krankheiten des Gehirns – also der Nerven – aufgefaßt werden. Die historischen Begriffe sind aber fest etabliert.

wegs auf systematischen Untersuchungen, sondern auf der bloßen Deutung von einzelnen Patientenschicksalen. Trotzdem propagierten diese Forscher, es gelte die seelische „Grundstörung" der Kranken psychotherapeutisch aufzulösen, um ihre jeweilige Krebskrankheit definitiv zu heilen.

Die Konzepte von Krebs als „psychosomatischer Erkrankung" im Sinne einer spezifischen „Organneurose"[212] haben sich inzwischen als nicht haltbar und schlicht wissenschaftlich falsch erwiesen. Die Sichtweise von seelischen Vorgängen als bloßer Nervenfunktion war eben nur abgelöst worden von einem Krankheitskonzept, in dem der Körper gleichsam nur als Gipsabdruck für seelische Konflikte diente. Eine eindimensionale Betrachtungsweise war nicht überwunden worden. Vielmehr war an die Stelle eines rein materialistischen Krankheitsmodells nur ein rein psychisches Krankheitsverständnis gesetzt worden. Es stieß in der konventionellen Krebsmedizin zu Recht auf breite Ablehnung. Im Grunde war das „göttliche oder teuflische Wirken" der geschichtlich religiösen Krankheitsvorstellung nur mit „psychischem Konflikt" ersetzt worden. Eine solche psychische Betrachtungsweise von Krebskrankheiten ist von einer fundierten modernen Sichtweise von psychosomatischer Medizin weit entfernt[213]. Trotzdem finden sich derartige Konzepte auch heute noch bei manchen Psychotherapeuten. „Sie hat also Darmkrebs", bekam der Mann einer von uns behandelten Patientin von einem Arzt zu hören, „offensichtlich war sie bisher nicht in der Lage, ihre Schwierigkeiten, eben das, was sie an ‚Scheiße' im Leben produzierte, offen anzuschauen!" Derartige Krankheitstheorien sind genauso plastisch wie unhaltbar! Manche Patienten akzeptieren sie bereitwillig als plausibel, weil sich mit ihnen eigene Mutmaßungen zur Krebsentstehung überschneiden und diese im Bekanntenkreis geteilt werden. „Ich interpretierte die Krankheit als Hilfeschrei meines Körpers", schreibt eine junge, aktive Frau und Mutter von drei kleinen Kindern über ihre beidseitige Brustkrebserkrankung und schildert die kritische Frage einer Freundin, „warum ein kräftiger Knacks im

---

212 Organneurose im üblichen Sinne bezieht sich auf eine Funktionsstörung ohne Organläsion.

213 Weiner H. Specificity and Specification: Two Continuing Problems in Psychosomatic Research. Psychosomatic Medicine 1992; 54: 567–587.

Rücken oder ähnliches, das mich für eine Weile stillgelegt hätte, nicht ausgereicht habe?"[214]

Eigene Stärken entdecken

Ähnlich wie Traumbilder zu deuten, ist es in der psychotherapeutischen Arbeit möglicherweise hilfreich, Ihre eigene „Krankheitstheorie" anzuschauen. Diese aber mit der Krebsursache gleichzusetzen kommt einer Verwechslung von Traumbild und Wirklichkeit gleich und erschwert zumindest auf lange Sicht eine sinnvolle psychotherapeutische Unterstützung. Der amerikanische Psychotherapeut Larry LeShan brachte diesen Sachverhalt auf den Punkt, als er mir mit seinem gewinnenden Humor deutlich machte, was seinen psychotherapeutischen Ansatz bei Krebspatienten ausmacht: „In der Regel fragen wir uns als Therapeuten zu Beginn einer Psychotherapie: 1. Was fehlt diesem Menschen? 2. Wie ist es dazu gekommen? 3. Wie läßt sich eine Änderung erreichen? – … Bei Krebspatienten stellen sich die Fragen völlig anders: 1. Was ist die Stärke dieses Menschen? Was macht ihn einzigartig? Was füllt sein Leben aus oder könnte es erfüllen? 2. Wie kann ich mit ihm so zusammenarbeiten, daß dieser Mensch seine Einzigartigkeit und Stärken wiederentdecken und nutzen kann, so daß er trotz Krankheit zu einem befriedigenden und erfüllten Leben findet, in dem er gar keine Zeit mehr für Psychotherapie erübrigen möchte?"

Wenn Sie sich als krebskranker Mensch eine Psychotherapie überlegen, so sollte zuerst das Ziel klar werden:

- Wünschen Sie sich Anregung und Stütze, eine bereits vor der Krankheit problematisch erlebte Lebens- oder Beziehungssituation besser zu verstehen, einzuordnen, um eine Neuorientierung trotz Krankheit zu erleichtern? – Die derzeitige Krankheit ist dann nur der überfällige Anlaß, therapeutische Hilfe zu suchen.
- Hat Ihre Krankheit selbst zu belastenden Störungen in Ihrem Gefühlsleben und in Beziehungen zu nahen Menschen geführt: z. B. Ängste, depressive Reaktionen, Schuldgefühle, Kränkungen, sozialer Rückzug?

---

[214] Strattmann M. Krankheitsbewältigung aus der Sicht einer Betroffenen. In: Aulbert E. Bewältigungshilfen für den Krebskranken. Stuttgart 1993, Thieme, S. 21–58.

- Wünschen Sie sich eine psychologische oder psychotherapeutische Hilfe, um solchen Problemen im Krankheitsverlauf vorzubeugen?
- Wollen Sie bestimmte psychologische Techniken vermittelt bekommen, mit denen Sie Beschwerden und Therapienebenwirkungen besser kontrollieren können: z.B. Entspannungsübungen, Selbsthypnose, Imagination?
- Erwarten Sie von einer Psychotherapie die Krebsheilung oder zumindest ein längeres Leben?
- Wünschen Sie sich bisweilen im Therapieverlauf einfach ein offenes Gespräch, weil Sie Ihre Enttäuschung und zwischenzeitliche Wut oder Angst nicht dem Arzt oder der Schwester mitteilen wollen, die sich doch redlich bemühen? Soll der Psychotherapeut Ihre Probleme von Ärzten und Pflegenden fernhalten, oder soll er sie „übersetzen", damit zukünftig in der Diagnostik und Therapie mehr darauf Rücksicht genommen wird[215]?

Erwarten Sie somit von einer psychotherapeutischen Unterstützung an erster Stelle eine bessere Lebensqualität[216] oder einen günstigeren Krankheitsverlauf? Und welche dieser Ziele sind realistisch?

Unumstritten lassen sich bestimmte Beschwerden und krankheitsbegleitenden Belastungen mit bewährten psychologischen und psychotherapeutischen Methoden mindern[217,218,219]. Diese umfassen abhängig von der speziellen Zielsetzung ein weites Spektrum: von autogenem Training, der Hypnose, Gruppen- und Familientherapie, über verhaltenstherapeutische, körperorientierte oder tiefenpsychologisch fundierte Psychotherapie bis zu Musik- und Kunsttherapie.

---

215 Schmeling-Kludas C, Koch U, Hagenbuch F. Die psychosoziale Lage internistischer Patienten nach der Aufnahme im Krankenhaus – Eine empirische Untersuchung. Psychother med Psychol 989; 39: 75–83.

216 Greer S. Can psychological therapy improve the quality of life of patients with cancer. Br J Cancer 1989; 59: 149–151.

217 Trijsburg RW, Van Knippenberg FCE, Rijpma SE. Effects of Psychological Treatment on Cancer Patients: A Critical Review. Psychosomatic Medicine 1992; 54: 489–517.

218 Frischenschlager O, Brömmel B, Russinger U. Zur Effektivität psychosozialer Betreuung Krebskranker – Eine methodenkritische Literaturübersicht (Stand Dezember 1990). PPMP 1992; 42: 206–213.

219 Greer S, Moorey S, Baruch JDR, Watson M, Robertson BM et al. Adjuvant psychological therapy for patients with cancer: a prospective randomized trial. British Medical Journal 1992; 304: 675–680.

Durch Psychotherapie länger leben?

Auf kontroverse Resonanz stießen aber immer wieder aufgestellte Behauptungen, durch psychotherapeutische Ansätze seien Krebsheilungen und eindrucksvoll günstigere Krankheitsverläufe erreicht worden. Diese Berichte und Schlußfolgerungen waren häufig einer soliden wissenschaftlichen Prüfung nicht zugängig oder hielten ihr nicht stand. Eine Lebensverlängerung für wenige einzelne Patienten ist aber naturgemäß durch eine systematische statistische Bewertung auch nicht auszuschließen – diese Grenzen statistischer Aussagen wurden bereits in einem früheren Kapitel thematisiert. Auch nach nahezu zwanzig Jahren fehlt beispielsweise die schlüssige Bestätigung, daß Patienten, die nach der Simonton-Methode visualisierten, auch länger lebten. Trotzdem unterstellen verkaufsorientierte Buchtitel immer wieder diesen Tatbestand. Ein Buch der Professorin für Psychologie an der Universität Nizza, Anne Ancelin Schützenberger, die früh in Frankreich die „Simonton-Methode" propagierte, erschien beispielsweise unter dem verheißungsvollen Titel „Den Lebenswillen stärken – den Krebs besiegen"[220]. Ähnlich wie bei den körperbezogenen Konzentrationsübungen des autogenen Trainings stellen sich bei der Simonton-Visualisierung Kranke ihre Immunzellen und eventuell auch Chemotherapiemoleküle oder Röntgenstrahlen vor, wie sie Krebszellen überwältigen oder abtöten. Damit soll eine Krebsrückbildung erfolgen oder zumindest unterstützt werden. Dr. Barrie Cassileth, die Leiterin des Krebskontrollprogramms des Tumorzentrums Philadelphia, die sich seit vielen Jahren intensiv damit beschäftigt, ob und wie psychische und soziale Faktoren den Verlauf von Krebserkrankungen beeinflussen, kritisiert diese Zielverostellung als „Rambo-Ansatz"[221]: Ähnlich wie sich dieser kriegerische Kinoheld allein gegen eine Überzahl von Feinden durchsetzt, könnten an Krebs Erkrankte mit einem starken Willen vorgeblich auch den übermächtigen Feind Krebs besiegen. Menschen, denen dies nicht

---

220 München 1989. Kösel. Frau Schützenberger hat durchaus eine differenziertere Sicht. Der Originaltitel Vouloir Guérir. L'aide au malade atteint d'un cancer (Paris 1985. La Méridienne) bedeutet nicht mehr als: Gesund werden wollen. Hilfe für Krebskranke.

221 Cassileth BR. The Social Implication of Questionable Cancer Therapies. Cancer 1989; 63: 1247–1250.

gelinge, seien eben „Verlierer", die nicht genügend „immunologischen oder biochemischen Mumm" hätten. Zuschriften an Dr. Cassileth zeigen auf, wie verbreitet solche Vorstellungen in der Öffentlichkeit sind: „Menschen bekommen eben Krebs, weil sie ihn irgendwie wünschen oder brauchen". Therapiekonzepte, die unterstellen, Krebs könne durch alleinige Willenskraft überwunden werden, beinhalten eben auch, daß die Krankheit durch eigenes Wollen, ungenügenden Lebenswillen oder eine Unfähigkeit entsteht, psychische Konflikte anders zu lösen. Solche unsinnigen Sichtweisen führen leider dann häufig zu Depressionen und Schuldgefühlen, wenn die Krankheit fortschreitet.

Andererseits fühlen sich viele Patienten, die die „Simonton-Methode" anwenden, dadurch zweifellos besser: Sie erfahren sich und ihren Körper bewußter, nehmen sich Zeit für sich und gewinnen ein Gefühl von Kontrolle und insgesamt eben eine bessere Lebensqualität. Wie für Chemotherapie oder Strahlentherapie gilt auch für Imagination, Visualisierung und andere psychologische Techniken: Die realistische Zielsetzung entscheidet, ob diese Methoden Kranken nützen oder vielleicht schaden.

An der amerikanischen Stanford-Universität hatte der Psychiater und Psychotherapeut[222] Prof. David Spiegel bereits in den siebziger Jahren, also nahezu zur gleichen Zeit wie die Simontons, Patientinnen mit metastasierendem Brustkrebs zusätzlich zur konventionellen Krebstherapie wöchentliche Gruppengespräche angeboten und ihnen jeweils auch Entspannungs- und Selbsthypnosetechniken gelehrt. Die Auswertung nach einem Jahr bestätigte sein erhofftes Behandlungsziel: Verglichen mit einer Kontrollgruppe von Patientinnen, die sich allein der üblichen Krebstherapie unterzogen hatten, gaben die Gruppenteilnehmerinnen weniger Ängste, depressive Stimmungen und Schmerzen an, sie kamen insgesamt mit der Krebserkrankung besser zurecht und verzeichneten eine höhere Lebensqualität. Der biologische Krankheitsverlauf unterschied sich dagegen nach dieser Zeit zwischen den beiden Patientinnengruppen nicht. David Spiegel ärgerte sich in der Folgezeit immer

[222] In den USA ist Psychotherapie, Psychoonkologie und insgesamt die psychosomatische Medizin traditionell in die Psychiatrie eingebunden, im Gegensatz zu Deutschland, wo die psychosomatische und psychotherapeutische Medizin mehr in der Inneren Medizin verwurzelt ist.

wieder darüber, daß Ärzte ohne fundierte psychotherapeutische Ausbildung, wie Dr. Carl Simonton oder Dr. Bernie Siegel – mit ihm wurde er zudem namensbedingt in der Öffentlichkeit oft verwechselt – und ihre Anhänger, ähnliche Techniken medienwirksam mit der Behauptung anpriesen, Krebspatienten könnten dadurch ihre Krankheit besiegen oder aufhalten. Aus Spiegels Sicht brachten derartige „Wünsch-den-Tumor-weg"-Ansätze mit ihren unbewiesenen Behauptungen hilfreiche psychotherapeutische Therapiemethoden in der Onkologie nur in Mißkredit. David Spiegel war fest überzeugt, daß seine Behandlung zwar die Lebensqualität, aber nicht den Krankheitsverlauf seiner Patientinnen mit bereits sehr fortgeschrittenem Brustkrebs verbessert habe. Zehn Jahre nach den Gruppengesprächen wollte er es genau wissen und wurde vom Ergebnis seiner Nachforschungen überrascht[223]: Gerechnet vom Beginn der Gruppengespräche hatten die Patientinnen, die daran teilgenommen hatten, annähernd doppelt so lange gelebt – durchschnittlich 17 Monate länger als die Frauen der Kontrollgruppe. Drei der ursprünglich 87 Patientinnen beider Gruppen waren noch am Leben – alle drei hatten an den Gruppengesprächen teilgenommen. Auch bezogen auf den Diagnosezeitpunkt und auf den ersten Metastasierungsnachweis hatten die Gruppenteilnehmerinnen mit ihrer Krankheit länger gelebt. In diesen Zeiträumen unterschieden sich die beiden Gruppen aber weniger deutlich. Diese methodisch fundierte Untersuchung erregte weltweit großes Aufsehen[224, 225]. Da sich die Untersuchung auf relativ wenige Patientinnen bezog und, wie früher ausführlich dargestellt, Brustkrebserkrankungen sehr unterschiedlich sind, werden derzeit an vielen Tumorzentren gemeinsam genau kontrollierte umfangreiche Untersuchungen mit dieser *supportiv-expressiven Gruppentherapie* durchgeführt, um eine mögliche günstige Auswirkung auf die Überlebenszeit zu sichern – die Verbesserung der Lebensqualität ist unstrittig.

---

223 Spiegel D, Bloom JR, Kraemer HC, Gottheil E. Effect of Psychosocial Treatment on Survival of Patients with Metastatic Breast Cancer. The Lancet 1989; 334: 888–891.

224 Barinaga M. Can Psychotherapy Delay Cancer Death? Science 1989; 246: 448–449.

225 Kappauf HW, Gallmeier WM. Bei Krebs Gruppentherapie verordnen? Münch med Wschr 1990; 132: 276–277.

Was geschah in diesen Gruppensitzungen? Alle Patientinnen wußten, daß ihre Krankheit medizinisch nicht geheilt werden kann. Sie sprachen sehr offen über ihre Krankheit, über deren Sinn und Sinnlosigkeit, über Krankheitsfolgen und die Auswirkungen ihrer Krebstherapie. Offen wurden Ängste ausgesprochen, Vorstellungen von Tod und Sterben. Die Patientinnen lachten viel und weinten bei anderen Themen. Manchmal war die Stimmung sehr ausgelassen, dann wieder still. Sie brachten Gedichte mit in die Gruppe, genauso Kochrezepte und praktische Alltagstips. Sie hielten auch enge Verbindung miteinander, wenn eine Gruppenteilnehmerin wegen fortschreitender Krankheit nicht mehr in der Lage war, an den Gruppensitzungen teilzunehmen. Auch wenn eine Mitpatientin an ihrer Krankheit starb, wurde darüber in der Gruppe gesprochen, Trauer und eigene Angst zugelassen. Die Gruppenleiter hielten sich bei den Gesprächen eher im Hintergrund, achteten darauf, daß Teilnehmerinnen nicht „übergangen" wurden, und benannten Stimmungen und Gefühle in der Gruppe, die sprachlos machten. Zudem ermunterten sie zu mehr Selbstvertrauen im Umgang mit Ärzten und vermittelten jeweils am Ende einer 90minütigen Gruppensitzung Techniken der Selbsthypnose zur Entspannung und unterstützenden Schmerzkontrolle. – Dr. Spiegel und seine Mitarbeiter zielten also sehr darauf ab, die Kontrolle des Patienten zu stärken, eine realistische Kontrolle von Problemen der aktuellen Krankheitssituation – im Gegensatz zum Anspruch einer willensmäßigen Kontrolle des Tumorwachstums und der Zukunft selbst. Indem sich die Patientinnen auf „kleine" naheliegende Ziele konzentrierten, erreichten sie offensichtlich auch das zunächst nicht direkt angestrebte übergeordnete Ziel: Sie lebten nicht nur besser, sondern auch länger[226, 227].

Aus Kalifornien kamen zwei weitere wegweisende Veröffentlichungen: Die Arbeitsgruppe von Frau Dr. Jean Richardson an der Universität Los Angeles ging davon aus, daß Patienten eine bessere Krankheitsprognose haben, wenn sie über ihre Krankheit und die

---

226 Spiegel D, Spira J. Supportive-Expressiv Group Therapy: A Treatment Manual of psychosocial Intervention For Women With Recurrent Breast Cancer. Stanford 1991, Psychosocial Treatment Labaratory; Stanford University School of Medicine.

227 Spiegel D. Effects of Psychosocial Support on Patients with Metastatic Breast Cancer. Journal of Psychosocial Oncology 1992; 10: 113–120.

Bedeutung der Therapiemaßnahmen besser Bescheid wissen und motivierter bei der Behandlung mitarbeiten. Sie entwickelte somit für Patienten mit einer Leukämie oder bösartigen Lymphknotenerkrankung ein ausführliches Informationsprogamm über die jeweilige Krankheit, Therapie und möglichen Nebenwirkungen, besonders aber über die Bedeutung der Medikamente, die zu Hause eingenommen werden sollten. Patienten, die diese zusätzlichen Informationshilfen bekamen, hielten sich eindeutig strenger an ihren Medikamentenplan und die vereinbarten Kontroll- und Behandlungstermine. Ihre Krankheit verlief deutlich günstiger, wie eine Kontrolle einige Jahre später zeigte. Die bessere Prognose der Patienten, die dieses intensivierte Informationsprogramm erhalten hatten, bestand selbst im Vergleich zu den Kranken, die genauso sorgfältig ihre Medikamente eingenommen, aber nur die ansonst in der Klinik übliche Information erhalten hatten[228].

Ebenfalls an der Universität von Los Angeles wählte Dr. Fawzy einen wieder anderen Ansatz. Patienten, bei denen ein schwarzer Hautkrebs (malignes Melanom) im Frühstadium vollständig entfernt worden war und anschließend keine sonstige Therapie durchgeführt wurde, bekamen das Angebot, im wöchentlichen Rhythmus an insgesamt sechs Gruppengesprächen teilzunehmen. Dort erhielten diese Patienten genauere Informationen über die Art ihrer Krebserkrankung und Hinweise für eine gesunde Ernährung. Sie konnten mit den Mitpatienten und den Gruppenleitern über verschiedene Aspekte ihrer Krankheit sprechen, und zudem wurden ihnen Entspannungsübungen und Techniken der Streß- und Problembewältigung beigebracht. Sechs Monate danach kamen die Gruppenteilnehmer im Vergleich zu anderen Patienten besser mit ihrer Situation zurecht, gleichzeitig zeigten sich bei ihnen auch immunologische Veränderungen, die von den Untersuchungen als günstig bewertet wurden, da Melanome immunempfindliche Tumore sind. Die Gruppenteilnehmer unterschieden sich fünf bis sechs Jahre später durch weniger Rezidive, weniger Patienten aus ihrer Gruppe waren zwischenzeitlich an der Krankheit verstorben. Die früheren immunologischen Werte erlaubten dagegen keine Vor-

---

228 Richardson JL, Shelton DR, Krailo M, Levine AM. The Effect of Compliance With Treatment on Survival Among Patients With Hematologic Malignancies. Journal of Clinical Oncology 1990; 8: 356–364.

aussage auf die Überlebenswahrscheinlichkeit. Die Patienten, die sich zum Diagnosezeitpunkt durch die Krankheit psychisch stark belastet gefühlt, aber in den Gruppensitzungen gelernt hatten, besser mit der Krankheit und der veränderten Lebenssituation umzugehen, zeigten eine günstigere Prognose als die Patienten, die ihre Melanomdiagnose gleichsam leicht „weggesteckt" hatten[229, 230].

Diese drei kalifornischen Untersuchungen – andere Untersuchungen sind methodisch weniger stichhaltig – geben wichtige Hinweise dafür, daß Maßnahmen außerhalb der medikamentösen oder instrumentellen Krebstherapie den Krankheitsverlauf auch zeitlich günstig beeinflussen können. Es handelt sich noch keineswegs um unumstößliche Beweise. Auch in den geschilderten Untersuchungen bestimmten die jeweils bekannten biologischen Prognosefaktoren (etwa das Stadium des jeweiligen Krebses) vorrangig den Krankheitsverlauf. Eine neuere Studie des erfahrenen Psychoonkologen Dr. Alistair Cunningham, der bei Patientinnen mit metastasierenden Brustkrebs eine Gruppentherapie durchführte, die sich in ihrer Konzeption etwas von der von Dr. Spiegel unterschied, konnte keinen Einfluß auf den Krankheitsverlauf – und auch nicht auf die Lebensqualität – belegen[231, 232]. Die Ergebnisse zweier derzeit noch laufender größerer Studien in den USA und Kanada werden bald vorliegen und mehr Klarheit bringen.

Ein hilfreiches Trio: Information, Kontrolle und soziales Netz

Sie fragen sich zu Recht, was Sie jetzt tun können oder tun sollten, damit Ihre Krankheit möglichst günstig verläuft.

---

229 Fawzy FI, Cousins N, Fawzy NW, Kemeny M et al. A Structured Psychiatric Intervention for Cancer Patients. Arch Gen Psychiatry 1990; 47: 720–735.

230 Fawzy Fl, Fawzy NW, Hyun CS, Elashoff R et al. Malignant Melanoma: Effects of Early Psychiatric Intervention, Coping and Affective State on Recurrence and Surval 6 Years Later. Arch Gen Psychiatry 1993; 50: 681–689.

231 Cunningham AJ. Et al. A randomized controlled trial of the effects of group psychological therapy on survival in women with metastatic breast cancer. Psycho-oncology 1998; 7: 508–517.

232 Edmonds CVI, Lockwood GA, Cunningham AJ. Psychological response to long term group therapy: A randomized trial with metastatic breast cancer patients. Psycho-oncology 1999; 8: 74–91.

Die Antwort ist leichter, als die kaum noch überschaubaren verschiedenen psychologischen und psychotherapeutischen Ansätze vermuten lassen. Wir haben in Stanford Aufzeichnungen der Gruppengespräche von David Spiegel angesehen, Carl Simonton zu einer Gruppenarbeit eingeladen und ausführlich mit Larry LeShan, Claus Bahne Bahnson, Alistair Cunningham, Jim Spira, Lea Baider, Steven Greer, Naomi Remen, Stephanie Matthews-Simonton Fawzy Fawzy und vielen anderen ärztlichen und nichtärztlichen Psychotherapeuten in Europa und Übersee, die seit langer Zeit mit Krebspatienten arbeiten, Erfahrungen ausgetauscht und diskutiert. Drei Elemente erweisen sich in den ganz verschiedenen Ansätzen als wesentlich:

1. eine ausreichende Information über die Krankheit und Behandlung,
2. Möglichkeiten einer realistischen Kontrolle trotz und in der Krankheit,
3. Die Stärkung von tragfähigen Beziehungen.

Gespräche lassen Sie möglicherweise manche Probleme aus einem anderen Blickwinkel betrachten und eine innere Zuversicht wiederentdecken. Offensichtlich kann dann eine bessere Lebensqualität auch zu einem längeren Leben führen. Hierzu ist die Mithilfe von Ärzten, Pflegenden, Psychologen, Seelsorgern, Sozialarbeitern, Krankengymnasten, Musiktherapeuten, aber auch Bezugspersonen des Patienten und Selbsthilfegruppen usw. gefragt. „Ich denke, jeder Mensch mit Krebs oder einer anderen lebensbedrohlichen Krankheit muß einen einfühlsamen, verläßlichen Menschen finden, der ihm zuhört, ohne zu werten". So bilanzierte in einer der weltweit angesehensten medizinischen Fachzeitschriften der 54jährige Chirurg Dr. Robert Mack seine persönlichen Erfahrungen mit seiner unheilbaren Lungenkrebserkrankung[233].

Wenn Sie an Krebs erkrankt sind, muß das nicht von vornherein bedeuten, daß Sie eine Psychotherapie brauchen[234]. Annähernd die Hälfte aller Krebspatienten kommt mit der Krankheitssituation auch ohne besondere, psychologische Unterstützung gut zurecht.

---

233 Mack RM. Lessons from Living with Cancer. N Engl J Med 1984, 311: 1640–1644.

234 Dazu auch: Watzlawik P. Ist Psychotherapie, was wir „Psychotherapie" nennen? Psychother med Psychol 1989; 39: 323–327.

In einem patientenorientierten Behandlungsklima erhalten viele Krebspatienten die nötige Information, sie bleiben soweit wie möglich selbstbestimmt und wirken aktiv an der Genesung oder Besserung von Beschwerden mit und erfahren hilfreiche Unterstützung in ihrem sozialen Umfeld und von ihrem Behandlungsteam. Unter solchen idealen Bedingungen sind Sie dann bereits eingebunden in heilsame, also „therapeutische" Beziehungen. Eine Krebserkrankung überfordert aber oft auch bis dahin psychologisch sehr stabile Menschen. Dann ist eine besondere psychotherapeutische Hilfe nützlich, um die durch die Krankheit gedämpften oder zerrissenen „Lebenssaiten" wieder klingen zu lassen und möglicherweise neue Töne wahrzunehmen. Um so mehr gilt dies für Sie, falls Sie bereits vor Ihrer Krebskrankheit nahezu überfordert wurden. Genauso, wenn Sie sich mit Ihrer Krankheit sowohl von Ihren medizinischen Helfern als auch Ihrem häuslichen Umfeld allein gelassen erleben. Die psychologischen und psychotherapeutischen Konzepte und Techniken unterscheiden sich dabei je nach Krankheitsart und -zeitpunkt[235,236]. Frau Prof. Lea Baider von der Hadassah-Universität Jerusalem steht mit ihren Erfahrungen mit Imagination, Visualisierungstechniken und Entspannungsübungen in der psychologischen Begleitung von Krebspatienten weltweit in vorderster Reihe[237,238]. Sie unterstreicht, wie differenziert diese Methoden eingesetzt werden müssen: Streng unterscheidet sie verschiedene Techniken, Zielsetzungen und Konzepte für verschiedene Altersstufen. Eine ähnliche Vielfalt gilt für verschiedene Krankheitssituationen: für die Zeit der Diagnose, die Primärtherapie, für „gesunde Krebspatienten", bei denen die Primärtherapie erfolgreich war, für Rezidivsituationen, bei todkranken und sterbenden Patienten und ebenso bei mehr beeinträchtigenden Behandlungen beispielsweise mit Amputation oder Notwendigkeit eines Stomas. Selbst einfache

---

[235] Speidel H. Psychotherapie bei lebendsbedrohlichen Krankheiten. Praxis der Psychotherapie und Psychosomatik 1987; 32: 192–200.

[236] Meerwein F. „Spute dich, Kronos, fort den rasselnden Trott ..." Überlegungen zum Zeiterleben im psychoanalytischen Prozeß und in der Lebens-Endzeit. Z f psychosomatische Medizin 1989; 35: 156–174.

[237] Zum Beispiel Baider L, Amikan J, Kaplan De-Nour A. Time-limited thematic group with post-mastectomy patients. J Psychosom Research 1984; 28: 323–330.

[238] Baider L, Uziely B, Kaplan De-Nour A. Progressive muscle relaxation and guided imagery in cancer patients. General Hospital Psychiatry 1994; 16: 340–347.

Psychologie Techniken wie die verschiedenen Arten von Imagination und Visualisierung sollten also bei Krebskranken nicht gebetsmühlenhaft stereotyp eingesetzt, sondern kompetent und individuell auf Patienten und Situationen abgestimmt werden[239]. Psychologische und psychotherapeutische Techniken, die mit inneren Bildern arbeiten, müssen sich dabei keineswegs am Drachentöter-Mythos orientieren. Wenig hilfreich sind aggressive Bilder von Killern, die Ihren Krebs „umbringen", wenn Sie sich eigentlich schwach und schutzlos fühlen? Sie werden sich dann möglicherweise noch schwächer und hilfloser vorkommen, wenn Ihnen die Visualisierung nicht „gelingt". Denn in bestimmten Situationen wird der Versuch einer Tumorkontrolle selbst zum Problem. Denken Sie an eine fest geplante Wanderung, um den Unterschied zwischen einer realistischen und unrealistischen Kontrolle zu veranschaulichen: Versuchen Sie am besten gar nicht, willentlich Sonne erzwingen, also das Wetter kontrollieren zu wollen. Sie werden sonst möglicherweise mit falscher Zuversicht plötzlich hemdsärmelig im Regen stehen. Sehr wohl können Sie sich jedoch nach einem Blick aus dem Fenster für oder gegen wetterfeste Kleidung entscheiden. Selbst ein Regenschauer wird Ihnen dann nicht den Tag vermiesen. Das ist realistische Kontrolle.

Gerade wenn Sie sich in Ihrer Krankheit an vielen Tagen alles andere als ein glänzender Held fühlen, sondern eher klein, verletzlich und hilfsbedürftig, so sind Sie deshalb kein „Verlierer". Dieser Gefühlszustand erlaubt keinen Rückschluß auf Ihre Prognose. Neben dem männlich dominanten Drachentöter-Mythos gibt es andere „Erfolgsmodelle", die vom Zeitgeist zu Unrecht vergessen oder gelegentlich mißverstanden belächelt werden. Denken Sie an das *Sterntalermädchen*[240], das ja keineswegs traurig und naiv in den Wald läuft, um reich zu werden. Vielmehr nimmt es sehr wach und einfühlend Beziehung zu den Menschen auf, denen es auf seinem „Lebensweg" begegnet, zeigt sich dabei solidarisch und stets bewegt von einer aktiven Zuversicht, ohne den Weg zu kennen. Das Mädchen hat auch keine Angst, seine Verletzlichkeit und Hilfsbedürftigkeit anzuschauen, zuzulassen, nur noch mit einem „dünnen

[239] Bridge LR, Benson P, Pietroni PC, Priest RG. Relaxation and imagery in the treatment of breast cancer. British Medical Journal 1988; 297: 1169–1172.
[240] Das Sterntalermädchen, Grimms Märchen.

Hemdchen" bekleidet zu sein. Durch diese Haltung erfährt es sich reich beschenkt. Eine solche aktive Zuversicht kann Ihnen sehr viel Gelassenheit und Lebenskraft geben und kennt im Laufe der Geschichte viele Namen: Der mittelalterliche Mystiker Meister Eckhart sprach vom „Gott in uns", Menschen unserer Zeit sagen dazu „innerer Heiler", „Arzt in uns"[241], „Ichstärke", „Urvertrauen", „Selbstheilungskräfte", „Kraft des Unbewußten" oder „Salutogenese" und beschreiben damit unterschiedliche Facetten.

Nützliche Adressen für Kontakt zu Selbsthilfegruppen, Informationen, Broschüren und Videos zu Krebsthemen:

Frauenselbsthilfe nach Krebs e. V. – Bundesverband, B 6, 10/11
D-68159 Mannheim
Tel. 0621/24434
http://www.FSH-nach-Krebs.de

Deutsche Krebshilfe e. V., Thomas-Mann-Str. 40, D-53111 Bonn
Tel. 0228/729900
http://www.Krebshilfe.de

Deutsche Krebsgesellschaft e. V., Paul-Ehrlich-Str. 41,
D-60596 Frankfurt
Tel. 069/6300960
http://www.Krebsgesellschaft.de

Krebsinformationsdienst (KID), Deutsches Krebsforschungszentrum
Heidelberg
Tel. 06221/410121
http://www.Krebsinformation.de

Adressen von Psychoonkologen

Deutsche Arbeitsgemeinschaft für Psychosoziale Onkologie e. V. (dapo)
Geschäftsstelle: Georgstr. 14, 49074 Osnabrück
Tel. 0541/3386624
http://www.dapo-eV.de

Sektion Psychosoziale Onkologie in der Deutschen Krebsgesellschaft e. V. (PSO)
Geschäftsstelle. Klinik für Tumorbiologie
Breisacher Str. 117, 79106 Freiburg
Tel.: 0761/7206-2218

[241] Cousins N. Der Arzt in uns selbst. Reinbek 1981, Rowohlt.

„... Wenn aber der Geldbeutel der Grund ist, aus dem die ärztliche Kunst hervorquillt, bleibt alles nur Hoffart und Büberei ...“

Paracelsus (Arzt, 1493–1541)

Kann ich noch was anderes tun? – unkonventionelle („alternative“) Krebstherapie

Was ist unter „außerhalb der Schulmedizin“ zu verstehen?

„Wunderheiler befreit Todgeweihten von Krebsgeschwülsten via TV“ – „Killerzellen bringen sofortige Heilung“ – „Thymusspritzen stärken das Immunsystem“ – „Die Mistel als Superwaffe gegen den Krebs“ – „Vitamine und Selen verhindern den Rückfall“. Diese und andere Schlagzeilen in Boulevardblättern und Illustrierten sind es, die immer wieder ins Auge springen und von Gesunden und Kranken lebhaft diskutiert werden. Manchmal setzen sich sogar bekannte Politiker oder ihre Partner für bestimmte, „von der Schulmedizin nicht anerkannte“, aber „erfahrungsbewährte“ Methoden der Krebstherapie ein.

Besonders wenn bewährte Behandlungsansätze der modernen Medizin nicht mehr auf Heilung hoffen lassen oder durch Nebenwirkungen beeinträchtigen, fühlen sich Kranke vom großen Angebot an unterschiedlichsten „alternativen“ oder „ergänzenden“ unkonventionellen Therapiemethoden verständlicherweise sehr angezogen. Besorgte Familienangehörige, gutmeinende Freunde und Bekannte schieben Ihnen vielversprechende Schlagzeilen aus Tageszeitungen und Zeitschriften zu und drängen Sie, doch „alles zu versuchen“ – oder „nichts zu unterlassen“. In der Tat beginnen viele Menschen eine derartige Behandlung, nachdem ihre Krebserkrankung erfolgreich behandelt worden ist. Laien und auch vielen Ärzten, die sich nicht näher mit Krebserkrankungen befassen, ist es selten möglich, wirkliche Fortschritte von aufgeblähten Sensationsberichten, verzerrten Halbwahrheiten, verfrühten Erfolgsmeldungen und Geschäftsmacherei zu unterscheiden. Vieles, was in den Medizinspalten der Regenbogenpresse und in werbewirksamen Talk-Show-Runden an Heilversprechungen ausgebreitet wird, nützt leider oft nicht den hoffenden oder verzweifelten Kranken, sondern nur der Profilneurose und dem Geldbeutel von unredlichen oder unkritischen Ärzten und Heilpraktikern.

Bei „unkonventionellen" Ansätzen der Krebstherapie ist nach unserer Definition die von den Anbietern jeweils behauptete günstige Wirkung auf den Krankheitsverlauf nicht schlüssig nachgewiesen – oder sogar widerlegt. Denn jede Methode, deren Nutzen für die Kranken nicht nur behauptet, sondern nach anerkannten Richtlinien belegt ist, zählt zu den etablierten – „konventionellen" – Behandlungsmethoden, unabhängig davon, ob es sich um psychotherapeutische Ansätze, naturheilkundliche Verfahren, synthetisch hergestellte Medikamente oder hochtechnische Methoden handelt[242].

Gibt es eine „Verschwörung von engstirnigen Schulmedizinern" – einer „Krebsmafia" –, die Patienten Behandlungsverfahren vorenthält, weil sie nicht ins „ideologische" Konzept passen oder nicht Geld in andere Beutel fließen soll? Müssen Patienten darunter leiden, daß „Schulmediziner" und „Alternativmediziner" sich nicht an einen gemeinsamen Tisch setzen, wo doch vielleicht beide Ansätze zum Wohle der Kranken vereint werden müßten?[243]

Nein, eine solche Sichtweise trifft nicht zu. Unbestritten gibt es zahlreiche Ärzte nichtärztliche Therapeuten, die sich mit einem anderen Medizinkonzept oder Glaubenssystem redlich und sehr fürsorglich um ihre Patienten kümmern[244]. Eine Unterscheidung zur konventionellen Medizin muß deshalb anders getroffen werden. Es gibt auch nicht *die* „Alternativmedizin", ein Begriff, der von den meisten ihrer Vertreter sowieso abgelehnt wird, die ihre Methoden nicht als Alternative, sondern als ergänzend – additiv

---

242 Kaiser G, Birkmann S, Büschel G. et al. Unkonventionelle, alternative Therapieverfahren in der Onkologie. Internist 1998; 39: 1159–1167.

243 Lerner M. Choices in Healting: Integrating the Best of Conventional and Complementary Approaches to Cancer. Cambridge, Mass. 1994, MIT Press.

244 Kleinmann A, Eisenberg L, Good B. Culture, Illness, and Care. Annals of Internal Medicine 1978; 88: 251–258.

oder komplementär – betrachten. Die am meisten verbreiteten Methoden der unkonventionellen Krebstherapie werden von Ärzten propagiert und praktiziert, die sich nicht selten als „strikte Schulmediziner – aber offen für andere, noch nicht etablierte Ansätze" bezeichnen.

Unkonventionelle Krebstherapien umfassen:

- Medikamente und Methoden, deren tumorhemmende Wirkung nach anerkannten Maßstäben nicht belegt sind: z.B. „Wundermittel", aber auch Thymus- und andere Zell-Lysate, Ozon- und Sauerstofftherapien u.a.;
- Medikamente und Methoden, die in der Medizin bei vielen Krankheiten durchaus bewährt sind, aber nicht bei Krebserkrankungen, um diese zu heilen: z.B. Vitamine, Enzyme, Spurenelemente, Naturheilmethoden und manche Diätformen;
- bewährte Medikamente und Methoden der anerkannten Krebstherapie, wenn sie in einer Art und Weise angewendet werden, die nicht durch wissenschaftliche Erkenntnisse gestützt sind: z.B. manche Formen von Immun-, Hormon- und Chemotherapie;
- Medizinsysteme und Krankheitsmodelle, die einer rationalen Auseinandersetzung nicht zugängig sind, z.B. Magie oder die sogenannte Neue Medizin nach Dr. Hamer oder vor einem bestimmten kulturellen, philosophischen oder weltanschaulichen Hintergrund betrachtet werden müssen, z.B. die anthroposophische Medizin, Ayurveda, traditionelle chinesische Medizin, Hildegard-Medizin, Schamanismus, esoterische Konzepte, Bachblütentherapie, Homöopathie.

Nicht zu unkonventionellen Behandlungen gerechnet werden dürfen hingegen Methoden der physikalischen Therapie, Psychotherapie, Musik- und Kunsttherapie. Werden derartige Methoden dagegen mit der Zielsetzung angewendet, nicht nur Krankheitsverarbeitung und Befindlichkeit zu bessern – dafür ist eine Wirksamkeit gesichert –, sondern Krebskrankheiten zu heilen, so handelt es sich um unkonventionelle, nicht bewährte Therapieansätze. Dieser wichtige Unterschied kann an einem überspitzten Beispiel herausgehoben werden: Regelmäßiges Zähneputzen schützt wirksam vor Karies. Andererseits verbinden wir mit einem „strahlenden Lächeln" auch gesunde gepflegte Zähne. Unbewiesen ist hingegen eine eventuelle Behauptung, daß wir mehr Lebensfreude empfinden, also mehr lächeln, wenn wir uns regelmäßig die Zähne putzen.

„Alles zu tun" ist genauso problematisch wie „alles zu essen"

Eine sinnvolle Krebstherapie ist aber keine Glaubenssache, sondern der Nutzen für den Patienten läßt sich beurteilen. Krebskranke interessieren ärztliche Rivalitäten und derartige begriffliche Abgrenzungen wenig. Sie suchen eine Medizin, die ihnen in jeder Krankheitssituation redlich hilft – im Gegensatz zu einer Medizin, die mundvolle Erfolgsbehauptungen nicht einlöst oder sich bei einer Verschlechterung nicht mehr zuständig erklärt. In unserem Behandlungsalltag halten wir deshalb die polarisierende Unterscheidung zwischen „Schulmedizin" und „Alternativmedizin" oder „Komplementärmedizin" für wenig hilfreich. Entscheidend ist vielmehr auch bei noch so verheißungsreich klingenden Methoden: Wie wird ihr jeweiliger Nutzen für Sie, den kranken Menschen, beurteilt? Die wissenschaftliche Krebsmedizin hat hier klare Richtlinien entwickelt, wie die Wirksamkeit eines Medikaments oder eines neuen Behandlungsverfahrens bewertet werden kann. Die Anwender unkonventioneller Therapiemethoden legen nicht selten ganz andere Maßstäbe an, auch wenn sie die gleichen Wörter benutzen. So werden dann nicht selten als „Remission" eher belanglose Änderungen von bestimmten Blutwerten gewertet. Die gleichzeitige Zunahme der Tumorgröße sei lediglich eine „entzündliche Tumorschwellung", als Ausdruck günstiger „immunologischer Abwehrvorgänge" im Körper. Manche Therapeuten definieren sogar durch ein eigenes Begriffssystem Probleme schlicht hinweg[245] und machen eine Verständigung unmöglich.

Seit 1988 haben wir an der 5. Medizinischen Klinik in Nürnberg eine Arbeitsgruppe „Biologische Krebstherapie", die von der Deutschen Krebshilfe ersucht wurde, derzeit gebräuchliche unkonventionelle Methoden der Krebstherapie unvoreingenommen zu beurteilen. Innerhalb von wenigen Jahren konnten wir bereits über 600 verschiedene diagnostische und therapeutische Ansätze dokumentieren. Der Versuch, „alles zu tun", wird für Krebskranke damit bereits unmöglich. Wir haben aber durchaus Patienten erlebt, die bei

[245] In der sogenannten Neuen Medizin eines Dr. Hamer gibt es beispielsweise definitionsgemäß keine Metastasen, deshalb könnten Kranke nicht an einer metastasierenden Krebserkrankung sterben, „allenfalls an der Schmerztherapie" oder an der „stürmischen Auflösungsphase eines zu weit fortgeschrittenen Konfliktes".

ihrem ängstlichen Versuch, „alles zu unternehmen", von verschiedenen Therapeuten insgesamt 120 verschiedene Medikamente gegen ihre Krebserkrankung verordnet bekamen. Bei der Bewertung jeder Form von Krebstherapie kann als Grundsatz durchaus gelten: Wer heilt, hat recht! Andererseits ist aber zu fordern, daß jemand, der eine günstige Wirkung eines Medikaments oder einer Methode auf den Verlauf einer Krebserkrankung behauptet, dies auch stichhaltig belegen muß. Denn nicht immer gilt: „Wenn die Behandlung nicht hilft, dann schadet sie zumindest nicht." Lebensbedrohliche Nebenwirkungen kommen auch bei sogenannten „biologischen" Behandlungen vor. Tausende der in Deutschland verfügbaren Medikamente sind in anderen europäischen Ländern – beispielsweise Holland und Skandinavien – aus Gründen der Arzneimittelsicherheit oder wegen des fehlenden Wirksamkeitsnachweises nicht zugelassen oder verboten worden.

Bei der häufigen Frage von Krebskranken in der Sprechstunde oder bei Visiten „Was halten Sie von alternativer Medizin?" muß also zuerst geklärt werden, was darunter verstanden und mit welchem Ziel eine Methode eingesetzt wird. Bisher sind allein die Therapieformen Operation, Strahlentherapie und Chemotherapie in der Lage, Krebserkrankungen definitiv zu heilen. Dies gelingt in etwa 40 Prozent aller Krebserkrankungen. Realistische Heilungschancen bei Krebs durch andere Behandlungsansätze gibt es derzeit nicht. Sowohl Sie als Patient als auch wir Krebsärzte wünschen erweiterte verläßliche Heilungsmöglichkeiten. Gerade in unheilbaren Krankheitssituationen verlocken Behandlungsansätze, deren Vertreter die medizinische Realität und Möglichkeiten leugnen und Illusion und Täuschung mit „Hoffnung geben" gleichsetzen.

Die Aufspaltung in „gutartig" und „bösartig" wird nach außen projiziert

In der Öffentlichkeit entsteht für Sie als Patient vielleicht bisweilen der Eindruck eines Glaubenskriegs zwischen Vertretern der „reinen Lehre" Schulmedizin und Verfechtern unorthodoxer[246] Metho-

[246] Im Englischen sind gängige Bezeichnungen für „Schulmedizin" und „Alternativmedizin" tatsächlich „orthodoxe" bzw. „unorthodoxe" Medizin. Orthodox bedeutet rechtgläubig, die rechte Lehre betreffend!

den[247]. Diese nur scheinbar klare Frontenbildung nach außen entspricht dem klaren Feindbild, das der Medizin insgesamt innewohnt – Krankheit. Die Medizin sucht ja gerade als ihr Qualitätsmerkmal scharfe Grenzziehungen zwischen krank und gesund, gutartig und bösartig. Von einem amerikanischen Präsidenten wurde vor über zwanzig Jahren tatsächlich der „Krieg gegen Krebs" erklärt – so nannte sich eine langfristig angelegte medizinische Kampagne. Die onkologische Sprache spiegelt dieses kriegerische Selbstverständnis wider: abtöten, besiegen, zerstrahlen, Radikaloperation, Abwehrsystem, Zellgifte, Killer-Zellen, Helfer-Zellen, Intervention. Derartige sprachliche „Szenarien" verstärken möglicherweise Ihre Angst. Gerade wenn Sie Ihre Krankheit nicht gleichsam als Fremdkörper innerlich abspalten, sondern als Teil von Ihnen und Ihrer Lebensgeschichte erleben, müssen Sie eine derartige „kriegerische" Behandlung gegen sich selbst gerichtet empfinden. „Alternativ" – im engen Sinne – oder zumindest zur „Schadensbegrenzung" oder zum späteren „Wiederaufbau nach dem Krebskrieg" erscheinen dann Therapiekonzepte attraktiv, die sich nicht kriegerisch, sondern vertrauensfördernd geben: „biologisch", „sanft", „stimulierend", „ursächlich", „aufbauend", „regulierend", „die Selbstheilungskräfte fördernd", „entgiftend", „konfliktlösend", „harmoniserend", „stabilisierend", „natürlich", „bewährt", „ganzheitlich"[248].

Wie kommt eine derartige Schwarzweißpolarisierung zwischen „aggressiver Reparaturmedizin" und „sanfter Ganzheitsmedizin" zustande? Sie entspricht ja keineswegs der Realität. Die wissenschaftliche Krebsmedizin ist keineswegs so engstirnig und organorientiert, wie sie von Befürwortern anderer Konzepte dargestellt wird. Sie allein hat bisher zu nennenswerten Heilungserfolgen geführt, hat psychoonkologische Konzepte entwickelt und die Lebensqualitätsforschung hervorgebracht. Auf der anderen Seite sind unkonventionelle Strategien der Krebsbehandlung keineswegs mehr patientenorientiert. Manche Vertreter begründen sogar, warum sie den Patienten gar nicht sprechen und untersuchen müßten: „Im

---

[247] Bock KD. Wissenschaftliche und alternative Medizin. Paradigmen – Praxis – Perspektiven. Berlin, Heidelberg 1993, Springer.

[248] Kappauf HW, Gallmeier WM. Onkologische „Alternativtherapie" – psychodynamische Aspekte bei der Inanspruchnahme. Münch med Wschr 1989; 131: 618–622.

Mittelpunkt stehe die Zelle", deshalb genüge es, ihnen eine Ampulle Blut zuzusenden.

Es gibt in der unkonventionellen Krebstherapie genauso sehr kriegerische Ansätze, mit „Krebsdiäten", die – es ist die Sprache des Balkankrieges – den Krebs „aushungern" sollen. In Hunderten Gesprächen mit Krebspatienten wurde klar, daß mit dieser nicht der Wirklichkeit entsprechenden Schwarzweißunterscheidung von „Schulmedizin" und „Alternativmedizin" Krebspatienten auch ihre innere Desintegration nach außen kehren, sie projizieren ihre innere Aufspaltung „Was an und in mir ist gut(artig)? Was bösartig?" nach außen im Sinne einer bedrohlichen, „bösen" Medizin, die die bösartige Krankheit entdeckt und benannt hat, und einer stützenden „sanften" Medizin. In ihrer Frontenbildung „Schulmedizin" und „Alternativmedizin" übernehmen die Behandler die innere Desintegration ihrer Patienten[249]. Der Wunsch nach „Ganzheitlichkeit" der Krebspatienten zeigt auf, wie sehr sie sich eine Aufhebung ihrer inneren Aufspaltung wünschen, um wieder zu einem verläßlichen Selbstbild zu gelangen. Ein solches Ziel wird nicht erreicht, wenn selbst offensichtlich unredliche oder widerlegte Konzepte toleriert und unterschiedslos gutgeheißen werden. Als Patient haben Sie ein Anrecht auf Kompetenz in der Beratung und Behandlung.

Aber die Lebensqualität wird doch verbessert?

Ihnen als Patient nützen keine Unterscheidungen zwischen einer „guten" und „bösen" Heilkunde, sondern Sie wünschen sich in Ihrer Krankheit eine Medizin, die Ihnen nützt. Für jede Maßnahme, möge man sie als „konventionell", „ganzheitlich", „unkonventionell", „alternativ", „komplementär" oder „wissenschaftlich" etikettieren, gelten dabei die gleichen Maßstäbe. Die entscheidende Frage lautet nicht: „Kann eine Methode bei Ihnen angewendet werden?", sondern: „Besteht eine realistische Aussicht, daß diese Methode Ihnen hilft, und wie läßt sich dieser Nutzen feststellen?"[250]

---

249 Kappauf HW. Angst, Hilflosigkeit und Polarisierung: die gemeine Nützlichkeit eines Feindbildes. Münch med Wschr 1991; 133: 28–29.

250 Hürny Ch, Heuser P, Bernhard J, Castiglione M, Cerny Th. Verbessern nichtkonventionelle Zusatztherapien die Lebensqualität von Krebspatienten? Schweiz med Wschr 1994, 124 (Suppl. 62): 55–63.

Unser therapeutischer Grundsatz ist also nicht: „Alles tun, was wir können – und der Patient mitmacht und aushält", sondern „Wissen, was möglich ist, und lassen, was nicht zusätzlich hilft".

Der häufige Hinweis in Broschüren und Zeitschriften, eine Methode sei „ganzheitlich", „natürlich" und verbessere die „Lebensqualität", ist für sich genauso nichtssagend oder unsinnig wie die Aussage eines Malers, seine Striche seien eben Kunst, deshalb wertvoll und die Farbe Rot mache seine Bilder schön. Die Lebensqualität eines Menschen umfaßt körperliche, psychische, soziale und auch spirituelle Dimensionen. Lebensqualität wird immer subjektiv erfahren: es kommt dabei nicht so sehr darauf an, ob bestimmte Beschwerden und Beschränkungen vorliegen, sondern vielmehr, ob diese jeweils als Probleme gesehen werden. Dies ändert sich im Krankheitsverlauf. Das, was Gesunden für ihre Lebensqualität wichtig erscheint, kann für Patienten sehr an Bedeutung verlieren, während andere bisher kaum wahrgenommene Elemente wichtig werden. So überraschen einige Untersuchungen zur Lebensqualität nur vordergründig: Menschen mit metastasierenden Krebskrankheiten gaben bei guter Symptomkontrolle eine größere Lebenszufriedenheit an als gesunde Studenten – und auch eine höhere Zufriedenheit als gesunde Ärzte. „Ich lebe bewußter und intensiver als zuvor und freue mich an alltäglichen Dingen, die ich früher gar nicht wahrgenommen habe!" diesen Satz hören wir von an Krebs erkrankten Patienten häufig. Eine Methode oder ein Medikament kann übrigens nie direkt die Lebensqualität bessern, sondern allenfalls bestimmte Merkmale des körperlichen, psychischen oder sozialen Mißbefindens. Ein Arzneimittel beispielsweise, das die Lebensqualität von Patienten dadurch bessert, indem es Übelkeit, Angstzustände oder Schmerzen mildert, hat keinerlei Auswirkung auf die Lebensqualität derjenigen Kranken, die gar nicht unter derartigen Beschwerden leiden. Medikamente an sich können auch keine Hoffnungen geben. Sie rechtfertigen allenfalls den weiteren therapeutischen Kontakt – die Kontinuität einer stabilisierenden Arzt-Patient-Beziehung –, besonders wenn sich die Sprechstunde zur Verschreibstunde gewandelt hat. Die Hoffnung von unheilbaren Kranken ist keineswegs eine Hoffnung, nicht zu sterben, sondern der Wunsch, daß im verbleibenden Leben noch Positives erlebt werden kann, vor allem auch in Beziehungen, eine Hoffnung, sowohl von familiären als auch therapeutischen Bezugspersonen nicht bereits vor dem Tod „fallengelassen" zu werden.

Die Lebensqualität von Krebspatienten bezieht sich nicht nur auf ihre Krankheitsbeschwerden, sondern wesentlich auch auf ihr „gesundes" Leben trotz Krankheit. Moderne medizinische Konzepte befassen sich nicht nur damit, welche Vorgänge im Körper bei Krankheiten eine Rolle spielen (Pathogenese), sondern vermehrt auch mit Abläufen, die trotz der unvermeidlichen ständigen ungünstigen Einflüsse gesund halten *(Salutogenese)*[251]. Verläßliche Menschen, Musik, Zärtlichkeit, Sexualität, eine bewußte Ernährung, körperliche Bewegung, ein Kinobesuch, besinnliche Momente des „Nichtstuns", Gebets oder der Meditation, ein Stammtisch mit Freunden können Gesundheitssignale sein. Medikamente dagegen beinhalten in unserer Kultur stets auch eine Krankheitsbotschaft – Arznei wird eingenommen, wenn eine Krankheit vorliegt oder droht. Somit kann Lebensqualität durchaus auch dadurch verbessert werden, daß Medikamente bei fraglichem Wirknachweis oder zweifelhafter Indikation gerade nicht empfohlen und verordnet werden. Dies gilt noch mehr für Methoden, die das „gesunde" Leben von Patienten mit begrenzter Lebenszeit durch einen stationären Klinikaufenthalt beeinträchtigen, der ansonsten nicht notwendig wäre.

Diese von uns vertretene Medizinkonzeption ist kein „Weniger ist mehr"-Trostpflaster in Zeiten einer allgegenwärtigen Diskussion über Kostendämpfung im Gesundheitswesen. Oberste Zielsetzung bleibt ohne Abstriche eine bestmögliche, qualifizierte Krebsmedizin, in der mit vertretbarem Risiko alle erfolgsversprechenden Methoden eingesetzt werden, um eine Tumorerkrankung und Folgebeschwerden unter Kontrolle zu bringen. „Noch was anderes tun" bedeutet in diesem Medizinkonzept dann für Sie als Patient nicht, sich zusätzlich „Ganzheitlichkeit" und „Lebensqualität" rezeptieren oder spritzen zu lassen[252]. Vielmehr wollen wir Sie ermutigen und anregen, die Gesundheitsbotschaften zu entdecken und

---

[251] Antonovsky A. Gesundheitsforschung versus Krankheitsforschung. In: Franke A. Broda M (Hrsg.). Psychosomatische Gesundheit. Versuch einer Abkehr vom Pathogenese-Konzept. Tübingen 1993, Dgvt-Verlag, 3–14.

[252] Kappauf H, Kaiser G, Gallmeier WM. Alternative Strategien in der medikamentösen Tumortherapie: Sozialanthropologische Dimension. Onkologie 1994; 17 (6): 624–628.

zu nutzen, die die Qualität Ihres gesunden Lebens ausgemacht haben und Sie auch in unheilbaren Krankheitssituationen nicht nur am, sondern im Leben halten können. Wir haben auch untersucht, wie die Patienten, die sich unserer Behandlung anvertrauen, zu unkonventionellen Medizinmethoden stehen[253]. Etwa jeder dritte Kranke hatte wegen seiner aktuellen Krebserkrankung bereits unkonventionelle Behandlungsmethoden eingesetzt. Unzufriedenheit mit der konventionellen Behandlung war in Übereinstimmung mit vielen aktuellen Forschungsarbeiten kein wesentliches Motiv, um noch „was anderes" oder „zusätzliches" einzusetzen. Weniger als ein Fünftel der Anwender unkonventioneller Methoden versprachen sich davon eine Heilungschance. Hingegen waren zwei Drittel der Patienten, die derartige Methoden probiert hatten, überzeugt, daß diese sich günstig auf ihr Befinden ausgewirkt hätten. Dieses Gefühl einer günstigen Wirkung steht im krassen Kontrast zu einer nur selten objektivierbaren Besserung. Subjektive Bewertungen und ein Gefühl von Kontrolle durch eigenes Handeln spielen offensichtlich eine große Rolle, wenn Patienten für sich den Nutzen unkonventioneller Behandlungsmethoden beurteilen.

Es geht nicht um Verbote – Sie sind erwachsen!

Wenn Sie als Patient grübeln, ob Ihnen nicht doch bestimmte „alternative" oder „ergänzende" Ansätze der Krebstherapie zusätzliche Chancen geben könnten, so können Sie darüber mit Ihrem behandelnden Arzt sprechen. Er kann Sie nur beraten, keine Verbote aussprechen. Sie behalten immer die letzte Entscheidung. Sie sollten aber sichergehen, daß eine andere Behandlung mit dem sonstigen Therapiekonzept vereinbar ist und Sie nicht unnötige Risiken eingehen. Sie sind weder ein Kind, noch sind die Ärzte Ihre Erziehungsberechtigten, noch ist eine anderweitige Therapieempfehlung ein Makel, den Sie glauben verheimlichen zu müssen. Ihr Arzt muß für sich entscheiden, welche gleichzeitige Behandlung er

253 Kappauf H, Leykauf-Ammon D, Bruntsch U. et al. Use of and attitude held towards unconventional medicine by patients in a departement of internal medicine/oncology and haematology. Support. Care Cancer 2000; 8: DOI 10. 1007/ s005209900111.

mittragen kann, ohne daß sein Ziel, Ihnen zu nützen, gefährdet wird.

Im breiten Spektrum vielfältigster „alternativer" und „zusätzlicher" Methoden der Krebstherapie ist Ihre Entscheidung auch verschieden gewichtig: Es ist ein Unterschied, ob Sie möglicherweise durch unredliche Versprechungen eine mögliche Heilung verspielen, ob sie zehntausende Mark und wertvolle Lebenszeit investieren und dabei sogar ungünstige Auswirkungen auf den Krankheitsverlauf riskieren, oder ob Sie vernünftig dosierte Vitaminmedikamente und Spurenelemente einnehmen und kaum Nebenwirkungen befürchten müssen. Sie können sich beispielsweise in einer anthroposophisch ausgerichteten Krebstherapie mit bestimmten Diätrichtlinien, Einsatz von Mistelmedikamenten, Verhaltensregeln und Kunsttherapie mit Ihrer Krankheit sehr aufgehoben fühlen, wenn Sie und der für die Behandlung verantwortliche Arzt die anthroposophische Lebenssicht teilen. Andere Therapeuten verordnen fast reflexmäßig Mistel-, Enzym- oder Thymus-Medikamente mit der Bemerkung: „Davon sagen Sie dem Onkologen besser nichts, denn die sind oft komisch. Das ist nur eine zusätzliche Therapie, damit Ihnen die aggressive Chemotherapie nicht so sehr schadet. Von mir erhalten Sie nur diese Medikamente, für alles andere gehen Sie weiter zum Onkologen." Erinnern Sie gegebenenfalls die Kriterien des Kapitels „Wie erkenne ich für mich einen guten Arzt?" Sie gelten auch für Therapeuten verschiedenster Ausrichtung, die Ihnen nicht-konventionelle Behandlungen vorschlagen. Bei einer geteilten Therapie sollte für Sie immer klar sein, wer letztlich für Sie zuständig ist, wenn sie unerwartet Hilfe benötigen.

„Der Mensch ist, was er ißt“
(Der Philosoph Ludwig Feuerbach, 1866)

„Gummibärchen machen mir Spaß, also sind Gummibärchen gesund.“
(Leonie, 7 Jahre)

Mehr als Kalorien – Auf die Ernährung achten!

Spezielle Probleme erfordern individuelle Beratung

Eine 50jährige Frau, die seit mehreren Jahren wegen ihres metastasierenden Darmkrebses behandelt wird, kommt in die Ambulanzsprechstunde und freut sich, daß sich ihr Appetit wieder verbessert hat: „Wissen Sie, wenn man nicht ißt, hat man keine Kraft. Ohne Kraft hat man keine Freude. Ohne Freude kann man nicht leben! Das ist doch so, oder?“ Prägnanter läßt sich ein Zusammenhang zwischen Essen und Lebensgefühl kaum formulieren. Beim Essen decken wir eben nicht nur den Energiebedarf, sondern bekanntlich geht die Liebe durch den Magen – auch die Eigenliebe!

Für Sie als ein an Krebs erkrankter Mensch wirft Ihre Ernährung möglicherweise in mehrfacher Hinsicht Fragen und Probleme auf:

- Ist Ihre bisherige Ernährung mit schuld an der Krebsentstehung?
- Macht Ihnen eine vernünftige Ernährung derzeit Schwierigkeiten?
- Kann eine bestimmte „Krebsdiät“ Ihre Krankheit heilen oder bessern?

Der Einfluß von Ernährungsgewohnheiten auf eine Krebsentstehung ist bereits bei den Krebsursachen ausgeführt worden (S. 94f.).

Beschwerden im Krankheitsverlauf, die die Ernährung beeinträchtigen, können sehr unterschiedlich sein: Appetitlosigkeit, Übelkeit, Völlegefühl, Mundtrockenheit, Verstopfung bei bestimmten Medikamenten, Schluckstörungen, Durchfälle, Geschmacksstörungen, Entzündungen der Schleimhäute von Mund, Speiseröhre oder Darm, erhöhte Blutkalziumwerte, bei denen Milchprodukte gemieden werden müssen, Gewichtsabnahme, Heißhungergefühl mit starker Gewichtszunahme, Stoma (künstlicher Darmausgang), Ernährungssonden u. a.

Operationsbedingte Verdauungsstörungen – beispielsweise infolge einer Entfernung des Magens oder von Darmanteilen stellen in der Regel bleibende Probleme dar, die aber meist durch gezielte Verhaltensmaßnahmen umgangen oder gemildert werden können. Ähnliches gilt für mögliche, aber vorübergehende Beschwerden während einer Chemotherapie oder einer Bestrahlung, die den Mundbereich, Speiseröhre oder Magen-Darm-Trakt mit einbezieht. Sprechen Sie Ihre Ärzte auf eventuelle Fragen und Probleme der Ernährung an. Viele Tumorzentren und größere Kliniken machten Angebote einer individuellen Ernährungsberatung. Falls Sie nicht darauf hingewiesen werden, sollten Sie diese Möglichkeit bei Ihren Ärzten aktiv erfragen. Bereits kleine einfache Hinweise und Ratschläge können sich für Sie als sehr hilfreich erweisen. Verallgemeinerungen sind selten zutreffend, denn Krebspatienten mit der gleichen Krankheit können in bestimmten Situationen unter entgegengesetzten Problemen leiden. Während manche Patienten sich beispielsweise während einer Chemotherapie eher appetitlos fühlen und an Gewicht abnehmen, beklagen andere Kranke eine Gewichtszunahme und sind über vorübergehend vermehrten Appetit eher unglücklich. Konkrete Empfehlungen müssen auch berücksichtigen, ob eine hohe Kalorienzufuhr wünschenswert ist. Genauso ob vielleicht Verdauungsstörungen Probleme bereiten oder eher eine Mundtrockenheit, Schluckprobleme, eine allgemeine Appetitminderung oder Übelkeit und rasches Völlegefühl das Essen erschweren. Darüber hinaus muß klar sein, ob die jeweiligen Probleme als Symptome der Krankheit, Folgen oder Komplikationen der Tumorbehandlung, unterwünschte Wirkung von Begleitmedikamenten oder als Zweitkrankheit aufgefaßt werden müssen. Wertvolle, sehr praktische Tips für den Alltag bieten einige fundierte Ernährungsbroschüren[254],

Wenn bisher Ihr Partner – oder Partnerin – für Ihre Küche und Ihr leibliches Wohl gesorgt hat, so sollte er oder sie unbedingt mit Ihnen an der individuellen Ernährungsberatung teilnehmen. Bei

254 Z. B. Ratgeberbroschüre *Ernährung bei Krebs* der deutschen Krebshilfe und entsprechende Broschüren der Deutschen Krebsgesellschaft und der Schweizer Krebsliga (Adressen s. S. 253).

Übelkeit, fehlendem Appetit oder bei Durchfallsneigung können Sie durch die Auswahl von Nahrungsmitteln, die Art der Zubereitung und auch die Weise, wie Sie das Essen Augen und Mund anbieten, deutlich Ihr Befinden beeinflussen. Gerade bei vorübergehenden Geschmacks- oder Geruchsstörungen ist Ihre aktive Mitarbeit beim Küchenplan unerläßlich. Sie allein können entscheiden, was Ihnen „feinschmeckt". Nicht bei allen Speisen und Getränken fallen nämlich Geschmacksstörungen gleichermaßen appetitmindernd auf. Mitpatienten, die gleiche Medikamente erhalten, können Ihnen ebenfalls mit ihren eigenen Strategien wertvolle Anregungen geben. Seien Sie aber stets kritisch, wenn immer Ihnen dogmatische Empfehlungen aufgedrängt werden[255].

Es gibt keine wirksame „Krebsdiät"!

Solche dogmatische Ernährungsrichtlinien beziehen sich in der Regel auf eine der zahllosen sogenannten „Krebsdiäten", die angeblich das Wachstum von Krebszellen hemmen oder sogar Krebserkrankungen heilen oder einen Rückfall verhindern würden. Derartigen Ernährungsregeln liegen manchmal mehr weltanschaulich, öfters aber pseudowissenschaftlich verbrämte Hypothesen zugrunde. Wiedersprüchliche Aussagen finden sich somit nicht selten bei diesen „antitumorösen" Kostenempfehlungen: Weintraubendiät, isopathische Milchsäurediät, Hay-Trennkost, Leinöl-Quark-Diät, Tomaten- oder Schweinefleischverbot, Rote Beete, metabolische Diät, orthomolekulare Diät, makrobiotische Krebsdiät, Vollwertkost, Gerson-Behandlung (vegetarisch-rohkostbetont). Diese Aufzählung umfaßt nur einen Bruchteil der propagierten „Krebsdiäten", wie sie in Büchern und immer wieder in Illustrierten angepriesen werden. Manch dieser Diätformen – z.B. die Vollwertkost – enthalten viele vernünftige Ernährungsempfehlungen, die nicht nur von krebskranken Menschen beachtet werden sollten. Andere Richtlinien, beispielsweise das Tomatenverbot der Anthroposophie, vegetarisch ausgerichtete Empfehlungen, ein Schweinefleischverbot oder be-

[255] Weiger M, Krummwiede KH, Kaiser G, Gallmeier WM. Krebs und Ernährung. Eine kritische Betrachtung gebräuchlicher Laienliteratur. Forsch. Komplementärmedizin 1995; 2: 145–160.

stimmte „Supplemente" (Vitamine, Selen, Germanium, Zink), lassen sich wissenschaftlich bezüglich der behaupteten antitumorösen Wirksamkeit nicht rechtfertigen. Sie stehen aber deshalb einer gesunden Ernährung nicht im Wege. Andere „Krebsdiäten" führen dagegen möglicherweise zur Zunahme von krankheits- oder therapiebedingten Verdauungsbeschwerden oder sogar zu einer Fehlernährung, die das Tumorwachstum beschleunigen kann. Zudem können derartige Ansätze von Kranken oft nur mit erheblichen Anstrengungen oder Überwindung befolgt werden. Sie fußen teilweise auf archaischen Krankheitsvorstellungen, ähnlich wie Diätformen, die mit Reinigungs- oder Entgiftungsritualen („Entschlackung") in Form von Abführen und Einläufgen einhergehen: Das Böse oder der Nährboden des Bösen muß aus dem Körper entfernt werden. Erinnert werden muß hier an Speisevorschriften, wie sie sich nahezu in allen Religionen finden, manchmal mit strengen Unterscheidungen zwischen „rein" und „unrein", erlaubt oder nicht erlaubt. Kulturgeschichtlich ist zudem Nahrungsentzug weit verbreitet mit Strafe („Wasser und Brot", Hungerturm), Buße und Läuterung (Fastenzeit) verbunden. Manche „Krebsdiäten" wie die „Breuss-Krebskur total", die aus einer 42tägigen Nahrungsabstinenz (analog dem biblischen 40tägigen Fasten) besteht, offenbaren derartige mythische und magische Denkmuster. Sie wirken sich auf bereits geschwächte Krebspatienten verheerend aus und wurzeln in der völlig abwegigen Annahme, ein Tumor könne ausgehungert und dadurch überwunden werden. Solche gesundheitsschädlichen „Krebsdiäten" dürfen nicht mit „Saft- und Obsttagen" oder „Heilfasten" verwechselt werden, die sich bei gesunden oder übergewichtigen Menschen durchaus körperlich und psychisch belebend auswirken können. Falls Sie als krebskranker Mensch abnehmen, sollten Sie dagegen möglichst viele Kalorien anstreben. Die Zusammensetzung der Nahrung kann dabei eher in den Hintergrund treten. Denn durch gezielte Nahrungszusätze – Vitamine, Spurenelemente – lassen sich gegebenenfalls trotzdem Mangelsituationen vermeiden. Sehr praktische Ernährungsratschläge erhalten Sie beispielsweise aus einem Buch, in das Erfahrungen der in unserer Klinik durchgeführten individuellen Ernährungsberatung von Krebspatienten eingeflossen sind[256].

---

[256] Leitzmann C, Weiger M, Kurz M. Ernährung bei Krebs. München 1996, Gräfe und Unzer.

Eine gesunde Ernährung soll Ihnen schmecken!

Welche Richtlinien gelten aber für Patienten, deren Behandlung erfolgreich abgeschlossen ist oder die sich von ihrer Krankheit nicht beeinträchtigt fühlen, sozusagen „normal" essen können. Sollen sie wirklich „normal" essen, wie ihnen von Ärzten auf ihre Fragen nicht selten erwidert wird? In den wenigsten Fällen entspricht das „normale" deutsche Essen den Grundsätzen einer gesunden Ernährung: Es ist in der Regel zu kalorienreich, weist dabei einen zu hohen Fettanteil auf, meist auch einen hohen Salzgehalt, der Eiweißbedarf wird zu sehr mit Fleisch gedeckt, frische ballaststoffreiche Gemüse und Salate sind eher zu spärlich vertreten. Außerdem werden im Weltrekordland für den jährlichen Pro-Kopf-Alkoholkonsum die Mahlzeiten zu sehr mit Alkohol ersetzt oder damit „vor- und nachverdaut". Vielen Menschen ist somit durchaus zu empfehlen, ihre Ernährung umzustellen, besonders da eine fettreiche Ernährung, Übergewicht und Alkohol manche Krebsarten in ihrer Entstehung und möglicherweise in ihrem Verlauf begünstigen.

Eine krebshemmende Wirkung ist bei keiner Kostform belegt. Umgekehrt wird dagegen ein Tumorwachstum durch eine Fehlernährung beschleunigt.

Aufgrund der Ergebnisse vieler umfangreicher Untersuchungen empfehlen der Nationale Forschungsrat der USA und die Deutsche Gesellschaft für Ernährung für krebskranke Menschen folgende Ernährungsrichtlinien: (s. auch S. 91f)

1. Starkes Übergewicht vermeiden
2. Täglich gemischte Kost
3. Fettärmer zubereiten und essen – der Fettanteil sollte nur 30 Prozent der Kalorien betragen (in der üblichen „Normalkost" sind es 40 Prozent und mehr!)
4. Mehr ballaststoffreiche Nahrungsmittel wählen: Vollkornprodukte, Obst und Gemüse
5. Täglich Nahrungsmittel mit einem hohen Gehalt an den Vitaminen A, C, und E (Blattsalate, Kohlarten, Karotten, Lauch, Erbsen, Bohnen, Zitrusfrüchte, Getreide, Pflanzenöle)
6. Wenig geräucherte, gepökelte und nitratkonservierte Nahrungsmittel, ebensowenig direkt über offenem Feuer zubereitete Grillwaren

7. Kein oder wenig Alkohol – bis 1/4 l. Wein oder 1/2 l Bier täglich sind wenig bedenklich.

Eine Ernährung nach diesen Richtlinien ist nicht nur für krebskranke Menschen gesund, sondern diese Grundsätze entsprechen einer allgemein gesunden Ernährung. Diese Empfehlungen gelten natürlich nur in Situationen, in denen eine „Normalkost" möglich ist. Spezielle Krankheitsprobleme, beispielsweise eine chemotherapiebedingte Infektgefährdung oder Darmlähmung, müssen jeweils besonders berücksichtigt werden.

Eine an die Vollwertkost angenäherte Ernährung entspricht den Empfehlungen der Ernährungs- und Krebsexperten. Vom medizinischen Standpunkt ist dagegen eine strikte lactovegetabile Diät (vegetarische Ernährung einschließlich Milchprodukte) einer ausgewogenen fleischarmen Mischkost nicht überlegen.

Der wichtigste Grundsatz bei Ihrer Ernährung, gleich ob während oder nach der manifesten Krankheit, lautet: Die Kost muß Ihnen schmecken! Essen soll nicht nur genügend Kalorien und chemische Bausteine zuführen, sondern auch mit Freude und Lebenslust sättigen. „Ohne Freude kann man nicht leben!" sagte eingangs die Patientin. Eine freundlich heitere Lebenseinstellung erwies sich tatsächlich in einer Untersuchung von Patientinnen mit Brustkrebs nach den biologischen Prognosefaktoren als günstiges Kriterium für den weiteren Verlauf[257] – natürlich kann auch hier die Wissenschaftsmethodik bei der recht kleinen Zahl untersuchter Patientinnen kritisiert werden. Unbestritten ist aber: Beim Essen zeigen Sie, wie Sie mit sich umgehen, was Sie sich einverleiben, wie Sie für sich sorgen. Wenn Sie also zuweilen mit lieben Menschen ein gegrilltes Spanferkel zerlegen und sich sozusagen dabei „sauwohl" fühlen, dann vergessen Sie ruhig in diesen Momenten, was die Experten über Fettgehalt und Gegrilltes geschrieben haben. Gemeinsames Essen und auf die Gesundheit anstoßen sind mit die wichtigsten und befriedigsten Formen von Beziehung und sozialer Einbindung – Elemente, die sich für die psychische Verarbeitung und möglicherweise auch für den Verlauf von Krebserkrankungen wichtig gezeigt haben.

---

[257] Levy SM, Lee J, Bagley C, Lippmann M. Survival Hazards Analysis in First Recurrent Breast Cancer Patients: Seven-year Follow-up. Psychosomatic Medicine 1988; 50: 520–528.

„In der letzten Zeit vor meinem Tod könnte ich manchmal fast glauben,
daß es die erste Zeit meines Lebens sei.
Aber das wäre ein Irrtum.“

(Der Schriftsteller Erich Fried zwei Jahre vor seinem Tod[258]

Wenn die Krankheit trotzdem fortschreitet: Todkrank oder unheilbar lebendig?

Eine Heilung läßt sich nicht garantieren

Wenn Sie als krebskranker Mensch dieses Buch so weit gelesen haben, kommt in Ihnen vielleicht Enttäuschung oder Verbitterung hoch. Möglicherweise wurde Ihnen bereits bei der Diagnosestellung Ihrer Krankheit deutlich gemacht, daß eine Heilung nicht möglich sein und die Krankheit fortschreiten werde, ohne daß dagegen ärztlicherseits „was zu machen" sei. Oder Sie hatten über lange Zeitstrecken belastende diagnostische und therapeutische Maßnahmen einsichtig und willensstark ertragen, stets zuversichtlich mitgearbeitet. Alle Vorschriften und Empfehlungen hatten Sie befolgt, die Ihre dauernde Genesung fördern sollten, und die in den vorangegangenen Abschnitten dieses Buches beschriebenen Merkmale hätten doch bei Ihnen einen günstigen Krankheitsverlauf erwarten lassen müssen. Nun haben trotzdem Ihre Ärzte einen Krankheitsrückfall festgestellt, der Ihre Hoffnung auf Heilung in maßlose Enttäuschung gewandelt hat. Eine Enttäuschung, bei der zwischenzeitlich Wut auf Ihre Ärzte aufsteigt. Haben diese nicht Ihren Optimismus geteilt und wiederholt beteuert: „Gemeinsam schaffen wir das schon!"? Was ist jetzt mit dem „gemeinsam" und dem „wir"? Ist der Rückfall ein gemeinsames Versagen? Haben nicht Sie als Patient Ihre Aufgaben sämtlich erfüllt? – Und sind Sie es nicht allein, der sterben wird, wenn die Krankheit fortschreitet? Erleben Sie sich vielleicht gleichsam als Bergsteiger, der nach dem

[258] Fried E. In der letzten Zeit vor meinem Tod. In seinem Buch Mitunter sogar Lachen. Berlin 1986, Wagenbach, S. 141–146.

Absturz zwar noch lebend am Seil hängt, aber befürchten muß, angesichts der widrigen Gesamtsituation von seinen Seilgefährten aufgegeben zu werden?

Weder eine medizinische Behandlung, auch nicht eine zusätzliche Psychotherapie, weder eine gesundheitsbewußte Lebensführung oder Diät noch eine bestimmte innere Einstellung sind „Lebensversicherungen", die bei einer Krebserkrankung eine Heilung oder einen günstigen Krankheitsverlauf garantieren. Wenn heute in Deutschland etwa 40 Prozent aller neudiagnostizierten bösartigen Erkrankungen auf Dauer geheilt werden können, so läßt sich die gleichzeitige Tatsache nicht schönreden, daß bei mehr als jedem zweiten Patienten eine Heilung bereits zum Diagnosezeitpunkt oder in späteren Rezidivsituationen nicht – oder nicht mehr – realistisch ist. Dann läßt sich zwar oft erneut das Tumorwachstum aufhalten, aber irgendwann erweisen sich weitere, direkt auf das Krebswachstum abgezielte Maßnahmen nicht mehr als wirksam, so daß die Krankheit fortschreiten kann und zum Tode führt. Trotz aller, vor Jahrzehnten noch unvorstellbaren Heilerfolge bleibt „an Krebs sterben" eine Alltagsrealität, die von der Krebsmedizin nicht verleugnet werden darf. Andernfalls würde sie ungewollt auch die Augen vor den Erwartungen und Bedürfnissen ihrer Patienten im letzten Lebensabschnitt verschließen. Diese Zeit ist selten im Krankheitsverlauf scharf abzugrenzen, und es gelten für sie keine grundsätzlich anderen medizinischen Regeln: Die Zielsetzungen therapeutischen Handelns ändern sich, nicht dagegen ihre Beurteilung nach der Leitfrage: Nützt diese Maßnahme dem Kranken in seiner jetzigen Situation? Auch die Behandlung, Pflege und Betreuung sterbender Menschen bleibt ein Umgang mit Lebenden. Todkranke Menschen sind genauso unheilbar lebendig. Sterben und ein unausweichlicher Tod sind Ereignisse *im* Leben, wenn auch an seinem Ende. Das Leben davor darf auch bei einem unheilbaren Krebsleiden nicht mit der Krankheit gleichgesetzt werden.

Nicht regelhafte Krankheitsphasen, sondern vielfältige Reaktionsweisen

Die Tatsache einer fortschreitenden lebensbedrohlichen Krankheit oder eines Tumorrezidivs ohne realistische Heilungsaussicht wird von den meisten Patienten als „Absturz“ erlebt, der mit einer bedrohlichen, bisher eher verdrängten Endlichkeit konfrontiert, die eine eigene Zukunft nicht mehr zuläßt. Bei einem Tumorrezidiv reagieren Menschen nicht grundsätzlich anders als bei ihrer anfänglichen Krebsdiagnose. Genauso wie damals ihre vorangegangene Lebensgeschichte in die Krankheitsverarbeitung einfloß, wird die Auseinandersetzung mit der Verschlechterung durch die bisherige Krankheitsgeschichte mitbestimmt. Manche Patienten fühlen sich weit mehr „geschockt“, weil sie das Rezidiv nach dem zwischenzeitlichen Bangen und Hoffen als „endgültiges Todesurteil“ ohne Aussicht auf Aufschub erleben. Andere Patienten reagieren eher gelassener. In ihrem Leben nach der Krebsdiagnose hatten sie sich bei aller Zuversicht auch mit der Möglichkeit auseinandergesetzt, eventuell an der Krankheit zu sterben. Eine 42jährige Frau erhielt nach Brustamputation wegen eines Mamakarzinoms eine adjuvante Chemotherapie. Alpträume und lähmende Angst veranlaßten zusätzliche psychotherapeutische Gespräche, in denen familiäre Todes- und Verlassenheitserlebnisse Thema waren, besonders da sich ihr Mann in der Behandlungszeit von ihr und dem gemeinsamen Kind trennte. Die Frau entdeckte dabei ihren Eigenwert und ihre „vergessene“ Lebendigkeit, ihre „Gesundheit“ gerade angesichts eines möglicherweise durch die Krankheit begrenzten Lebens. Sie entwickelte eine sehr befriedigende – konfliktbejahende – Beziehung zu einem neuen Lebensgefährten. Als drei Jahre nach der ursprünglichen Behandlung erneut ein Tumorknoten auftrat, bemerkte sie: „Ich weiß, was dies bedeutet, aber irgendwie habe ich jetzt viel weniger Angst als damals bei der Brustoperation. Ich lebe.“

Die Konfrontation mit der Wahrscheinlichkeit, bald sterben zu müssen, führt auf Patientenseite meist zu einer existentiellen Krise. Auch gegenüber tiefreligiösen Kranken, die an ein Weiterleben in einem Jenseits glauben, läßt sich nicht schönreden, daß der Tod einen endgültigen Einschnitt im Leben hier und seinen Beziehungen darstellt, der nur schwer oder nicht angenommen werden kann. Uns Ärzten fällt es ebenfalls nicht leicht, medizinische Grenzen zu akzeptieren[259], und unsere Patienten sind oft eindrucksvolle Lehrer: „Herr Doktor, nehmen Sie’s doch nicht so schwer mit mir“,

---

[259] Begemann H, Vosswinckel O. Identifikationen. – Arzt und Patient unter Erfolgszwang. München 1988: Urban und Schwarzenberg.

sagte eine Patientin mit fortgeschrittener Krebserkrankung bei der Visite zu ihrem besorgten Arzt, „Ich weiß, ich muß sterben, aber ich komme schon damit zurecht!"

Die Psychiaterin und Psychotherapeutin Dr. Elisabeth Kübler-Ross hat bereits vor annähernd drei Jahrzehnten über ihre systematischen Gespräche mit unheilbar kranken Menschen berichtet und damals fünf Phasen der Auseinandersetzung mit einer derartigen Krankheitsrealität unterschieden[260]: Auf eine anfängliche Reaktion des Nichtwahrhabenwollens mit Verleugnung folge eine Phase mit Wut und Hadern mit dem Schicksal: Warum ausgerechnet ich? Warum sind andere gesund, und ich soll sterben? Danach versuche der Kranke mit seinem Schicksal zu verhandeln und zu feilschen, beispielsweise in dem Sinne: wenn die Krankheit schon nicht heilbar ist, dann möchte ich zumindest noch einige Jahre leben. Bei fortschreitender Krankheit erfolge ein depressiver Rückzug, in dem der Kranke bereits vorwegnehmend über den unvermeidlichen Abschied von der Welt und lieben Menschen trauere, bevor er seine Krankheit und sein Sterben schließlich akzeptiere. Frau Kübler-Ross hat selbst diese Phasen als *Anpassungsreaktionen* bezeichnet. Es handelt sich nämlich um unspezifische allgemeine Reaktionsmuster in Verlustkrisen jeglicher Art, gleich ob es sich um eine Scheidung, Beinamputation, einen Verlust des Arbeitsplatzes oder den Abschied von Lebenszielen handelt. Solche Reaktionen folgen nur eher selten dem oben idealtypisch geschilderten Phasenverlauf. Sie müssen keineswegs sämtlich auftreten. Vielmehr können sie sich wiederholen, gleichzeitig vorkommen und finden sich – gleich oder verschoben – auch bei Bezugspersonen, die ja gleichfalls von der Verlustkrise betroffen sind. Es handelt sich keineswegs um hierarchische „Reifestufen" des letzten Lebensabschnitts, wie vielleicht vordergründig einer ihrer bekannten Buchtitel *„Reif werden zum Tode"*[261] vermuten ließe. Ein derartiges Mißverständnis entstand und existiert bei vielen Anhängern von Frau Kübler-Roos, die die von ihr ursprünglich phasenhaft beschriebenen Anpassungsreaktionen mit ihrem gleichzeitigen engagierten Plädoyer für eine andere gesellschaftliche Sichtweise von Tod vermischten. Sterben

---

260 Kübler-Ross E. Interviews mit Sterbenden. Stuttgart 1969, Kreuz-Verlag.

261 Reif werden zum Tode. Stuttgart 1975. Kreuz-Verlag, amerikanischer Originaltitel: Death: The Final Stage of Growth. 1975.

ist keine Reifeprüfung, in der gleichsam die „Leistung" Todkranker mit guten oder schlechten Zensuren bewertet werden kann, sondern ein individueller Lebensabschnitt, dessen Ablauf genauso wie bei anderen Ereignissen im Leben nicht allein vom eigenen Handeln und Wollen abhängt. Als mit der Sterberealität vertraute Kliniker idealisieren wir deshalb nicht ein „eindrucksvolles" Sterben, sondern wir betreuen und behandeln in unserem Alltag vielmehr eindrucksvolle Menschen. Diese haben sich ihr Sterben nicht ausgewählt, manche entschlafen fast unmerklich gelöst, andere dagegen sterben unter schwierigen oder dramatischen Umständen. „Ich bin draufgekommen", beschreibt Erich Fried seine Auseinandersetzung mit seinem Lebensende, „daß der Tod, zum Unterschied von den meisten Lebenslagen, keine Prüfung ist oder aber, was auf dasselbe herauskommt, eine Prüfung, die bisher noch jeder, der je gelebt hat, bestanden hat." Manchmal hinterlassen missionierende Fundamentalisten an Krankenbetten religiöse Traktate, die mit drohenden Sprüchen aufwarten, wie beispielsweise „Dein Sterben ist wie dein Leben!" Eine solche Aussage ist natürlich genauso dumm wie die Bemerkung gegenüber einem meditierenden Mönch: „Müßiggang ist aller Laster Anfang!" Ein „schweres" oder dramatisches Sterben an einer unheilbaren Krankheit ist kein „Versagen" und nicht allein ein „Nicht-loslassen-Können" eines Patienten, genausowenig wie einem Baby ein „Nicht-auf-die-Welt-*Wollen*" anzulasten ist, wenn eine langdauernde, „schwere" Geburt sämtliche geburtshilfliche Technik dramatisch fordert.

Es gibt „austherapierte" Krankheiten, aber keine „austherapierten" Kranken

Der Tod ist keine Krankheit. Ärztliche Aufgabe ist es aber, Beschwerden und Leiden davor soweit wie möglich zu lindern. Als Patient oder Angehöriger sollen Sie einfach wissen: Auch wenn eine Krebskrankheit fortschreitet und keine direkt gegen das bösartige Zellwachstum gerichtete Therapiemaßnahmen mehr Erfolg versprechen, so können trotzdem tumorbedingte Beschwerden weitgehend kontrolliert werden. Aussprüche wie „der Patient ist austherapiert" oder „es ist nichts mehr zu machen" gehen von einem falschen medizinischen Verständnis aus, das die Krebserkrankung mit dem krebskranken Menschen und ärztliches Handeln mit Heilen gleichsetzt. In der Situation der fortschreitenden Krankheit richten sich der therapeutische Umgang und die Betreuung an zwei Zielen so verstandener Palliativmedizin aus[262, 263].

1. Der kranke Mensch soll durch eine kompetente Symptomkontrolle weitestgehend beschwerdefrei sein – und

2. er soll sich *im* Leben erfahren können, solange er *am* Leben ist.

Die meisten Menschen fürchten weniger den Tod an sich, sondern ein qualvolles, „würdeloses" Sterben, das ihm vorausgeht. Sie erinnern oft Erlebnisse mit Angehörigen und Bekannten, die unter starken Schmerzen starben, nicht selten zu einer Zeit, in der wirksame Schmerzmedikamente nicht genügend verfügbar waren oder nicht vernünftig eingesetzt wurden, beispielsweise in der Kriegs- und Nachkriegssituation. Auch heute gibt es vielerort noch unnötige Mißstände bei der Behandlung von chronischen Schmerzen. So gehen viele Menschen davon aus, daß Krebs mit starken Schmerzen verbunden ist. In der Behandlungsrealität bleibt dagegen ungefähr jeder dritte krebskranke Mensch während seines gesamten Krankheitsverlaufes praktisch schmerzfrei. Treten jedoch Schmerzen auf, so lassen sich diese heute nahezu immer – bei etwa 97 Prozent der Kranken – befriedigend unter Kontrolle bringen. Die Voraussetzung ist allerdings, daß sich der behandelnde Arzt kompetent um die Schmerztherapie kümmert und daß Sie als Patient ihm die jeweilige Rückmeldung geben, wie erfolgreich die eingeleiteten Maßnahmen Ihre Schmerzen nehmen und welche Probleme noch besser gelöst werden müssen. Schmerzspritzen wirken dabei übrigens nicht stärken, sondern nur schneller und kürzer als Tabletten, Tropfen, Zäpfchen oder Kapseln – selten länger als vier Stunden[264], falls nicht der Wirkstoff durch eine besondere Tablettenzubereitung oder über ein Schmerzpflaster verzögert *(retardiert)*[265] freigesetzt wird. Falls Sie also im Verlauf Ihrer Krankheit irgendwann anhaltende Schmerzen verspüren sollten und zu hören bekommen,

---

262 Kappauf HW. Die Betreuung Sterbender im Krankenhaus. In: Öhl S. (Hrsg.). Geriatrische Onkologie. München 1991, Zuckschwerdt, S. 113–123.

263 Kappauf H. Leidlich gut im Leben sein. Münch med Wschr 1994, 37: 537–538.

264 Kappauf HW, Bruntsch U. Schmerztherapie in der Onkologie – Empathische Betreuung verstärkt analgetische Medikation. Therapiewoche 1991; 41: 366–376.

265 Deshalb die häufige Bezeichnung *Retard* Tabletten.

diese seien in der Situation eben „ganz normal", so sollten Sie Ihren Arzt bitten, einen schmerztherapeutisch erfahrenen Kollegen hinzuziehen. Eine ausreichende Schmerztherapie führt auch nicht zu apathischen, „mit Schmerzmedikamenten vollgepumpten", kaum ansprechbaren Patienten. Gerade die kompetente Behandlung starker Schmerzen mit Morphin oder morphinverwandten Arzneimittel soll ja eine schmerzbedingte, bis zur Lebensmüdigkeit ausgeprägte Erschöpfung beseitigen und erneutes Interesse an der Beziehung zu Menschen, der Umgebung und an befriedigenden Aktivitäten wecken. Morphin in der Schmerztherapie macht auch nicht süchtig[266], eine anfangs vermehrte Müdigkeit ist häufig nur der Ausgleich einer wochenlangen schmerzbedingten Schlafstörung und läßt nach etwa einer Woche nach. Manche Patienten interessieren sich dann im schmerzfreien Zustand plötzlich wieder für Bücher und Zeitungen und können möglicherweise sogar wieder selbständig Auto fahren.

Neben Schmerzen müssen genauso andere eventuelle Beschwerden von ärztlicher und pflegerischer Seite ernst genommen werden, beispielsweise Juckreiz, Luftnot, Schlafstörungen, Angstzustände, Schwächegefühl, Übelkeit, Verdauungsstörungen. Unerträgliche Beschwerden besetzen das gesamte Erleben eines Menschen, nehmen seine Aufmerksamkeit vollständig ein, so daß für ihn das derzeitige Leben und die Beschwerden identisch erscheinen.

Eine Hoffnung, im Leben zu bleiben

Ohne eine befriedigende Symptomkontrolle fühlt sich ein Patient zwar am Leben, das für ihn oft „kein Leben mehr" ist. Er kann sich jedoch nicht im Leben erfahren, in dem eine Hoffnung schwingt, trotz aller Einschränkungen, noch positive Erfahrungen machen zu können. Manche Krebsärzte sprechen hier vom notwendigen „Rezidiv der Hoffnung", das die sonstigen Symptome in den Hintergrund treten lassen kann. „Sie wirken heute so heiter und zuversichtlich. Was hat sich in den letzten beiden Wochen verändert?" fragte ich eine Patientin, die sich in den letzten Monaten bei ihrer

266 Bruntsch U, Kappauf H. Opiate in der Schmerztherapie bei malignen Erkrankungen: keine Suchtgefahr. Münch med Wschr 1992; 134: 205–206.

fortgeschrittenen Leber- und Knochenmetastasierung zunehmend appetitlos, rasch ermüdend und depressiv gefühlt hatte. „Ich bin Oma geworden! Ich hatte befürchtet, mein Enkelkind nicht mehr zu erleben.“ Beschwerdefreiheit allein führt jedoch noch nicht unbedingt bereits zu solcher Hoffnung. „Wenn ich nicht geheilt werden kann, dann ist alles nichts wert, da ändert Reden auch nichts!“ klagte ein 50jähriger Mann, dessen kleine Lungenmetastasen langsam wuchsen, ohne daß er irgendwelche körperliche Beschwerden verspürte. „Ich möchte, daß es wieder so ist wie früher, da habe ich täglich 14 Stunden in meinem Betrieb gearbeitet, mich dabei wohl gefühlt. Jetzt macht alles keinen Sinn mehr. Nach der Operation war ich so optimistisch und voller Energie!“ Deutlich wird hier auch, wie Wut und Enttäuschung über den Krankheitsverlauf und das Lebensschicksal sich nicht selten gegenüber Ärzten und Pflegenden oder Partnern entladen. Eine derartige Verschiebung belastet den Umgang mit unheilbar Kranken zu manchen Zeiten, besonders, wenn die zugrundeliegende Dynamik nicht verstanden wird. Die vorwurfsvolle Stimmung auszuhalten und zu benennen, kann dem Kranken ermöglichen, seine Enttäuschung und seine Wut ebenfalls auszuhalten, diesen Gefühlszustand zu überleben.

Hoffnung verstärken heißt nicht, mittels „gnädiger Lügen“ Illusionen einer Heilung aufbauen[267]. Werden bei einer sehr fortgeschrittenen unheilbaren Krankheit in dieser Weise unrealistische Hoffnungen geweckt, die Krankheit zu überleben, so wird die realistische Hoffnung erschwert, trotz Krankheit im Leben zu bleiben. Denn Im-Leben-Sein besteht aus:

- sozialer Entbindung in verläßliche private und therapeutische Beziehungen
- erhaltenen Möglichkeiten eines selbstbestimmten Lebens trotz Krankheit,
- befriedigenden Lebensinhalten und realistischen Nahzielen.

In verläßlichen Beziehungen, die auch in bedrohlichen Momenten Ehrlichkeit voraussetzen, erleben Menschen Wertschätzung und Unterstützung. Ohne offene, ehrliche Kommunikation bleibt ein Schwerkranker auch mit zwischenzeitlich häufig aufkommen-

---

[267] Köhle K, Simons C, Kubanek B. Zum Umgang mit unheilbar Kranken. In: Uexhüll Th v et al. (Hrsg.). Psychosomatische Medizin. (5. Aufl.) München 1996, Urban und Schwarzenberg, S. 1224–1250.

den Gedanken allein, seinem Leben selbst ein Ende zu setzen. „Barmherzige" Lügen schließen den Kranken aus lebensbestimmenden Auseinandersetzungen aus, isolieren ihn psychisch, gerade in einer Situation, in der er beispielsweise bei Bettlägerigkeit nicht beliebig auf andere stützende Beziehungen zurückgreifen kann. Dadurch wird einem „sozialen Tod" – dem Gegensatz vom Im-Leben-Sein – Vorschub geleistet.

Ihre weitgehende Selbstkontrolle – auch von Schmerzmedikamenten und medizinischen Entscheidungen – kann den Selbstwert der Patienten unterstreichen und verhindert ein Gefühl, im letzten Lebensabschnitt hilflos abhängig und ausgeliefert zu sein, die menschliche Würde zu verlieren[268].

Lebensziele und Augenblicke zählen

Ohne noch so banale Nahziele sind keine selbstbestimmten Entscheidungen möglich. An solchen Zielen, die eine persönliche Bedeutung für den Kranken haben, wie Reisen, berufliche Ziele, familiäre Ereignisse, eben kleine Träume, Fluchten und Vollendungen, soll sich auch die medizinische Betreuung orientieren. Patient oder Sie als Angehörige müssen diese kleinen Eckpunkte aber aussprechen, damit aus Wünschen Ereignisse werden können, denen medizinische Termine nicht im Wege stehen. Thematisieren Sie als Kranker statt dessen nur unrealistische Fernziele, so erleben Sie sich gelähmt, sehen in Ihrem Leben keinen Wert mehr und sich selbst ohne Selbstwert. Wieder spricht Erich Fried diesen Sachverhalt so treffend aus: „In der letzten Zeit vor meinem Tod ist mir klargeworden, daß ich natürlich auch Angst vor dem Tod habe und nicht einmal weiß, wie gering oder groß diese Angst ist … Wer sich nur damit befassen kann, länger leben oder noch lange nicht sterben zu wollen, der hat nur diesen Gedanken als Lebensinhalt, und das ist doch, besonders wenn das Leben wirklich noch längere Zeit dauert, ein sehr dürftiger, ja ein langweiliger Lebensinhalt. Ich will mich in der letzten Zeit vor meinem Tod nicht mit dem Lebenbleibenwollen beschäftigen, wenigstens nicht mehr als einen Bruchteil

---

268 Kappauf H. Onkologische Schmerztherapie. Gibt es Alternativen zu Pillen und High-Tech? Münch med Wschr 1999; 141: 38–41.

meiner Zeit und Kraft daran wenden, sondern ich will das sehen und tun, was es im Leben zu sehen und zu tun gibt ..." Ereignisse und Ziele, die eine persönliche Bedeutung haben, können offensichtlich auch am Leben halten. So ist zum Beispiel belegt, daß vor großen Feiertagen weniger Menschen sterben. Der schon erwähnte Professor Phillips von der Universität San Diego zeigte darüber hinaus in einer Analyse von annähern 2,75 Millionen Todesfällen, daß Frauen weniger wahrscheinlich in der Woche vor ihrem Geburtstag sterben, sondern eher danach, im Gegensatz zu Männern. Offensichtlich freuen sich Frauen mehr auf ihren Geburtstag, während Männer den eigenen Geburtstag eher negativ sehen, dann mehr bilanzieren, was sie an Lebenszielen nicht erreicht haben. Denn in einer ergänzenden Analyse lag der Todestag von erfolgreichen, berühmten Männern – sie werden an Geburtstagen in der Regel geehrt und gefeiert – viel wahrscheinlicher in der Zeit nach als unmittelbar vor ihrem letzten Geburtstag[269]. Derartige systematische Forschungsbelege[270] und zahllose klinische Erfahrungen können also auch unheilbar kranke Menschen dazu ermutigen, Feste zu feiern, wie sie fallen. Sie zeigen überzeugend auf, daß positiven Erwartungen oder persönlich wichtigen Vorhaben im letzten Lebensabschnitt nicht nur eine subjektiv sinnhafte, sondern im geringen Ausmaß auch eine zeitliche Lebensdimension anhängen kann.

Verwechseln Sie Ihr Leben nicht mit der fortschreitenden Krankheit! Offene Gespräche mit Angehörigen, Freunden und Ihren medizinischen Helfern, in denen Sie Ihre Wünsche und Bedürfnisse äußern, verhindern, daß Sie sich in Ihrer Lebenssituation fremdbestimmt und hilflos der Krankheit ausgeliefert fühlen. Sie helfen damit auch Ihren Bezugspersonen, die ansonsten für sich grübeln und Ihre unausgesprochenen Erwartungen und Befürchtungen oft nicht richtig einschätzen können[271]. Sie können mitteilen, welche Menschen Sie am und um Ihr Bett haben wollen, ob Sie sich zu Hause oder auch im Krankenhaus Gespräche mit einem Seelsorger wünschen und wann Sie jeweils einfach Ruhe und Alleinsein brauchen.

---

[269] Phillips DP, Van Voorhees CA, Ruth TE. The Birthday: Lifeline or Deadline? Psychosomatic Medicine 1992; 54: 532–542.

[270] Engel GL. Anniversaries – The Biopsychosocial Complementarity of Keeping Count and Not Keeping Count. Psychosomatic Medicine 1992; 54: 543–545.

[271] Keller M. Der Patient mit progredientem Karzinom in der Praxis. medwelt 1993, 44: 167–172.

Die meisten Kranken grübeln über Beschwerden, die sie im weiteren Krankheitsverlauf befürchten, und machen sich oft auch unausgesprochene Gedanken zu ihrem „Ort zum Sterben". Sie können darüber mit Ihrem Hausarzt oder Ihrem behandelnden Arzt im Krankenhaus und Ihren Bezugspersonen offen sprechen – am besten gemeinsam. Manche von uns betreuten Patienten wählten sich bewußt die Bilder oder andere Gegenstände aus, die sie im Krankenhaus oder zu Hause bettlägerig bis zuletzt vor Augen haben wollten. Zu Hause war ihnen oft der freie Blick auf Blumen im Garten wichtig. Diesen Menschen waren ihre – im engsten Wortsinn – letzten Augenblicke nicht gleichgültig.

Ob Sie Ihre letzte Lebenszeit zu Hause, in einem Pflegeheim, Hospiz oder im Krankenhaus verbringen, immer sollte gewährleistet sein, daß Sie kompetente Pflege und ärztliche Hilfe bekommen, wann immer diese notwendig sein sollte, und vertraute Menschen in Ihrer Nähe sein können. Entschlüsse sollten aber nicht zu dogmatischen Festlegungen werden, die Ihr Befinden übergehen. Bei manchen Kranken, die sich entschieden haben, nicht mehr ins Krankenhaus zu gehen, sondern ihre verbleibende Lebenszeit bis zum Tod zu Hause zu verbringen, kann bei gewissen aktuell überfordernden Problemen eine erneute Krankenhauseinweisung trotzdem sinnvoll werden. Dann wird aber grundsätzlich auch wieder eine Entlassung möglich sein, sobald auch zu Hause der Kranke wieder für alle Beteiligten befriedigend gepflegt werden kann. Andererseits muß ein Krankenhauszimmer einer Vertrautheit nicht im Wege stehen und kann gleichzeitig gerade bei instabilen Beschwerden rasche, kompetente pflegerische und ärztliche Hilfe sicherstellen. Das sprichwörtliche Abschieben von Sterbenden ins Badezimmer sollte heute in guten Kliniken nicht mehr vorkommen. Ambulante und stationäre Hospizmodelle und engagierte Initiativen haben viel an Bewußtseinswandel gegenüber Tod und Sterben in unserer Gesellschaft und im Gesundheitswesen beigetragen[272].

Eine fortschreitende Krebskrankheit diktiert einen sehr einschränkenden Rahmen, der nicht geleugnet werden kann. Er umgibt aber einen – manchmal sehr engen – Raum, in dem Ihr Sterben nie ein Abbild Ihres Lebens, aber durchaus ein persönliches Bild *in*

272 Jonen-Thielemann I, Pichlmaier H. Palliativmedizin. Palliativstation – ein Bekenntnis zum Menschen. Münch med Wschr 1994; 136: 605–616.

Ihrem Leben werden kann, in dem sich für Sie wichtige Elemente wiederfinden, beispielsweise Beziehung, Vertrautheit, Ihre Lebenseinstellung, Spiritualität oder konfessionelle Religiosität und menschliche Würde. Der Vergleich mit einem Bild erinnert an die frühere Sichtweise von Sterben als Kunst – *ars moriendi.* Kunst ist immer individuell, heiter oder herausschreiend, oft unverstanden und besteht manchmal nur aus dürftigen Strichen oder Farbflekken. Auch wenn die meisten Menschen – auch wir Ärzte – lieber ein abgeklärtes Sterben wünschen: Es ist Ihr Bild, Ihr Tod, auch wenn Sie schlicht verwundert oder erschreckt sind oder mit Groll, Wut, Bitterkeit oder Schmerz über den Abschied und noch nicht gelebtes Leben sich gegen den unvermeidlichen Tod bis zuletzt wehren und ihm letztlich eben unterliegen.

Haben Sie kleine Kinder, so sollten diese auch an Ihr Krankenbett dürfen, wenn sich Ihr Zustand verschlechtert. Gerade weil Kinder eben durch Dabeistehen, Anfassen und Sprechen verstehen und begreifen lernen, entwickeln sie eher bedrohliche Phantasien, wenn sie von besorgten Erwachsenen vom persönlichen Kontakt und entsprechenden Gesprächen unnötig ausgeschlossen werden. Auch Kleinkinder verstehen Sterben, jedoch tun sich Erwachsene oft schwer mit der bildhaften Sprache der Kinder[273].

Auch todkranke Krebspatienten sind nicht nur ihre Krankheit. Die fortbestehenden Elemente ihres „gesunden" Lebens gilt es zu sehen und zu berücksichtigen. Auch dann, wenn Sprechen bereits schwerfällt, bleiben persönliche Bilder und Gefühlsmomente jenseits der Krankheit, in den Worten des greisen Hermann Hesse ein „Schatz von Bildern, die man nach einem langen Leben im Gedächtnis trägt und denen man sich mit Schwinden der Aktivität mit ganz anderer Teilnahme zuwendet als jemals zuvor ..."[274] Bilder, auch Fotoalben, helfen dem Kranken, solche vertrauten Stimmungsbilder zu aktivieren, Lieblingsmusikstücke, Vorlesen, Berühren und Handhalten beim bloßen Dasein und Am-Bett-Sitzen können dies auch dann noch, wenn ein Patient nicht mehr „ansprechbar" ist. Dadurch wird ein Mensch selbst wörtlich im Leben gehalten, solange er am Leben ist.

---

[273] Aufschlußreich ist dazu das Buch von Rosemarie Fuchs: Stationen der Hoffnung. Seelsorge an krebskranken Kindern. Zürich 1984, Kreuz Verlag.

[274] Hermann Hesse. Glück. Frankfurt a.M. 1973, Suhrkamp (344), S. 108.

„Wunder sind also nicht wider die Natur, sondern nur gegen die uns bekannte Natur."

(Augustinus [354–430] in: Vom Gottesstaat)

„Weiß man denn, was einen gesund gemacht hat?
Die Heilkunst, das Schicksal, der Zufall oder Omas Gebet?"

(Michel de Montaigne, französischer Philosoph, 1533–1592)

Spontanremissionen

Wunder sind selten, aber es gibt sie!

Gibt es nicht doch manchmal eine Rettung, wenn von den behandelnden Ärzten eine Krebserkrankung als unheilbar eingeschätzt wird? Werden nicht immer wieder in Zeitschriften und Illustrierten „Wunderheilungen" in allen Einzelheiten aufgemacht? Die meisten derartigen Sensationsmeldungen fallen bei einer kritischen Überprüfung in sich zusammen. Manchmal handelt es sich einfach um eindrucksvolle, aber keineswegs unerklärliche, vielmehr schwer erarbeitete Erfolge einer kompetenten, modernen onkologischen Therapie, öfters sind die dargestellten Tatsachen schlicht falsch. Andererseits werden erfahrene Ärzte unerwartet günstige Krankheitsverläufe kennen, die wissenschaftlich ein Rätsel aufgeben. Vier Krankheitsberichte aus dem eigenen Klinikalltag, der letzten Jahre können dies veranschaulichen.

Patient 1:
Bei einem 41jährigen wird wegen einer faustgroßen Krebsgeschwulst die rechte Niere entfernt. Der Tumor ist bereits ausgedehnt in Blutgefäße und in das Gewebe der Umgebung eingewachsen und hat dort viele kleine Metastasen gebildet. Deshalb erfolgt nach der Operation eine Bestrahlung des sogenannten Tumorbettes und der angrenzenden Lymphwege. Der Urologe entsetzt den Kranken mit der Mitteilung, er habe maximal noch vier Monate zu le-

ben, er solle nach Hause gehen und seine Dinge regeln. Nach dieser forsch mitgeteilten Einschätzung greift der Mann noch mehr zum Alkohol, als er es schon vorher gewohnt war. Ein Jahr nach der Strahlentherapie fallen im ursprünglichen Tumorbereich eine etwa 5 cm große Geschwulst und außerdem mindestens eine 10 cm große Lebermetastase auf, die durch eine Gewebsprobe bestätigt wird. Da herkömmliche Therapiemethoden keinen Erfolg versprechen, wird dem Patienten eine Chemotherapie mit einem neuen, noch nicht allgemein verfügbaren Krebsmedikament angeboten. Diese Behandlung wird aber nach vier Monaten als unwirksam beendet, da die Metastasen darunter trotzdem langsam an Größe zugenommen haben. Da sich der Mann, abgesehen von zwischenzeitlichen Therapienebenwirkungen, weiterhin recht wohl fühlt, wird vorerst keine andere Therapie vorgeschlagen, sondern eine Kontrolle nach vier Monaten. Zu diesem Zeitpunkt erweisen sich überraschenderweise die Tumorknoten deutlich kleiner. Insgesamt zwei Jahre nach Abbruch der Chemotherapie lassen sich bei der Ultraschalluntersuchung überhaupt keine Metastasen mehr abgrenzen, ohne daß eine weitere Behandlung stattgefunden hatte. Neun Jahre nach der Nierenoperation fühlt sich der Patient weiterhin recht wohl – und ist nach wie vor zornig auf den damaligen Urologen, dessen schroffe Aufklärung ihn in einen „viermonatigen Alptraum" und den jetzt überstandenen Alkoholismus getrieben habe.

Patient 2:
Ein 31jähriger Mann kommt besorgt mit infekttypischen Beschwerden in die Ambulanzsprechstunde. Bei ihm war in einem großen auswärtigen Krankenhaus 13 Jahre zuvor ein bösartiger Tumor im Bauchraum (retroperitoneales Neuroblastom) festgestellt worden. Die mehr als doppelfaustgroße Geschwulst, die bereits auf Darmanteile übergegriffen und den Magen und die Bauchspeicheldrüse verdrängt hatte, erwies sich beim chirurgischen Eingriff als inoperabel, so daß lediglich eine Gewebsprobe entnommen wurde. Eine anschließende palliative Strahlentherapie zeigte kein Ansprechen. Daraufhin wurde eine niedrig dosierte Chemotherapie begonnen, um das Tumorwachstum vielleicht doch vorübergehend zu bremsen, ohne den leidenden jungen Mann sehr durch Nebenwirkungen zu belasten. Der große Tumor bildet sich darunter erstaunlicherweise im Verlauf von eineinhalb Jahren langsam voll-

ständig zurück. Zu anschließenden Kontrolluntersuchungen erschien der Mann bald nicht mehr, da er „von Krankenhäusern genug" hatte. Die jetzigen Beschwerden ließen ihn einen Tumorrückfall befürchten, für den sich erfreulicherweise keinerlei Hinweise finden.

Patient 3:
Bei einem 60jährigen Mann fallen bei einer Röntgenuntersuchung drei Monate nach der Operation eines Nierenkrebses mehrere beidseitige Lungenmetastasen auf. Mit dem beschwerdefreien Patienten wird offen die Krankheitssituation besprochen und vorerst lediglich eine Befundkontrolle in einigen Monaten vorgeschlagen, da eine Heilung nicht zu erwarten sei. Andererseits würde eine wenig aussichtsreiche Behandlung sein Befinden mit belastenden Nebenwirkungen verschlechtern. Dieses Vorgehen kommt dem Patienten entgegen. „Ich möchte mein Haus bestellen", erklärt er, eine Zeit ohne Beschwerden sei ihm für seine derzeitige Arbeit wichtig. Vier Monate später kommt der Patient zur Kontrolluntersuchung, nachdem während einer eben abgeschlossenen „Nachsorgekur" eine eindeutige Größenzunahme der Lungenmetastasierung aufgefallen war. Bei unverändertem Wohlbefinden wird eine Tumortherapie weiterhin zurückgestellt. Schon beim Verabschieden fragt der Patient resigniert, ob er wirklich seine Berufstätigkeit aufgeben müsse, wie ihm der Kurarzt erklärt habe? Ich frage zurück: „Was hält Sie am Leben?" – „Meine Arbeit!" – „Nun, Sie fühlen sich leistungsfähig – und ich würde, wenn ich leben möchte, nicht das aufgeben, was mich am Leben hält." Der Patient bricht in Tränen aus, verabschiedet sich sehr dankbar. Fünf Monate später kommt er erneut zu einer Kontrolle. Er habe weiterhin keine Beschwerden, nehme keinerlei Medikamente. Er sei voll beschäftigt und habe „täglich starke Gefühlswallungen" angesichts der Erfahrung, gebraucht und geschätzt zu werden. Außerdem, er habe damit in seinem Alter nicht mehr gerechnet, sei „eine Frau in sein Leben getreten". Auf den angefertigten Röntgenaufnahmen zeigt sich eine vollständige Rückbildung der Lungenmetastasen. Vier Monate später treten Symptome einer Hirnmetastasierung auf, an der der Kranke nach vorübergehender Besserung schließlich verstirbt.

Patient 4:
Wenige Monate, nachdem ein auf die rechte Lunge begrenzter Bronchialkrebs vollständig operativ entfernt worden ist, fällt bei einem 61jährigen Mann eine Vorwölbung der rechten Leiste auf. Der Chirurg findet statt des vermeintlichen Leistenbruches einen großen Tumor, der die Bauchwand nach außen drückt. Er entnimmt lediglich eine Gewebsprobe, in der sich eine Metastase des Lungenkrebses bestätigt. Weitere Untersuchungen zeigen nun zusätzlich Lungenmetastasen der Gegenseite und eine sehr große Lebermetastase auf. Der Patient verliert an Gewicht, fühlt sich nicht mehr leistungsfähig, klagt über einsetzende Schmerzen und wünscht eine onkologische Beurteilung seiner Situation. Mit ihm wird sehr offen besprochen, daß bei dieser Tumorart und raschen Metastasierung eine Heilung nicht mehr möglich und eine tumorspezifische Therapie wenig Erfolg verspreche. Zuerst sollten die Schmerzen unter Kontrolle gebracht werden, dies sei ambulant möglich. Der Patient geht nach Hause, bespricht diese traurige Einschätzung mit seiner Frau und schreibt in den folgenden Wochen sein Testament. Vierzehn Monate später kommt der Patient erneut in die Sprechstunde. Er ist inzwischen beschwerdefrei, Metastasen sind nicht mehr nachweisbar, auch bei einer zwischenzeitlichen Operation eines tatsächlichen Leistenbruches der gleichen Seite hatte der Chirurg kein Tumorgewebe mehr entdeckt. Der Patient hatte sich keiner sonstigen Behandlung unterzogen. Neun Jahre nach der Lungenoperation besteht der erfreuliche Zustand fort.

Diese Beispiele aus dem eigenen onkologischen Klinikalltag sollen genügen, um jeglichen Zweifel an der Realität von höchst außergewöhnlichen Verläufen von Krebserkrankungen zu nehmen. Die Medizin spricht hier von *Spontanremissionen,* wenn sich eine Krankheit ohne jegliche medizinische Behandlung zurückbildet oder unter einer Therapie, die üblicherweise eine derartige Rückbildung nicht bewirkt und somit nicht ausreichend erklärt. Die Tumorrückbildung kann teilweise oder vollständig, vorübergehend oder anhaltend sein. Selten geschehen solche Remissionen gleichsam „über Nacht" als „Wunderheilungen" im engen Sinne. Meist erfolgt die Krebsrückbildung über Wochen oder Monate. Bereits auf der *1. Internationalen Konferenz für Krebsforschung* überhaupt, die im September 1906 in Heidelberg und Frankfurt stattfand, hatte der renommierte Heidelberger Chirurgieprofessor Vincenz von

Czerny in einem Hauptvortrag[275] das Phänomen von Spontanheilungen bei Krebs außer Zweifel gestellt. Czernys Plädoyer, derartige ungewöhnliche Krankheitsverläufe doch intensiver zu beforschen, verhallte bald und war vergessen, als sich 1974 in Baltimore erstmals eine Expertenkonferenz und danach 1997 in Heidelberg ein von uns mitinitiiertes internationales Symposion ausschließlich mit dem Phänomen Spontanremissionen bei Krebs beschäftigten[276].

Häufiger als „Sechs Richtige“ im Lotto!

Über die Vorgänge, die eine Spontanremission einer bereits fortgeschrittenen Krebserkrankung bewirken, wissen wir bisher weit weniger als über die Mechanismen der Krebsentstehung. Wenn bösartige Zellen „spontan" verschwinden, so kann dies über zwei grundsätzliche biologische Endstrecken geschehen: 1. Die bösartigen Zellen werden möglicherweise repariert und entwickeln (differenzieren) sich zu normalen Zellen. 2. Die bösartigen Zellen sterben ab, entweder weil von außen durch chemische oder physikalische Einflüsse die Zellwand so geschädigt wird, daß die Zellen quasi auslaufen (Nekrose). Häufiger sterben Zellen hingegen ab, weil in ihrem Inneren ein „Selbstmordprogramm" aktiviert wird, mit dem zuerst die genetische Information im Zellkern zerstückelt wird und sich dann die Zellen in kleinste Bläschen auflösen. Dieser Vorgang heißt *programmierter Zelltod* oder *Apoptose.* Offensichtlich können sehr verschiedene Abläufe in Geweben einen programmierten Zelltod auslösen und dadurch in seltenen Fällen eine Spontanremission von Tumorknoten bewirken. Immunreaktionen, Faktoren, die eine Blutgefäßneubildung im Tumorgewebe (Angiogenese, s. S. 180) hemmen und hormonelle Einflüsse vermögen eine Apoptose zu triggern. Inwieweit dies mittelbar auch durch psychische, psychosoziale oder psychospirituelle Gegebenheit möglich ist, ist offen und bedarf noch seriöser For-

---

275 Czerny V. Über unerwartete Krebsheilungen. Zschr. f. Krebsforsch. 1907; 3(3): 27–35.

276 Heim M, Schwarz R (Hrsg.). Spontanremissionen in der Onkologie. Stuttgart 1998, Schattauer.

schung[277]. Spontanremissionen verdienen deshalb größere wissenschaftliche Aufmerksamkeit, weil sie natürliche Modelle biologischer Tumorkontrolle darstellen. Kenntnisse über die dabei ablaufenden Vorgänge können dazu beitragen, die Möglichkeiten der medikamentösen Krebstherapie zu erweitern und fortzuentwickeln. Interessant ist, daß viele Medikamente der Chemo-, Hormon- oder Immuntherapie im Körper Abläufe aktivieren, die auch bei der spontanen Tumorrückbildung eine entscheidende Rolle zu spielen scheinen. Spontanremissionen bedeuten nicht immer eine dauerhafte Heilung und sind seltene Phänomene, die jährlich in Deutschland wohl bei allenfalls wenigen Dutzend der über 330000 Menschen, bei denen eine Krebserkrankung neu diagnostiziert wird, erhofft werden können. Hingegen werden durchaus 100000 Kontakte durch die verfügbaren Methoden der modernen Krebsmedizin geheilt.

Spontanremissionen kommen wahrscheinlich jedoch häufiger vor, als sie registriert oder berichtet werden: Langsam eintretende oder nur kurzzeitige Tumorrückbildungen werden nur selten der Fachöffentlichkeit berichtet oder nicht registriert, weil die Patienten, wie in den eigenen Fallschilderungen, den Kontakt zu ihren bisherigen Ärzten abbrechen. Diese sind dann vielleicht im Glauben, der Patient sei wohl zwischenzeitlich seinem Krebsleiden erlegen. Da zudem die meisten Menschen mit unheilbaren Krankheiten zu verschiedensten „therapeutischen Strohhalmen" greifen, also sich irgendeiner Form von „Krebstherapie" unterziehen, verbergen sich Spontanremissionen hinter mancher Erfolgsmeldung von unkonventionellen Therapieansätzen, die dann bei Hunderten anderer Patienten nicht mehr diese günstige Wirkung erzielen. Der Großteil der bekannten Spontanremissionen bezieht sich auf wenige Tumorarten: Krebserkrankungen der Nieren und Harnwege, schwarzen Hautkrebs (maligne Melanome), Neuroblastome und einige maligne Lymphome. Es gibt aber kaum eine Krebsart, bei der nicht ebenfalls Einzelfälle spontaner Rückbildungen beschrieben sind.

Brendan O'Regan, einer der Leiter des kalifornischen *Institute of Noetic Sciences* hat nahezu die gesamte medizinische Weltliteratur der letzten 120 Jahre – seitdem es histologisch gesicherte Krebsdia-

[277] Kappauf H, Gallmeier WM. Spontanremissionen. In: Schmoll/Höffken/Possinger (Hrsg.). Kompendium der Internistischen Onkologie, Bd. 1, Berlin 1999: 95–111, Springer.

gnosen gibt – nach Berichten über Spontanremissionen durchforstet. Das dicke Buch seiner immensen Literaturforschung[278] erschien 1993, wenige Monate nach seinem frühen Tod. Wir verdanken den Gesprächen mit diesem Freund sehr viele Anregungen für unsere Bemühungen, die Mechanismen von Spontanremissionen von Tumoren mehr zu verstehen.

Genausowenig wie Sie fest mit einem großen Lottogewinn rechnen sollten, wenn Sie die Rückzahlung eines beabsichtigten großen Kredits überlegen, können Sie als krebskranker Mensch bei anstehenden Behandlungsentscheidungen nicht vernünftigerweise mit der Möglichkeit einer Spontanremission Ihres Krebsleidens kalkulieren. Dafür sind derartige Ereignisse zu selten. Trotzdem liegt die Wahrscheinlichkeit einer Spontanremission mindestens mehrere hundert bis mehrere tausend Mal höher als die Wahrscheinlichkeit von „Sechs Richtigen" im Lotto. Die meisten Menschen – einschließlich vieler Ärzte – unterstellen bei dem außergewöhnlichen Phänomen einer spontanen Krebsrückbildung, daß die Kranken sicher auch dazu etwas Außergewöhnliches unternommen haben müßten. Unsere Erfahrungen können diese Sichtweise nicht stützen. Menschen, die eine Spontanremission ihrer Krebserkrankung erfahren durften, sind so unterschiedlich wie andere Krebsbetroffene auch, sowohl vom Alter, ihrem sozialen Hintergrund und ihrem Krankheitsverhalten: Manche hatten sehr viel Angst, veränderten radikal ihre Lebensweise, andere lebten weiter eher ungesund, andere versuchten trotz einer bedrohlichen Zustandverschlechterung – wie auch nach der Besserung – ihre bisherige Normalität im Alltag zu erhalten. Genauso verschieden stehen von uns interviewte Menschen dem Phänomen ihrer unerwarteten Genesung gegenüber: während manche auch nach Jahren noch Scheu haben, über ihre frühere Krankheit und ihr Erleben zu sprechen, ist es anderen gelegentlich ein fast missionarisches Anliegen, ihre Sichtweisen von Krebs und die eigenen Genesungsmodelle in Medien zu propagieren. Für Sie als Krebsbetroffene(r), die oder der sich einen möglichst günstigen Krankheitsverlauf wünscht, ist es also nicht nötig, das Leben von anderen zu leben. Konzentrieren Sie sich auf Ihr mit Ihnen stimmiges Im-Leben-Sein.

---

[278] O'Regan B, Hirshberg C. Spontaneous Remission. An annotated bibliography. Sausolito 1993, Institute of Noetic Sciences.

„Sie sollen leben, und Sie sollen das Lachen lernen"

(Hermann Hesse, Steppenwolf)

Nachsorge und Rehabilitation: Bin ich krebskrank, oder war ich krebskrank?

Damokles-Syndrom: wenn erstmals das Aufatmen ausbleibt

„Unser jetziges Problem ist, daß wir gesund sind!" identifizierte sich bei der ersten Kontrolluntersuchung eine Ehefrau mit der Situation ihres Partners, dessen Krebserkrankung sich durch eine intensive Chemo- und Strahlentherapie vollständig zurückgebildet hatte. „Während der Behandlung hörten wir von anderen Patienten, daß nach dem Ende der Therapie eine Last abfallen würde, aber jetzt hängt sie über uns." Beide erinnerten dann mit Tränen in den Augen an Mitpatienten, die zwischenzeitlich an Rezidiven verstorben waren. „Und die waren doch damals gesünder als ich jetzt!" ergänzte der Patient.

Eine Nachuntersuchung erfolgreich behandelter krebskranker Kinder prägte den Begriff *Damokles-Syndrom.* Beschrieben wurde damit die Unsicherheit von Patienten und ihrer Familie, ob die Krankheit wirklich überwunden ist, wenn die Ärzte freudig mitteilen, daß die antitumoröse Therapie erfolgreich beendet sei. Im Erleben schwebte die Krankheit gleichsam wie das mythische Damokles-Schwert an einem seidenen Faden noch über ihnen. Die Situation bei Erwachsenen stellt sich nicht grundsätzlich anders. „Ich hatte geplant, ein Fest zu feiern, wenn ich nach Hause komme", schilderte eine 29jährige Patientin. Wegen eines Rezidivs ihrer Lymphomerkrankung hatte sie sich einer intensiven Chemotherapie mit autologer Knochenmarkstransplantation unterzogen und die Wochen bis zur Besserung abgeschirmt in einem Einzelzimmer verbringen müssen. „Zu Beginn der Therapie war ich mir sicher gewesen, diese nicht zu überleben, ich hatte mich von meiner Familie und von engen Freunden verabschiedet. Am Tag der Entlassung empfingen sie mich alle voller Freude zu Hause, mit Girlanden und Blumen. Mir war aber nur zum Weinen zumute, ich wollte gar niemanden sehen, konnte jedoch nicht erklären, warum. Alle meinten, ich müßte doch jetzt glücklich sein, aber ich konnte einfach nicht so empfinden. Meine kleine Tochter sagte noch: ‚Du bist doch jetzt gesund!' und ich habe nur antworten können: ‚Noch nicht ganz, erst wenn meine Haare wieder nachgewachsen sind.'"

Nach einer Krebstherapie gelingt es vielen Menschen ohne große Probleme, sich nicht mehr als Patient zu fühlen, und sie betrachten ihre Krankheit recht bald als abgeschlossenes Ereignis in ihrem Leben, das allenfalls in der Zeit vor medizinischen Kontrolluntersuchungen wieder mehr ins Bewußtsein rückt. Eine derartige Krankheitsbewältigung gelingt vor allem dann, wenn die Krebserkrankung bereits während der Behandlungszeit nicht das einzig bestimmende Lebensthema war. Diese Menschen lehnen manche pauschal vorgeschlagenen sozialmedizinischen Leistungen – Nachsorgekuren, Schwerbehindertenausweis – ab, weil sie sich gesund erleben und erleben wollen. Bei stationären Nachsorgekuren langweilen sie sich eher. Sie schätzen zwar ein sportliches Gesundheitstraining, weniger dagegen Untersuchungen, Behandlungsmaßnahmen oder problemzentrierte psychologische Gespräche über die überstandene Krankheit. „Von Krankenhäusern habe ich genug gesehen. Ich möchte einige Zeit nichts mehr von Krebs hören, und schon gar nicht die Leidensgeschichten von anderen Krebskranken", so reagieren vor allem Jugendliche und junge Erwachsene, wenn ihre Krebstherapie erfolgreich beendet ist und keine Behinderungen zurückbleiben.

Narben im Selbstbild, auch wenn die Haut intakt ist

Ein Großteil von Patienten empfindet jedoch anders: Sie haben den Eindruck, in ein Loch zu sinken, wenn die häufigen, bisher belastend erlebten Termine für Behandlungen und Blutbildkontrollen wegfallen, und eigentlich das so herbeigesehnte „normale" Leben wieder beginnen könnte. Gerade nach längeren belastenden Behandlungen ähneln die Reaktionen vieler Patienten wieder denen nach der Diagnosemitteilung: ein Gar-nicht-glauben-Können, vorsichtiges Feilschen („wenn in den nächsten drei Jahren die Kontrollen in Ordnung sind, dann traue ich mich wieder, langfristige Pläne zu machen"), Unsicherheit, Angst oder sehr häufig depressive Reaktionen. Ein Leben „wie zuvor" erweist sich als unmöglich. Oder es wird erschüttert, wenn an sich harmlose Beschwerden auftreten, die früher wohl zur Seite geschoben worden wären, jetzt aber gleich einen Krankheitsrückfall befürchten lassen.

War der Alltag bisher voll durch die Behandlung, Termine, Nebenwirkungen und einschränkende Begleitumstände strukturiert, so beginnt jetzt nach der Akutbehandlung oft erst richtig die eigentliche Auseinandersetzung mit der Krankheit selbst. Nachdem jetzt die anfänglich beherrschende Angst, an der Krebserkrankung zu sterben, in den Hintergrund tritt, werden manche Krankheits- oder Therapiefolge erst richtig wahrgenommen. Frauen, die durch die Behandlung vorzeitig in die Menopause geraten sind, erleben die überstandene Krebserkrankung oft nicht nur als bedrohliches biographisches Ereignis, sondern auch als schmerzlichen Einschnitt in das bisherige weibliche Selbstbild. Die Krankheit wird auch als Kränkung empfunden. Ausgeprägte körperlich und sozial beeinträchtigenden Wechseljahrsbeschwerden können dann depressive Reaktionen verstärken, die beim unfreiwilligen „Verabschieden" eines wichtigen Lebensabschnittes auftreten.

Eine Krebserkrankung führt fast immer zu einem veränderten Selbstbild des eigenen Körpers, auch wenn sich dieser nicht verändert hat. Erschüttert ist nämlich das Vertrauen und Zutrauen zum eigenen Körper, der die bedrohliche Krankheit gebildet und beherbergt hat. Ein derartiges verändertes Körpererleben entfremdet viele Patienten gefühlsmäßig zur „Welt der Gesunden", gerade wenn Ärzte und Bezugspersonen dieses andere Erleben ignorieren und betonen, es sei doch „alles wieder normal".

Dieses Unverständnis schwingt bereits mit, wenn die so unterschiedlichen Probleme und Situationen von krebskranken Menschen nach ihrer Primärbehandlung pauschal einer „Nachsorge" zugeordnet werden. Indirekt wird durch diese Wortwahl ausgedrückt, der Hauptteil der therapeutischen Bemühungen sei geleistet, jetzt seien eben noch abschließende rehabilitative Maßnahmen und regelmäßige vorsorgliche Kontrollen nötig – analog zur „Nachspeise", die den Magen „abrunden" soll, wenn der Hunger durch das Hauptgericht schon gestillt ist. Selbst bei einer vollständigen Tumorentfernung oder einer Vollremission können die Ärzte vorerst nur von einer mehr oder weniger großen Heilungsaussicht sprechen, der eben ein geringes oder höheres Rückfallrisiko entspricht. Andere Tumorerkrankungen haben bereits zum Zeitpunkt der Diagnosestellung oder nach einem Rezidiv die Kennzeichen einer chronischen Krankheit, mit der ein Patient möglicherweise lange und gut leben kann, ohne daß eine definitive Heilung realistisch ist. Onkologische Nachsorge macht dann keineswegs die nachgeordnete, sondern sogar die hauptsächliche medizinische Betreuung und Behandlung aus. Andere Elemente der Nachsorge sind zudem schlicht Maßnahmen der Vorsorge: Ratschläge und Anleitungen zu gesundheitsbewußtem Verhalten, Kontrolluntersuchungen hinsichtlich der behandelten onkologischen Krankheit und allgemeine Krebsvorsorgeuntersuchungen – eine Krankheit schützt eben vor der anderen nicht.

Wie unbedacht der Begriff auch sein mag: stets bezieht sich die onkologische Nachsorge auf die Hauptsorge krebskranker Menschen, nämlich auf ihre Frage „Geht das Leben weiter?" oder „Wie geht das Leben weiter?" Diese Fragen können sehr unterschiedlich von körperlichen Befunden, Problemen der psychischen Krankheitsverarbeitung oder von direkten oder mittelbaren sozialen Krankheitsfolgen ausgehen.

Die Nachsorge im Sinne einer medizinischen Betreuung nach abgeschlossener Krebsbehandlung umfaßt:

- medizinische und sozialmedizinische Rehabilitationsmaßnahmen,
- medizinische Kontrolluntersuchungen,
- berufliche Rehabilitation,
- psychosoziale Rehabilitation.

Sozialrechtliche Rehabilitationshilfen

Rehabilitationsmaßnahmen müssen schon während der Krebstherapie beginnen. Eine Versorgung mit Prothesen und prothesenangepaßter Wäsche und Bekleidung soll schon frühzeitig nach der Operation erfolgen, ebenso die krankengymnastische Rehabilitation, die Anleitung zu einer Stoma-Pflege, Sprechschulung nach Kehlkopfoperationen usw. Der Krankenhaussozialdienst informiert auch über Voraussetzungen für eine Haushaltshilfe während einer stationären und ambulanten Behandlung. Weiter sind für Sie kostenlose Ratgeberbroschüren hilfreich[279].

Die Träger der gesetzlichen Kranken- und Rentenversicherung gewähren in der Regel während der ersten drei Jahre nach der Krebserkrankung auf Antrag drei stationäre Heilverfahren von jeweils vier Wochen Dauer. Die erste Maßnahme kann als *Anschlußheilverfahren* bereits während einer stationären Primärbehandlung beantragt werden und erfolgt dann in der Regel innerhalb von zwei Wochen nach der Entlassung. In den nächsten beiden Jahren können dann sogenannte *Nachsorgekuren* durchgeführt werden. Bei Rezidiven sind weitere derartige stationäre Heilverfahren möglich. Der sozialrechtliche Anspruch hat zwar in den letzten Jahrzehnten die Bettenkapazitäten gewinnorientierter Rehabilitationseinrichtungen enorm ausgeweitet. Jedoch haben sich nur wenige Einrichtungen um fundierte medizinische und psychosoziale Rehabilitationskonzepte bemüht, die in der Praxis zwischen den vielfältigen Krebsarten, unterschiedlichen Behandlungen, Altersgruppen und den jeweiligen Zeitpunkt in der Krankheitsverarbeitung systematisch unterscheiden und die jeweils besonderen Probleme gezielt angehen. Zudem werden die Rehabilitationsziele recht selten gut mit der heimatnahen medizinischen Weiterbetreuung und dort möglichen ambulanten Hilfen abgestimmt[280]. Ein Aufenthalt in einer wohnortfernden Nachsorgeklinik kann in manchen Krankheitssituationen eine erwünschte Rehabilitation eher behindern, in anderen Situationen sehr begünstigen. Eine stationäre Nachsorge ist beispielsweise besonders nützlich, wenn ein Patient zu Hause kein tragfähiges Netz einer sozialen Unterstützung vorfindet, eine noch notwendige onkologische Weiterbetreuung und hilfreiche ambulante Rehabilitationsangebote am Wohnort fehlen oder eine ambulante Rehabilitation bei großen häuslichen Belastungen nicht erfolgversprechend erscheint. Unsinnig ist die pauschale Indikation Krebskrankheit. In einem Gesamtbetreuungskonzept sollte klarwerden, welche konkreten Rehabilitationsziele durch welche Maßnahmen oder Einrichtungen gefördert werden können.

279 Broschüre der Deutschen Krebshilfe *Wegweiser zu Sozialleistungen.*

280 Gallmeier WM, Keding G. Nachsorge bei Krebs-Patienten. Münch med Wsch 1994; 136: 610–616.

In den letzten Jahren wurden hier auch sinnvolle Modelle einer gut koordinierten, ambulanten, wohnortnahen Rehabilitation entwikkelt.

Eine differenzierte Sicht ist ebenso bei einer sozialmedizinischen Begutachtung nach dem Schwerbehindertengesetz notwendig. Der Amtsarzt des Gesundheitsamtes kann bei einer Krebserkrankung auf Antrag des Patienten einen unterschiedlich hohen Behinderungsgrad – je nach Tumorstadium – attestieren. Vielerorts werden – unabhängig von einer tatsächlichen Beeinträchtigung und auch wenn eine Heilung sehr wahrscheinlich ist – Patienten nach oder mit einer Krebserkrankung routinemäßig als Schwerbehinderte (Grad der Behinderung 50 Prozent oder darüber) eingestuft und mit einem entsprechenden Schwerbehindertenausweis versehen. Die finanziellen und sozialrechtlichen Vorteile können Patienten das Zurechtkommen mit und nach einer Krebserkrankung erleichtern und mit einem verbesserten Kündigungsschutz beispielsweise auch die berufliche Wiedereingliederung fördern. Andererseits bereitet ein Schwerbehindertenstatus fast immer Probleme bei einer Arbeitsplatzsuche und erschwert in diesen Fällen eine berufliche und psychosoziale Rehabilitation. Nach einer erfolgreich abgeschlossenen Krebstherapie ohne fortbestehende körperliche Behinderungen erfordert ein Schwerbehindertenausweis in der Tasche schon einige psychische Verrenkungen, um sich trotzdem wieder als gesunder Mensch erleben zu können. Die weitere psychische Krankheitsverarbeitung kann durch eine weniger medizinisch, sondern verwaltungsformalistisch begründete Schwerbehindertenrolle eher belastet werden. Damit Sie sich notwendige Entscheidungen in Ruhe überlegen und eventuell mit Ihrer Familie und Ihrem Arzt besprechen können, sollten Sie sich als Patient frühzeitig sozialrechtlich informieren lassen. Sprechen Sie dahingehend Mitarbeiter des Krankenhaussozialdienstes an, oder wenden Sie sich an Beratungseinrichtungen der Versicherungsträger. Eine derartige sorgfältige Beratung ist besonders auch wichtig, wenn Sie bei einer längerwährenden krankheitsbedingten Beeinträchtigung überlegen, einen Rentenantrag zu stellen. Auch bei einer Berentung auf Zeit geht der Arbeitsplatz verlustig, so daß diese oft sinnvolle sozialrechtliche Rehabilitationshilfe schon in manchen Fällen eine berufliche und damit psychosoziale Rehabilitation unmöglich oder unwahrscheinlich hat werden lassen. Ansätze einer stufenweisen beruflichen Wiedereingliederung durch auf drei bis sechs Monate begrenzte Teilzeitarbeit haben sich für viele Patienten als sehr hilfreiche Rehabilitationsmöglichkeiten erwiesen.

Kontrolluntersuchungen: mehr Sicherheit oder mehr Angst?

Medizinische Kontrolluntersuchungen dienen dazu, einen Krankheitsrückfall oder Behandlungsfolgen frühzeitig zu erkennen und zu behandeln. Undifferenzierte Kontrollprogramme, bei denen mit einer TÜV-Mentalität beispielsweise sämtliche sogenannte Tumormarker bestimmt und ungezielt viele technische Untersuchungen durchgeführt werden, gehen meist an den Problemen der früheren Patienten vorbei. Kontrolluntersuchungen sollen Ihnen als Patient mehr medizinische Sicherheit geben, Angst nehmen und bei Problemen der Rehabilitation frühzeitig gegensteuern helfen. Ob ein Rezidiv symptomlos sehr frühzeitig oder erst Monate später entdeckt wird, schlägt sich – im Gegensatz zum Primärtumor – nicht bei allen Krebserkrankungen auch in besseren Behandlungsmöglichkeiten nieder. Engmaschige umfangreiche technische und labormäßige Kontrolluntersuchungen sollten unterbleiben, wenn sie Ihnen als Patienten nicht zusätzlich nützen, sondern eher belasten. Weniger Medizintechnik bedeutet aber nicht, daß Ihr Arzt nicht mehr für Sie zuständig ist. Nicht selten rauben allein die Kontrolltermine bereits Tage vorher den Schlaf. In solchen Situationen sollten Sie Ihre Kontrolltermine sehr flexibel mit Ihrem Arzt absprechen.

Bei den meisten Tumorerkrankungen werden Rezidive nicht durch apparative Methoden entdeckt, sondern damit nur bestätigt[281]. Denn etwa 80 Prozent aller Tumorrückfälle werden bereits festgestellt, wenn die Ärzte das Befinden und typische Beschwerden erfragen und den Kranken gründlich körperlich untersuchen. Weil manche Beschwerden erst im näheren Gespräch auffallen und dadurch einer weiteren abklärenden Diagnostik und gezielten Behandlung zugängig werden, ist der persönliche Arzt-Patient-Kontakt im Rahmen der Nachsorgeprogramme auch medizinisch wichtig. Überflüssige Diagnostik dagegen verschlechtert die medizini-

[281] Wandt H, Bruntsch U, Gallmeier WM. Sinnvolle Nachsorge des Mammakarzinoms. Gynäkologische Praxis 1990; 14: 1–9.

sche Qualität der Nachsorge, da dann der Arzt-Patient-Kontakt zunehmend über Medizintechnik stattfindet und die restliche knappe Zeit kaum zur vernünftigen Erläuterung der erhobenen Befunde reicht[282]. Denn ein Mehr an Technik erfordert auch ein Mehr an Arzt. Dieser Grundsatz wird aber im Medizinalltag selten umgesetzt. Manche unwichtigen Normalwertabweichungen oder Befundschwankungen lösen dann auf Patientenseite unbegründet düstere Befürchtungen bis hin zu panischen Ängsten aus. Die existentielle Angst während der Akuttherapie, die häufig am Verlauf von Blutwerten und der bangenden Erwartung von Zwischenuntersuchungen festgemacht worden war, ist dann lediglich übergegangen in eine Angst, die sich starr von Kontrolltermin zu Kontrolltermin hangelt und sich wieder hinter einer besorgten Bewertung von Laborbefunden und apparativen Kontrolluntersuchungen verbirgt. Die nicht thematisierte Angst der Akuttherapie bekommt in einer solchen Nachsorge eben nur andere „Krücken". Diese Krücken erfahren dabei therapeutische Aufmerksamkeit, nicht jedoch die Angst selbst. In einer derartigen Nachsorgepraxis wird somit verständlich, daß manche Patienten empört – und ängstlich – reagieren, wenn das bisher regelmäßig durchgeführte Knochenszintigramm und die Liste von bisher bestimmten und in Tagebüchern genau dokumentierten Tumormarkern ärztlicherseits plötzlich als nicht mehr notwendig bezeichnet werden. Dann nimmt der Arzt die Angst des Patienten noch nicht einmal indirekt wahr: Der Patient wird mit seiner Angst vom Arzt allein gelassen. Eine solche „Checklisten-Medizin" übersieht gerne, daß unauffällige Untersuchungsergebnisse keineswegs bereits unbeschwerte Menschen machen und für sich allein Ihnen als Gesundeter noch nicht die innere Sicherheit geben, Ihre Patientenrolle abzulegen.

Psychosoziale Rehabilitation: sich wieder gesund fühlen

Die sozialrechtlichen Hilfen und medizinischen Kontrollen sollen Sie unterstützen, als „gesunder Krebskranker" Ihren Lebensrhythmus wiederzufinden, der möglichst wenig von der behandelten

[282] Gallmeier WM, Kappauf H. Brauchen wir ein erweitertes Denken in der Nachsorge? In: Alt D, Weiss G (Hrsg.). Im Leben bleiben. Psychosoziale Aspekte der Nachsorge brustkrebskranker Frauen. Berlin, Heidelberg 1991, Springer S. 1–16.

Krankheit dirigiert werden soll. Eine solche psychosoziale Rehabilitation erscheint zwar schlagwortmäßig in aller Munde, vage bleiben aber meistens die Vorstellungen, wie diese gefördert werden soll. Oft wird die Verantwortung für diese Rehabilitationsaufgaben allein dem privaten Umfeld und Selbsthilfegruppen zugeordnet, die tatsächlich sehr wertvolle Hilfen bieten können. Falls standardisierte Empfehlungen zur Nachsorge und sozialmedizinische Rehabilitationshilfen die individuelle Krankheits- und Lebenssituation nicht berücksichtigen, können sie dieses psychosoziale Rehabilitationsziel erschweren, indem sie eine enge Patientenrolle festschreiben. „Das Schlimmste für mich ist, daß ich auch zehn Jahre nach meiner Behandlung bei allen Beschwerden immer noch an erster Stelle als Hodgkin-Patienten gesehen werde"! schluchzte unter Tränen eine 30jährige Frau bei einer ambulanten Kontrolluntersuchung, „selbst wenn ich dem Arzt sage, er solle mir glauben, diesmal hätte ich wirklich nur eine banale ‚Grippe' und wolle eben Kopfschmerztabletten, geht er zuerst mal von einem Rezidiv meiner Hodgkin-Krankheit aus. Ist es denn wie bei Alkoholikern – einmal Krebspatient, immer Krebspatient?" Nein, eine der psychosozialen Rehabilitation förderliche kompetente medizinische Betreuung darf sich nicht an Diagnostiklisten für Krankheiten ausrichten, sondern an Menschen mit aktuellen Beschwerden, für die ihre Krebserkrankung ein biographisches Ereignis ausmacht, nicht jedoch das gesamte Leben.

Skepsis Ihrerseits ist ebenfalls sehr berechtigt, wenn Ihnen mancherorts als Hilfe zur psychosozialen Rehabilitation Volkshochschulen oder psychologische Praxen beispielsweise anbieten, „Konflikte und Verlusterlebnisse zu bearbeiten, die drei bis fünf Jahre vor der Krebserkrankung stattgefunden haben". Vorstellungen zur psychosozialen Rehabilitation bleiben dann wieder an spekulativen Mutmaßungen von einer psychosozialen Krebsentstehung hängen und drücken sich um die wichtigen Dinge in der Gegenwart.

In dieser Phase stehen die oft propagierten Visualisierungsübungen nach der Simonton-Methode Ihrer psychosozialen Rehabilitation eher entgegen. Üblicherweise lenken derartige Kontrollrituale nämlich Ihre Aufmerksamkeit wieder zurück auf Krebszellen und somit die überstandene Krankheit. Andere sehr hilfreiche psychologische Konzepte hingegen arbeiten mit differenzierten Entspannungsübungen und Imaginationselementen, die Angst mindern, auf ein gesundes Selbstbild abzielen und eben nicht bei der Krankheit verharren lassen. Denn Sie sollen sich wieder als gesund erfahren können, auch wenn Ihre Krankheit und Behandlung Narben und Funktionseinschränkungen hinterlassen haben. Informationen zu möglichen unterstützenden Angeboten erhalten sie von psychosozialen Beratungsstellen der Krebsgesellschaften und von psychoonkologischen Einrichtungen und Mitarbeitern an Tumorzentren oder in Rehabilitationskliniken.

Die Kernelemente für eine erfolgreiche Krankheitsverarbeitung wurden bereits in den vorangegangenen Buchabschnitten herausgehoben: Information, Kontrolle, soziale Einbindung. Sie gelten auch für die psychosoziale Rehabilitation.

Mißverständnisse können auch in dieser Phase Probleme bereiten. Bezugspersonen von krebskranken Menschen schätzen – genauso wie viele Ärzte – das „Ereignis Krebs" fast immer anders ein als der Patient selbst, selbst wenn sich Partner vorher „ohne viele Worte" verstanden haben. Deshalb sollten Sie als früherer Patient und jetzt Gesundeter und genauso Ihre mitbetroffenen Angehörigen sich über einige zentrale Fragen austauschen:

- Was war diese Krankheit? Was daran beschäftigt mich noch immer?
- Worüber fällt mir das Sprechen schwer?

Was hat sich für mich durch die Krankheit verändert?

- Welche Veränderungen hätte ich gerne gewünscht?

Möchte ich jetzt als „gesunder Krebskranker" Änderungen in meiner Lebenssituation? – Und was spricht dagegen?

- Auf wen kann ich zählen, wenn ich Hilfe brauche?
- Was hält mich am Leben – und im Leben?

In manchen Nachuntersuchungen unterscheiden sich Krebspatienten in ihrer psychischen Befindlichkeit einige Zeit nach der Krebserkrankung nicht mehr von einer Kontrollgruppe der Durchschnittsbevölkerung. Andererseits heilt die Zeit nicht alle Wunden, auch bei der psychischen Bewältigung einer Krebserkrankung gibt es „Wundheilungsstörungen"[283]. Besonders wenn eine stützende soziale Einbindung fehlt, können sich manche Patienten anhaltend stark belastet oder sogar mit größerem Abstand vom Dia-

---

[283] Vinokur AD, Threatt B, Caplan R, Zimmerman BL. Physical and psychosocial functioning and adjustment to breast cancer. Cancer 1989; 63: 394–405.

gnosezeitpunkt gefühlsmäßig sogar mehr belastet fühlen[284]. Eine kompetente psychotherapeutische Unterstützung kann Ihnen in diesem Fall helfen. Denn Sie sollen nicht nur bei Kontrollen hören, daß sie medizinisch gesund sind, sondern sich auch gesund fühlen.

Was zeichnet gesunde Menschen aus?

Was zeichnet die als Rehabilitationsziel angestrebte weitestgehende Gesundheit trotz der Krebserkrankung aus? Ist die Voraussetzung für Gesundheit eine besorgte „Sanatoriumshaltung", in der jegliche Aufregung und Belastung vermieden werden und Schonung großgeschrieben ist?

Viele Untersuchungen von Menschen, die trotz „Streß" gesund bleiben oder trotz einer lebensbedrohlichen Krankheit wie AIDS lange leben, unterstrichen bei diesen Menschen folgende besondere Merkmale[285].

- Sie können Ungewißheiten aushalten. Veränderungen sehen sie weniger als Bedrohung denn als Herausforderung, der sie sich flexibel stellen. Sie probieren auch Neues aus und halten nicht starr an Gewohnheiten und Routine fest.
- Sie besitzen in ihrem Leben ein Gefühl von Kontrolle, die sie durch selbstbestimmte Entscheidungen ausüben. Dadurch fühlen sie sich nicht hilflos ausgeliefert.
- Sie zeigen Interesse am Leben, fühlen sich in sinnhafte Zusammenhänge eingebunden, sie engagieren sich und „hängen" sich in Aufgaben hinein, denen sie sich selbstverpflichtet fühlen.
- Sie achten auf ihr Befinden, sorgen für ihre Fitneß und ihr Wohlbefinden.
- Sie verfügen über tragfähige soziale Bindungen.

Derartige Eigenschaften lassen sich auch entwickeln. Gesundheit entsteht mehr durch Im-Leben-Sein als durch Überleben-Wollen. Dann ist es offensichtlich auch möglich, eine Krankheit in das bisherige Leben als *ein* Ereignis – nicht als *das* Ereignis – zu integrieren. In einer an unserer Klinik durchgeführten Untersuchung von höchstwahrscheinlich geheilten Männern, die sich einer inten-

---

[284] Ell K, Nishimoto R, Morvaay Z, Mantell J et al. A longitudinal analysis of psychological adaptation among survivors of cancer. Cancer 1989, 63: 406–413.

[285] Ernst H. Gesund ist, was Spaß macht. Stuttgart 1992, Kreuz Verlag.

siven Therapie wegen eines Hodenkrebses unterzogen hatten, sahen 75 Prozent der früheren Patienten auch positive Aspekte ihrer Jahre vorher durchgemachten Krankheit, meist im Sinne eines bewußteren, intensiveren Lebens. Erstaunlicherweise war diese Bewertung recht unabhängig vom Ausmaß der mit der Behandlung verbundenen Beeinträchtigung[286].

Eine derartige *auch* positive – nicht *insgesamt* positive – Bewertung der Krankheit kommt offensichtlich zustande, wenn das eigene Selbstbild nach der Krankheit wieder bejaht und die Auseinandersetzung mit der Krebserkrankung und ihren Folgen auch als eigene Leistung gesehen wird, beispielsweise in den Worten eines geheilten Patienten: „Ich habe diese schwere Operation und anschließend die lange Chemotherapie durchgestanden, da werde ich in meinem Leben noch andere Dinge schaffen!" In diesem positiven Selbstbild schwingt oft Dankbarkeit mit über die in der Krankheitsphase erfahrene Hilfe und Zuwendung. Die Erfahrung von Vertrauen und Wertschätzung ermöglicht Patienten, auch wieder Vertrauen und Wertschätzung gegenüber dem „treulos" und bedrohlich gewordenen Körper aufzubauen. Andernfalls kann ein auch ohne sichtbare Narben verändertes subjektives Körperbild zu einem körperlichen und gefühlsmäßigen Rückzug von Bezugspersonen führen oder neuen Beziehungen im Wege stehen. Denn im Patientenerleben kann von anderen doch unmöglich als liebenswert empfunden werden, was selbst nicht mehr geliebt wird.

Leben ist nicht neutral: Krebs und Sexualität

Verschließen Sie nicht die Augen vor den krankheitsbedingten Beeinträchtigungen, vor Ihren äußeren und inneren Narben. Sie sind aber nicht nur Ihre Krankheit oder Narbe, und Sie sind nach einer eventuellen Brustamputation auch nicht Ihre fehlende Brust! Die amerikanische Psychologin und Sexualtherapeutin Dr. Wendy Shain hat sich sehr eingehend mit der Auswirkung von Krebserkrankungen auf Sexualität und Intimität beschäftigt und dazu zahl-

---

[286] Hagen U. Wie schätzen Hodenkarzinompatienten nach einer intensiven kurativen Chemotherapie retrospektiv ihre Krankheit und Behandlung ein? – Eine Untersuchung zur psychosozialen Rehabilitation bei Hodenkarzinompatienten. Inaugural-Dissertation, Medizinische Fakultät Erlangen 1994.

lose Beiträge in Büchern und Fachzeitschriften geliefert. Als junge Frau – bereits vor über zwanzig Jahren – war sie selbst wegen Brustkrebs beidseitig brustamputiert worden. Ihr Mann hatte sich danach scheiden lassen. Eine heftige Affäre habe ihre Wunden gepflegt, kokettiert sie rückblickend, und ihr wieder Selbstvertrauen gegeben, später die Beziehung zu ihrem jetzigen Mann aufzubauen. Sie betont jedoch ungeschminkt, wie schwer es für sie war, wieder ein positives Selbst- und Körpergefühl zu entwickeln, sich ihren Narben zu stellen.

Sowohl das Wort „Krebs" als auch das Wort „Sexualität" führen bei verschiedenen Menschen zu sehr unterschiedlichen Vorstellungsbildern und Bewertungen. Um so mehr gilt dies dann natürlich für „Krebs und Sexualität". Der Heidelberger Psychoonkologe und Sexualtherapeut Stefan Zettl unterstreicht mit seiner langjährigen Erfahrung immer wieder die Notwendigkeit, verbreitetes Klischeedenken zu verlassen[287]. Sexualität hat für verschiedene Menschen eine sehr unterschiedliche Funktion und Wertigkeit, dies gilt auch bei und nach einer Krebserkrankung. Recht unabhängig vom Alter hat für Menschen mit und nach einer Krebserkrankung Sexualität weiterhin eine große Bedeutung, wenn sie vorher wichtig war. Auf mögliche Auswirkungen einer bei Ihnen durchgeführten Therapieform sollten Ihre Ärzte Sie vorher hingewiesen haben. Operationen an den Geschlechtsorganen oder im Unterbauch, höherdosierte Bestrahlungen dieser Bereiche, intensive Chemotherapien oder Hormonbehandlungen können manchmal die sexuellen Reaktionsphasen anhaltend oder vorübergehend stören: Vermindert sein kann das sexuelle Begehren und manchmal sogar einer starken Abneigung weichen. Möglicherweise wird auch die Erregungsphase beeinträchtigt im Sinne einer abgeschwächten Gliedsteife oder einer mangelnden Erweiterung und Feuchtigkeit der Scheide. Genauso kann auch der sexuelle Höhepunkt gehemmt sein. Aber selbst dann ist sexuelles Erleben in den meisten Fällen weiterhin möglich. Nur die beidseitige Hodenentfernung oder medikamentöse Blockade der männlichen Geschlechtshormone hebt das sexuelle Begehren meistens auf – nicht dagegen die Entfernung beider Eierstöcke. Bei den meisten Krebserkrankungen und Therapieformen stehen bei

[287] Zettl S, Hartlapp J. Krebs und Sexualität – Ein Ratgeber für Krebspatienten und ihre Partner. St. Augustin 1996, Weingärtner Verl.

sexuellen Störungen organische Ursachen hinter psychisch bedingten Beeinträchtigungen zurück[288]. Eine genaue Abgrenzung ist dabei nicht immer leicht, denn selbst nach einer beidseitigen Hodenentfernung oder kompletten Hormonblockade tritt in 15–20 Prozent der Männer keine Impotenz ein[289]. Sexualität deckt sich nicht für alle Menschen notwendigerweise mit Intimität, ist aber auch nicht auf eine Glied-Scheide-Verbindung oder Orgasmus-Leistung zu reduzieren. Gerade Patienten, die vorübergehend oder anhaltend wenig oder kein Bedürfnis nach geschlechtlicher Vereinigung verspüren, haben in der Regel trotzdem einen starken Wunsch nach Intimität und körperlicher Nähe, der selten von den Partner richtig wahrgenommen wird. Reden Sie als Patient, – und genauso Sie als Lebensgefährte eines krebskranken Menschen – mit Ihrem Partner über Ihre Sexualität und Wünsche trotz und nach der Krebserkrankung. Sprechen Sie auch den Arzt auf eventuelle sexuelle Störungen an. Es handelt sich um nichts Nebensächliches angesichts der Krebserkrankung, sondern Sexualität ist auch für Sie ein Merkmal von Leben und eine Möglichkeit des Erlebens. Manchmal führen schon einfache Erklärungen zu Lösungsmöglichkeiten oder anderen Sichtweisen. Mißverständnisse lassen sich ausräumen, die oft dann entstehen, wenn sich Ihr Partner wegen unbegründeter Ansteckungsängste, eigener Betroffenheit, Rücksichtnahme oder Gefühlen von Angst, Schuld und Scham körperlich distanziert. Sie als Patient oder wieder gesunder Mensch erfahren sich dann möglicherweise in Ihren Befürchtungen bestätigt, nicht mehr anziehend und liebenswert zu sein. Deshalb ist es oft sinnvoll, beim Gespräch mit dem Arzt, den Partner einzubeziehen. Sexualität ist auch bei und nach einer Krebserkrankung kein Funktionieren, sondern ein Ausdruck von Im-Leben-Sein, das Beziehung, Vertrautheit, Spiel, Zärtlichkeit, Kontakt, Kommunikation und Sich-Spüren einschließt[290]. „Es ging mir einfach gut! Wieder zusammen zu ku-

---

[288] Siehe auch: Bloom J, Fobair F, Gritz E, Wellish D et al. Psychological outcome of cancer: a comparative Analysis of Hodgkin's Disease and testicular cancer. J Clin Oncol 1993; 11: 979–988.

[289] Shover L, Montagne DK, Shain WS. Sexual Problems. In: De Vita VT, Hellman S, Rosenberg S (eds.). Cancer – Principles & Practice of Oncology. (4th ed.) Philadelphia 1993, Lippincott, 2464–2479.

[290] Bruntsch U. Sexuelle Funktionsstörungen bei onkologischen Patienten. Münch med Wschr 1991; 133: 196–199.

scheln und miteinander zu schlafen hat uns gar nicht an die Krankheit denken lassen", lächelte eine Leukämiepatientin auf die Frage ihres Arztes, ob in den wenigen Tagen zu Hause vor der Fortsetzung der intensiven Therapie irgendwas Besonderes gewesen sei.

Leben Sie Ihr Leben – nicht Ihre Krankheit!

Wieder gesund werden mit und nach einer Krebserkrankung bedeutet nicht, ein häufiges physisches und psychisches Trauma zu verleugnen[291]. Die Krankheit kann erst dann zu einem abgeschlossenen Ereignis im Leben werden, wenn ihre Auswirkung auf die jetzige Lebenssituation klarer erkannt wird. Manche Menschen bezeichnen sich auch zehn Jahre nach einer erfolgreichen Krebsbehandlung als krebskrank. Andere sehen sich trotz Nebenwirkungen bereits während einer adjuvanten Therapie gesund: „Ich bin doch nicht mehr krebskrank. Ja, ich war krebskrank, aber der Knoten ist vollständig entfernt. Die Behandlung jetzt soll mir doch lediglich mehr Sicherheit geben." Die meisten an Krebs Erkrankten bewegen sich zwischen diesen beiden Erlebensweisen und schwanken innerlich nach einer erfolgreichen onkologischen Therapie verschieden lange, ob ihre Krankheit der Gegenwart oder schon der Vergangenheit angehört. Haben Sie den Mut, Ihre Angst und Unsicherheit anzuschauen und zuzulassen. Auch wenn Sie sich noch krebskrank fühlen oder die Krankheit tatsächlich noch nicht überwunden ist, so sind Sie nicht nur krebskrank.

Am Anfang dieses Buches steht Angst, Angst ausgelöst durch einen Knoten, der bedrohliche Vorstellungsbilder entstehen ließ und neben einer Abklärung auch erklärt sein wollte. Die anschließenden Ausführungen machen deutlich, daß es „den Krebs" nicht gibt, genausowenig „die Behandlung" und auch nicht „den Krebspatienten". Sie sollen ermutigt sein, trotz einer Angst, die manchmal sprachlos macht, Fragen zu stellen, eine Abklärung und Erklärung Ihrer Krankheit und Behandlung zu erhalten. Gespräch und Beziehung halten Sie im Leben, solange Sie am Leben sind. Die Krebserkrankung ist nicht Ihr ganzes Leben – und so ist Leben eine Alternative.

---

[291] Sehr zu empfehlen ist das Buch von Verres R. Die Kunst zu leben. Krebsrisiko und Psyche. München 1991, Piper.

Sachregister